本書の使い方

本書は、各都道府県が毎年一回実施している毒物劇物取扱者試験の内容を、テキスト形式でジャンル別にまとめたものです。

● 本書の構成について

実際の試験問題の構成パターンは、各都道府県により、主に次の二通りに分類されます。

タイプⅠ	タイプⅡ
1．毒物及び劇物に関する法規	1．毒物及び劇物に関する法規
2．基礎化学	2．基礎化学
3．毒物及び劇物の性質及び貯蔵その他の取扱い方法	3．実地
4．実地	－

そこで本書は、

第１章「毒物及び劇物に関する法規」

第２章「基礎化学」

第３章「実地（性質・貯蔵・取扱方法等）」

としました。タイプⅠの場合は、３と４をまとめて第３章に収録しています。また、各章ごとにさらに細かく項目を分け、**テキスト⇒練習問題**の順に掲載しました。

● 学習方法について

学習方法としては、テキストを読み込む ➡ 練習問題を解く ➡ 誤りがあればテキストに戻る ➡ ある程度内容を理解したら次の新しい項目に進む…という、**繰り返し学習**をすることで、項目ごとに集中して勉強でき、内容を覚えやすくなります。

練習問題の左端に付いている ☑ は、正しく答えることができたかの確認にご活用ください。

※練習問題は、過去に各都道府県で実際に出題されたものを掲載していますが、編集部で一部編集・変更しているものもあります。

また、第３章については暗記が必須であるため、**「キーワードによる暗記一覧」**を掲載しています。効率良く覚えたい場合や、試験直前の確認などにご活用ください。

本書は一般を受験される方に向けた内容となっていますが、**農業用品目、特定品目を受験される方**も、**第１章・第２章はそのまま学習**していただき、**第３章は受験する品目で出題される毒物劇物を学習**することで、試験対策ができます。

● 購入特典について

試験問題は、**各都道府県ごとに傾向や特色**があります。弊社では本書の購入特典として、ホームページ上に**都道府県ごとの過去問題と解答を各３年分ずつ掲載**しています。

本書に掲載されていない年度・地域や、農業用品目、特定品目についても掲載していますので、あわせてご利用いただくことでより充実した試験対策が可能です。

ご利用の際は、次に示すIDとパスワードが必要です。パスワードの有効期限は次年度版が発刊されるまでとなりますので、ご注意ください。

ID	dokugeki
パスワード	23&24:gokaku

※公論出版ホームページのトップページにある「過去出題問題」から「毒物劇物取扱者 過去実施問題」を選択し、IDとパスワードを入力してください。

※ログイン時にエラーが発生した場合は、ブラウザを変えるなどして、再度ログインしてください。ログインエラーによる個別対応は行っておりませんので、あらかじめご了承ください。

※問題と解答は試験当時のまま掲載していますので、最新の法令と異なる場合があります。また、解説は掲載していません。

● 問題集について

より多くの問題に挑戦したい方は、本書とあわせて使用できる**「毒物劇物取扱者試験 問題集」シリーズ**をご活用ください。

問題集は、**購入特典とは異なり全ての問題について解説を掲載**しています。また、本書と同じ３章構成となっていますので、効率的に学習することができます。

書籍名	収録都道府県
北海道＆東日本編	北海道、東北地方（青森／岩手／宮城／秋田／山形／福島）、新潟県、長野県、富山県
関東編	東京都、神奈川県、埼玉県、千葉県、群馬県、栃木県、茨城県
関西＆中部編	関西広域連合（大阪／兵庫／京都／滋賀／和歌山／徳島）、愛知県、静岡県、三重県、岐阜県、奈良県
九州＆中国編	九州地方（福岡／佐賀／長崎／熊本／大分／宮崎／鹿児島／沖縄）、中国地方（広島／山口／岡山／島根／鳥取）、香川県
農業用品目編	北海道、東北地方、新潟県、富山県、愛知県、関西広域連合、中国地方、九州地方、項目別全国出題問題 ※「実地問題」のみ収録。一般試験と共通である「毒物及び劇物に関する法規」、「基礎化学」は収録しておりません。ご注意ください。

※発刊時期や価格などの詳細は、弊社ホームページでご確認ください。

※本書掲載内容に含まれない内容の問題が掲載されている場合もあります。

● 訂正・その他お問い合わせなど

本書の内容に訂正がある場合は弊社ホームページに掲載いたします。訂正の詳細及びお問い合わせについては、本書最終ページの奥付をご覧ください。

令和５年５月　毒物劇物取扱者試験　編集部

● 効率的な勉強方法 ●

弊社編集部では、担当者が本書の過去版をもとに勉強し、実際に毒物劇物取扱者試験を受験しました。合格した都道府県は次のとおりです。

都道府県	合格証発行	合格証番号
岩手県	H27/12/18	第17号
秋田県	H27/10/30	第000029号
茨城県	H27/9/8	第11970号
群馬県	H27/11/9	第9026号
千葉県	R4/9/8	第8334号
東京都	H27/8/4	第22795号
	H28/8/2	第23527号
	R4/8/10	第25621号
神奈川県	H27/7/13	第11457号

都道府県	合格証発行	合格証番号
新潟県	H27/11/24	第4143号
石川県	H28/2/29	第9368号
山梨県	H29/3/1	第3574号
奈良県	H28/3/4	第2534号
	H29/3/3	第2570号
滋賀県	H28/3/4	第3248号
高知県	H27/9/30	第1404号
福岡県	H27/9/4	第201183号

以下は実際に勉強し、受験にのぞんだ担当者の個人的な学習ポイントです。

◎その１　簡単な法規で点数をかせぐ

出題範囲はかなり絞られているため、点をとりやすい項目になります。

◎その２　基礎化学の計算問題はパターン化されている

主に**高校の教科書程度の内容で出題**されています。本書の編集にあたり、東京書籍、啓林館、実教出版等の高校化学の教科書を参考にしました。**計算問題はパターン化されているため**、新しいタイプの問題はあまりないようです。

◎その３　実地は狭い範囲で徹底的に覚える

出題頻度の高い毒物劇物から覚えることを推奨します。本書で出題数が多い物質ということは、全国でも多く出題されている傾向になるようです。

◎その４　受験地の過去問題以外も勉強する

受験地の過去問だけで合格するのは、少し難しいでしょう。理由は、出題者側が過去に出題した問題を外して試験問題を作成するためです。過去問題を繰り返し解くことも重要ですが、**受験地の出題傾向を確認した上で他県の問題も勉強してみましょう。**

● 第１章における法令の表しかた ●

◎「毒物及び劇物取締法」は、昭和25年に国会で制定された法律です。

◎日本の法令は、法律で主要な事項を定め、細かい規則などを政令及び省令で定めています。政令は内閣が定めるもので、毒物及び劇物取締法では「毒物及び劇物取締法施行令」が該当します。また、「毒物及び劇物取締法施行規則」は厚生労働省（当時は厚生省）が省令として制定したものです。

◎設問で「毒物及び劇物取締法及びこれに基づく法令」といった場合、取締法と取締法施行令及び取締法施行規則全体を示します。単に「法」といった場合は、取締法を指します。

◎本書では、特にただし書きがない場合、法令名を次のように略しています。

毒物及び劇物取締法（法）	取締法
毒物及び劇物取締法施行令（政令）	施行令
毒物及び劇物取締法施行規則（省令）	施行規則

◎法令では、定めてある箇所を表すのに「条」「項」「号」を用います。なお、本文については省略したり、一部編集部で手を加えている部分もあります。

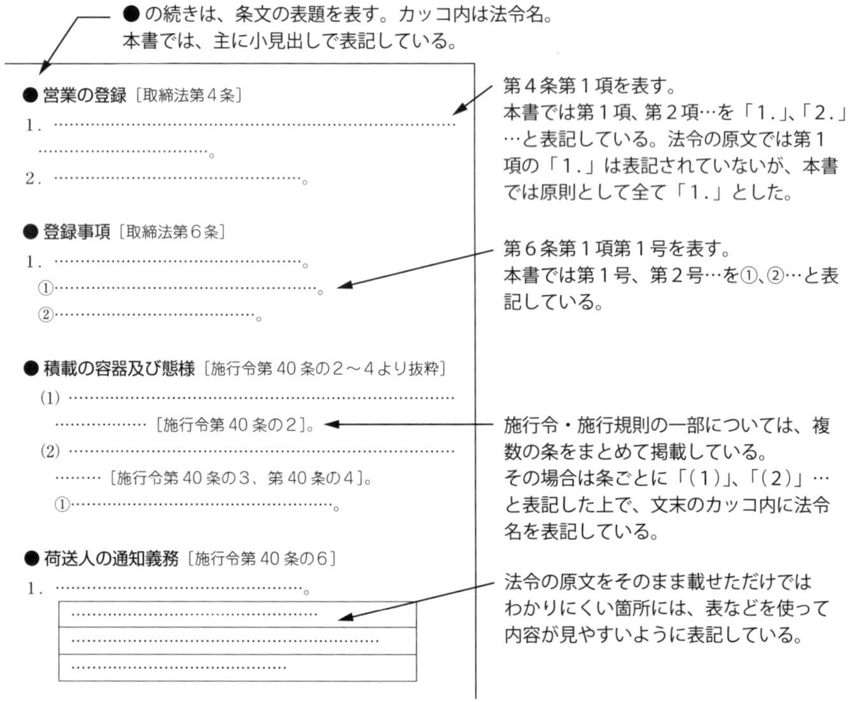

●の続きは、条文の表題を表す。カッコ内は法令名。本書では、主に小見出しで表記している。

● **営業の登録**［取締法第４条］

1．………………………………………………………………………

……………………………。

2．…………………………………………。

第４条第１項を表す。本書では第１項、第２項…を「1.」、「2.」…と表記している。法令の原文では第１項の「1.」は表記されていないが、本書では原則として全て「1.」とした。

● **登録事項**［取締法第６条］

1．…………………………………………。

①……………………………………………。

②…………………………………。

第６条第１項第１号を表す。本書では第１号、第２号…を①、②…と表記している。

● **積載の容器及び態様**［施行令第 40 条の２～４より抜粋］

(1) ……………………………………………………………………

………………［施行令第 40 条の２］。

(2) ……………………………………………………………………

………［施行令第 40 条の３、第 40 条の４］。

①……………………………………………。

施行令・施行規則の一部については、複数の条をまとめて掲載している。その場合は条ごとに「(1)」、「(2)」…と表記した上で、文末のカッコ内に法令名を表記している。

● **荷送人の通知義務**［施行令第 40 条の６］

1．…………………………………………。

…………………………………………
……………………………………………………
………………………………

法令の原文をそのまま載せただけではわかりにくい箇所には、表などを使って内容が見やすいように表記している。

第1章 毒物及び劇物に関する法規

1 取締法の目的と定義

❶ **取締**…物事がうまく行われるように、また、不正や違反のないように管理・監督すること。

❷ **毒物**…毒性のある物質。

❸ **劇物**…劇薬（作用が激しくて使用の度を過ごすと命にかかわる薬剤）と同程度の毒性をもつ物質。

❹ **特定毒物**…取締法では、最も毒性の強いもので、「毒物」と区別している。

◎「医薬品及び医薬部外品」は薬機法によって規制されているため、取締法では「取締」の対象外としています。

● 取締法の目的［取締法第１条］

1．この法律は、毒物及び劇物について、**保健衛生上**の見地から必要な**取締**❶を行うことを目的とする。

● 定　義［取締法第２条］

1．この法律で「**毒物**」❷とは、別表第１に掲げる物であって、**医薬品**及び**医薬部外品以外**のものをいう。
2．この法律で「**劇物**」❸とは、別表第２に掲げる物であって、医薬品及び医薬部外品以外のものをいう。
3．この法律で「**特定毒物**」❹とは、毒物であって、別表第３に掲げるものをいう。

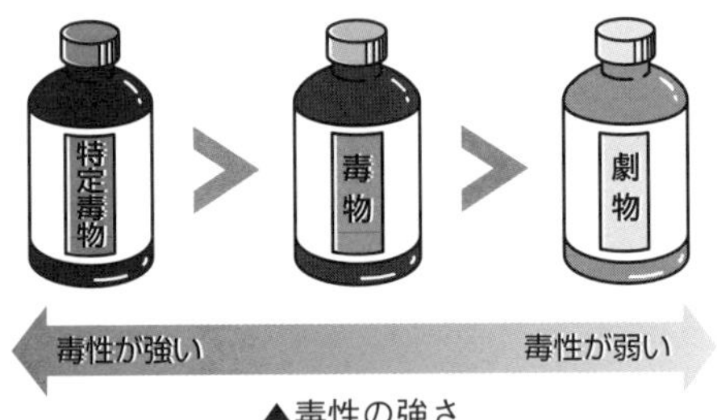

▲毒性の強さ

● 主な**毒物**［取締法 別表第１］※一部抜粋

◆ エチルパラニトロフェニルチオノベンゼンホスホネイト（別名：EPN）
◆ アジ化ナトリウム
◆ クラーレ
◆ シアン化ナトリウム
◆ 水銀
◆ チオセミカルバジド
◆ ニッケルカルボニル
◆ 弗（ふっ）化水素
◆ 硫（りゅう）化燐
◆ 黄燐（りん）
◆ シアン化水素
◆ ジニトロクレゾール
◆ セレン
◆ ニコチン
◆ 砒（ひ）素
◆ メチルホスホン酸ジクロリド

※実際の別表第１には特定毒物も含まれています。

● 主な劇物［取締法 別表第２］※一部抜粋

◆ ジメチル－２・２－ジクロルビニルホスフェイト（別名：DDVP）

◆ アクリルニトリル	◆ アクロレイン	◆ アニリン
◆ アンモニア	◆ 塩化水素	◆ 塩化第一水銀
◆ 過酸化水素	◆ 過酸化ナトリウム	◆ 過酸化尿素
◆ カリウム	◆ クレゾール	◆ クロルエチル
◆ クロルスルホン酸	◆ クロルピクリン	◆ クロルメチル
◆ クロロホルム	◆ 硅弗(けいふっ)化水素酸	◆ シアン酸ナトリウム
◆ 四塩化炭素	◆ ジクロル酢酸	◆ 重クロム酸
◆ 蓚(しゅう)酸	◆ 臭(しゅう)素	◆ 硝(しょう)酸
◆ 硝酸タリウム	◆ 水酸化カリウム	◆ 水酸化ナトリウム
◆ トリクロル酢酸	◆ トルイジン	◆ ナトリウム
◆ ニトロベンゼン	◆ 二硫化炭素	◆ ピクリン酸
◆ ヒドロキシルアミン	◆ フェノール	◆ ブロムエチル
◆ ブロム水素	◆ ブロムメチル	◆ ベタナフトール
◆ ホルムアルデヒド	◆ 無水クロム酸	◆ メタノール
◆ モノクロル酢酸	◆ 沃(よう)化水素	◆ 沃素
◆ 硫(りゅう)酸	◆ 硫酸タリウム	◆ 燐(りん)化亜鉛

● 主な特定毒物［取締法 別表第３、毒物及び劇物指定令第３条］※一部抜粋

◆ オクタメチルピロホスホルアミド（別名：シュラーダン）
◆ 四アルキル鉛
◆ ジエチルパラニトロフェニルチオホスフェイト（別名：パラチオン）
◆ ジメチルエチルメルカプトエチルチオホスフェイト（別名：メチルジメトン）
◆ ジメチル－（ジエチルアミド－１－クロルクロトニル）－ホスフェイト（別名：ホスファミドン）
◆ ジメチルパラニトロフェニルチオホスフェイト（別名：メチルパラチオン）
◆ テトラエチルピロホスフェイト（別名：TEPP）
◆ モノフルオール酢酸
◆ モノフルオール酢酸アミド
◆ 燐化アルミニウムとその分解促進剤とを含有する製剤

おぼえる！ポイント

- 毒物及び劇物取締法は、保健衛生上の見地から取締を行います。
- 毒物及び劇物は、医薬品及び医薬部外品以外のものです。
- 特定毒物の10品目は必ず覚えましょう。
- 毒物及び劇物に指定されていても、上限濃度によって除外される場合があります。（327P参照）

● 練習問題 ●

【1】次の記述は、毒物及び劇物取締法の条文の一部である。（　）内にあてはまる語句を答えなさい。［香川R4］

☐ A．この法律は、毒物及び劇物について、（　）上の見地から必要な取締を行うことを目的とする。

☐ B．この法律で「毒物」とは、別表第1に掲げる物であって、医薬品及び（　）以外のものをいう。

【2】毒物及び劇物取締法の目的、又は毒物若しくは劇物の定義に関する記述について、正しいものには○を、誤っているものには×を選びなさい。［奈良R3］

☐ A．毒物及び劇物取締法別表第1に掲げられている物であっても、医薬品又は医薬部外品に該当するものは、毒物から除外される。

☐ B．毒物及び劇物取締法別表第2に掲げられている物であっても、食品添加物に該当するものは劇物から除外される。

☐ C．特定毒物とは、毒物であって、毒物及び劇物取締法別表第3に掲げるものをいう。

【3】次の物質について、劇物に該当するものは1を、毒物（特定毒物を除く）に該当するものは2を、特定毒物に該当するものは3を選びなさい。［神奈川R4/R3］

☐ A．ニコチン　☐ B．ブロムエチル　☐ C．トルイジン
☐ D．カリウム　☐ E．クレゾール　☐ F．ジニトロクレゾール
☐ G．ジエチルパラニトロフェニルチオホスフェイト（別名：パラチオン）
☐ H．モノフルオール酢酸アミド

▶▶ 正解 ……………………………………………………………………

【1】A…保健衛生　B…医薬部外品
【2】A…○　B…×　C…○
【3】A…2　B…1　C…1　D…1　E…1　F…2　G…3　H…3

2 毒物劇物の禁止規定

● 毒物劇物の禁止規定［取締法第３条］

1．毒物又は劇物の**製造業**の**登録**を受けた者でなければ、毒物又は劇物を販売又は授与（じゅよ）の目的で**製造**してはならない。

2．毒物又は劇物の**輸入業**の**登録**を受けた者でなければ、毒物又は劇物を販売又は授与の目的で**輸入**してはならない。

3．毒物又は劇物の**販売業**の**登録**を受けた者❶でなければ、毒物又は劇物を**販売**し、**授与**し、又は販売若（も）しくは授与の目的で貯蔵し、運搬し、若しくは陳列（ちんれつ）してはならない。ただし❷、毒物又は劇物の**製造業者**又は**輸入業者**が、その製造し、又は輸入した毒物又は劇物を、他の毒物又は劇物の製造業者、輸入業者又は販売業者（以下「**毒物劇物営業者**」という）に販売し、授与し、又はこれらの目的で貯蔵し、運搬し、若しくは陳列するときは、この限りでない。

❶販売業の登録の種類は、**一般**、**農業用品目**、**特定品目**の３種類（18P参照）。

❷このただし書きの規定により、製造業又は輸入業の登録を受けた者は、販売業の登録を受けなくても、毒物劇物営業者に対し販売が可能となる。

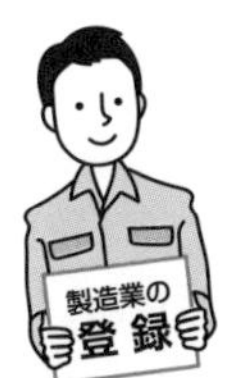

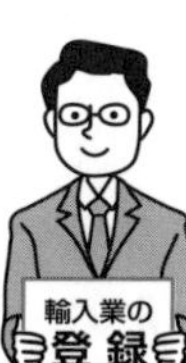

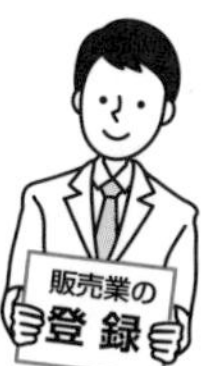

● 特定毒物の禁止規定［取締法第３条の２］

1．毒物若しくは劇物の製造業者又は学術研究のため特定毒物を製造し、若しくは使用することができる者として**都道府県知事**❸の**許可**❹を受けた者（以下「**特定毒物研究者**」という）でなければ、特定毒物を**製造**してはならない。

2．毒物若しくは劇物の輸入業者又は特定毒物研究者でなければ、特定毒物を**輸入**してはならない。

3．特定毒物研究者又は特定毒物を使用することができる者として品目ごとに政令で指定する者❺（以下「**特定毒物使用者**」という）でなければ、特定毒物を**使用**してはならない。ただし、毒物又は劇物の製造業者が毒物又は劇物の製造のために特定毒物を使用するときは、この限りでない。

4．特定毒物研究者は、特定毒物を**学術研究以外の用途**に供してはならない。

❸特定毒物研究者の主たる研究所の所在地が指定都市の区域にある場合は、指定都市の長。

❹毒物劇物営業者は「**登録**」が必要であるのに対し、特定毒物研究者は「**許可**」が必要となる。

❺例えば、特定毒物のモノフルオール酢酸の塩類を使用できる者は、地方公共団体や農業協同組合などに限定される（詳細は14P参照）。

❻例えば、特定毒物のモノフルオール酢酸の塩類は、用途が「野ねずみの駆除」に限定される（詳細は14P参照）。

5．特定毒物使用者は、特定毒物を品目ごとに**政令で定める用途**❻**以外**の用途に供してはならない。

6．毒物劇物営業者、特定毒物研究者又は特定毒物使用者でなければ、特定毒物を**譲り渡し**、又は**譲り受けてはならない**。

7．毒物劇物営業者、特定毒物研究者又は特定毒物使用者は、毒物劇物営業者、特定毒物研究者又は特定毒物使用者以外の者に特定毒物を譲り渡し、又は毒物劇物営業者、特定毒物研究者又は特定毒物使用者以外の者から特定毒物を譲り受けてはならない。

8．毒物劇物営業者又は特定毒物研究者は、特定毒物使用者に対し、その者が使用することができる特定毒物以外の特定毒物を**譲り渡してはならない**。

9．毒物劇物営業者又は特定毒物研究者は、保健衛生上の危害を防止するため政令で特定毒物について**品質、着色又は表示の基準**❼が定められたときは、当該特定毒物については、その基準に適合するものでなければ、これを特定毒物使用者に譲り渡してはならない。

❼例えば、四アルキル鉛を含有する製剤は、赤色、青色、黄色又は緑色のいずれかに着色し、加鉛ガソリンはオレンジ色に着色する（詳細は14P参照）。

10．毒物劇物営業者、特定毒物研究者又は特定毒物使用者でなければ、**特定毒物を所持**してはならない。

11．特定毒物使用者は、その使用することができる特定毒物以外の特定毒物を譲り受け、又は所持してはならない。

まとめ　特定毒物の取扱い

	該当する者
製造できる者	①毒物劇物**製造業者**　②特定毒物**研究者**
輸入できる者	①毒物劇物**輸入業者**　②特定毒物**研究者**
使用できる者	①毒物劇物**製造業者**（製造のために特定毒物を使用するとき） ②特定毒物**研究者**（学術研究のために特定毒物を使用するとき） ③特定毒物**使用者**（品目ごとに政令で定める用途に供するとき）
販売できる者	①**一般**販売業者 ②毒物劇物**製造業者**（自らが製造した物のみ） ③毒物劇物**輸入業者**（自らが輸入した物のみ）

おぼえる！ポイント

- 毒物劇物営業者同士は、販売業の登録がなくても毒物又は劇物を販売できます。
- 特定毒物使用者は、指定された品目以外は取り扱うことができません。
- 「登録」「許可」「届出」の違いをしっかり区別しておきましょう。
- 「特定毒物」を「特定品目」（18P参照）と表記するひっかけ問題に注意！

● 練習問題 ●

【1】次の文章は、毒物及び劇物取締法第３条の条文の抜粋である。文中の（　）に当てはまる語句を答えなさい。［千葉R3］

☐　毒物又は劇物の販売業の登録を受けた者でなければ、毒物又は劇物を販売し、授与し、又は販売若しくは授与の目的で貯蔵し、（A）し、若しくは（B）してはならない。

【2】毒物劇物営業者に関する次の記述のうち、正しいものには○を、誤っているものには×を選びなさい。［中国R4/静岡R4/長野R4］

☐ A．毒物又は劇物の製造業の登録を受けた者は、その製造した毒物又は劇物を毒物劇物営業者以外の者に販売することができる。

☐ B．毒物又は劇物の輸入業の届出をした者は、販売又は授与の目的で毒物又は劇物を輸入することができる。

☐ C．毒物又は劇物の製造業の登録を受けた者は、販売又は授与の目的で毒物又は劇物を製造することができる。

☐ D．毒物劇物営業者、特定毒物研究者又は特定毒物使用者でなければ、特定毒物を所持してはならない。

☐ E．毒物若しくは劇物の輸入業者又は特定毒物使用者でなければ、特定毒物を輸入してはならない。

☐ F．特定毒物研究者は、特定毒物を学術研究以外の用途に供してはならない。

☐ G．毒物劇物営業者又は特定毒物研究者は、特定毒物使用者に対し、その者が使用することができる特定毒物以外の特定毒物を譲り渡してはならない。

☐ H．特定毒物研究者のみが、特定毒物を製造することができる。

▶▶ 正解 ……………………………………………………………………………

【1】A…運搬　B…陳列

【2】A…×　B…×　C…○　D…○　E…×　F…○　G…○　H…×

〔解説〕B．輸入業は届出ではなく、「登録」を受ける。

3 毒物劇物の乱用・所持の禁止

● シンナー乱用の禁止［取締法第３条の３］

1．**興奮**、**幻覚**又は**麻酔**の作用を有する毒物又は劇物（これらを含有する物を含む）であって政令で定めるものは、みだりに**摂取**し、若しくは**吸入**し、又はこれらの目的で**所持**してはならない。

■ 政令で定めるもの［施行令第32条の２］

トルエン❶	・原体
酢酸エチル❷	・左記を**含有する**シンナー（塗料の粘度を減少させるために使用される有機溶剤をいう）、接着剤、塗料及び閉そく用又はシーリング用の充てん料
トルエン	
メタノール	

❶トルエン$C_6H_5CH_3$は芳香をもつ無色の液体で麻酔性がある。

❷酢酸エチル$CH_3COOC_2H_5$は、果実様の強い香気をもつ無色の液体。

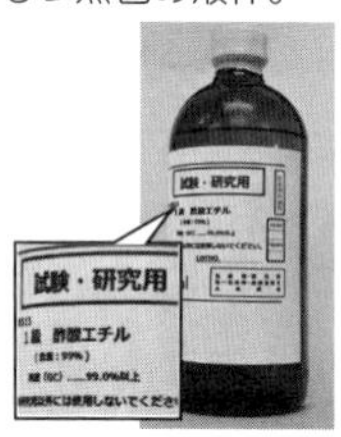

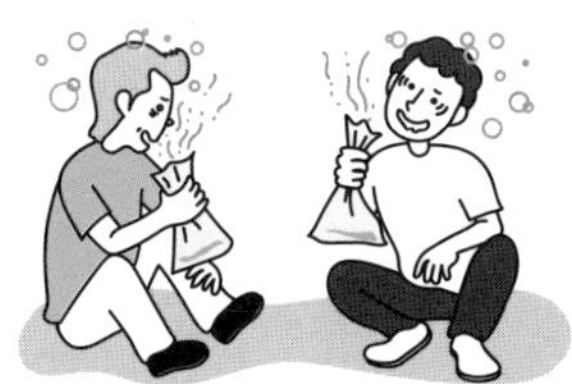

● 爆発性がある毒物劇物の所持禁止［取締法第３条の４］

1．**引火性**、**発火性**又は**爆発性**のある毒物又は劇物であって政令で定めるものは、業務その他正当な理由による場合を除いては、**所持**してはならない。

■ 政令で定めるもの［施行令第32条の３］

亜塩素酸ナトリウム❸	・原体 ・**30％以上**を含有する製剤
塩素酸塩類❹	・原体 ・**35％以上**を含有する製剤
ナトリウム	・原体
ピクリン酸❺	

❸亜塩素酸ナトリウム$NaClO_2$は強力な酸化剤。

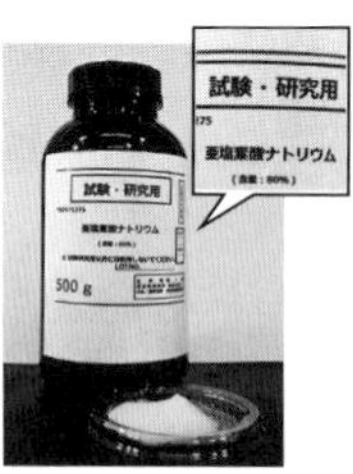

❹塩素酸塩類に含まれるものとして、塩素酸カリウム$KClO_3$や、塩素酸ナトリウム$NaClO_3$などがある。

❺ピクリン酸$C_6H_2(OH)(NO_2)_3$は、熱や衝撃により爆発する。

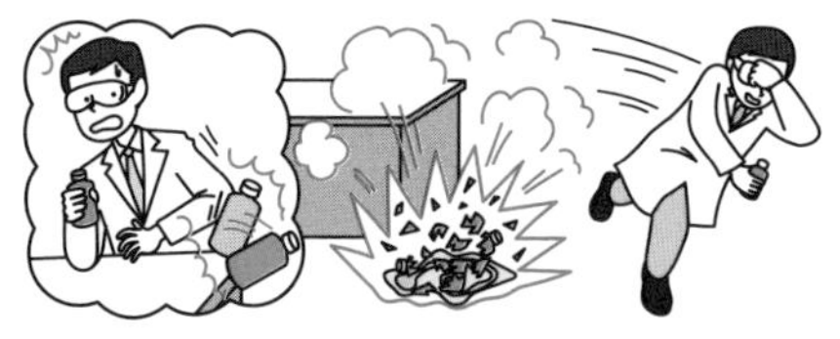

おぼえる！ポイント

- 興奮、幻覚、麻酔の作用があるものと、引火性、発火性、爆発性のあるものが混同して出題されることが多いので、しっかり区別して覚えましょう。
- 興奮、幻覚、麻酔の作用があるもののうち、酢酸エチルとメタノールは、単体では政令で定めるものに該当しません。ひっかけ問題に注意！

● 練習問題 ●

【１】次は、毒物及び劇物取締法第３条の３の条文である。（　）にあてはまる字句を答えなさい。［東京R4］

□　（A）、幻覚又は麻酔の作用を有する毒物又は劇物（これらを含有する物を含む）であって政令で定めるものは、みだりに摂取し、若しくは吸入し、又はこれらの目的で（B）してはならない。

【２】以下のうち、法第３条の３で規定されるものとして、正しいものには○を、誤っているものには×を選びなさい。［中国R3］

□ A．トルエンを含有する接着剤
□ B．メタノールを含有するシンナー
□ C．酢酸エチル
□ D．エタノールを含有するシーリング用の充てん料

【３】次のうち、毒物及び劇物取締法第３条の４に規定する政令で定められているものとして、正しいものには○を、誤っているものには×を選びなさい。

［北海道R4/三重R4/関西R3］

□ A．ピクリン酸を50%含有する製剤
□ B．塩素酸塩類を35%含有する製剤
□ C．ニトログリセリン
□ D．黄燐（りん）
□ E．ニトロベンゼン
□ F．カリウム
□ G．アリルアルコール
□ H．亜硝酸カリウム
□ I．亜塩素酸ナトリウム30%を含有する製剤

▶▶ 正解 ……………………………………………………………………

【１】A…興奮　B…所持
【２】A…○　B…○　C…×　D…×
【３】A…×　B…○　C…×　D…×　E…×　F…×　G…×　H…×　I…○

4 特定毒物の追加規定

● 四アルキル鉛(なまり)を含有する製剤［施行令第1～10条より抜粋］

(1) 四アルキル鉛❶を含有する製剤の使用者及び用途を次のように定める［施行令第1条］。

使用者	石油精製業者	用途	ガソリンへの混入

(2) **赤色**、**青色**、**黄色**又は**緑色**に着色されていること。また、その**容器**に四アルキル鉛を含有する製剤が入っている旨及びその内容量が**表示**されていること［施行令第2条］。

(3) **加鉛ガソリン**（四アルキル鉛を含有する製剤が混入されているガソリン）の製造業者又は輸入業者は、**オレンジ色**に着色されたものでなければ、加鉛ガソリンを販売し、又は授与(じゅよ)してはならない❷［施行令第8条］。

❶四アルキル鉛はガソリンのアンチノック剤で、四メチル鉛$Pb(CH_3)_4$や四エチル鉛$Pb(C_2H_5)_4$の総称。

❷自動車用の有鉛ガソリンは販売が禁止されているため、この規定は航空用ガソリンを対象としたもの。

● モノフルオール酢酸の塩類を含有する製剤［施行令第11～15条より抜粋］

(1) モノフルオール酢酸の塩類を含有する製剤の使用者及び用途を次のように定める［施行令第11条］。

使用者	国、地方公共団体、農業協同組合、農業共済組合、森林組合及び生産森林組合等
用途	野ねずみの駆除

(2) **深紅色**に着色されていること。また、その容器及び被(ひ)包(ほう)に、**野ねずみの駆除**以外の用に使用してはならない旨が表示されていること［施行令第12条］。

● ジメチルエチルメルカプトエチルチオホスフェイトを含有する製剤［施行令第16～21条より抜粋］

(1) ジメチルエチルメルカプトエチルチオホスフェイト（別名：メチルジメトン）を含有する製剤❸の使用者及び用途を次のように定める［施行令第16条］。

使用者	国、地方公共団体、農業協同組合及び農業者の組織する団体で、都道府県知事の指定を受けたもの

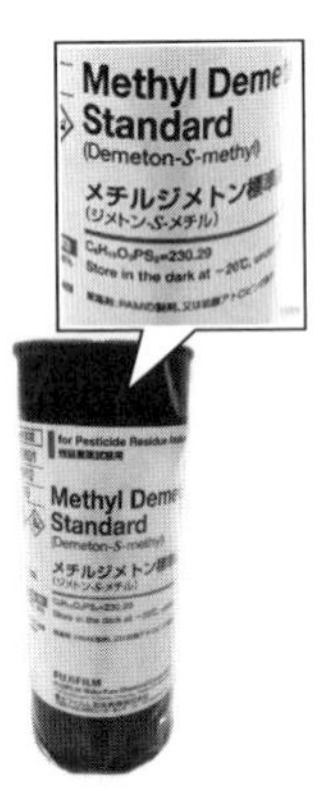

❸メチルジメトンを含有する製剤で、商品名「メチルジメトン標準品」。

用途	かんきつ類、りんご、なし、ぶどう、桃、あんず、梅、ホップ、なたね、桑、しちとうい❹又は食用に供されることがない観賞用植物若しくはその球根の害虫の防除

(2) **紅色**に着色されていること。また、その容器及び被包に、その製剤が口に入り、又は皮膚から吸収された場合には、**著しい危害を生ずるおそれ**がある旨が表示されていること［**施行令第17条**］。

❹しちとうい…畳の原料。

● モノフルオール酢酸アミドを含有する製剤

［**施行令第22〜27条より抜粋**］

(1) モノフルオール酢酸アミドを含有する製剤の使用者及び用途を次のように定める［**施行令第22条**］。

使用者	国、地方公共団体、農業協同組合及び農業者の組織する団体で、都道府県知事の指定を受けたもの
用途	かんきつ類、りんご、なし、桃又はかきの害虫の防除

(2) **青色**に着色されていること［**施行令第23条**］。

● りん化アルミニウムとその分解促進剤とを含有する製剤［施行令第28〜32条より抜粋］

(1) りん化アルミニウムとその分解促進剤とを含有する製剤❺の使用者及び用途を次のように定める［**施行令第28条**］。

使用者	燻蒸❻により倉庫内若しくはコンテナ内のねずみ、昆虫等を駆除することを業とする者又は営業のために倉庫を有する者であって、**都道府県知事の指定を受けたもの**等
用途	倉庫内、コンテナ内又は船倉内における**ねずみ、昆虫等の駆除**

(2) その容器及び被包に、次に掲げる事項が表示されていること［**施行令第29条**］。

1	倉庫内、コンテナ内又は船倉内におけるねずみ、昆虫等の駆除以外の用に使用してはならない旨
2	空気に触れた場合に**燐化水素**❼**を発生**し、著しい危害を生ずるおそれがある旨

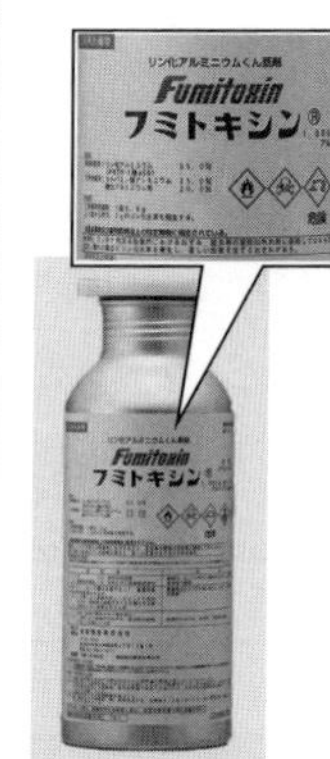

❺りん化アルミニウムとその分解促進剤とを含有する製剤で、商品名「フミトキシン」。

❻燻蒸…倉庫内などを有毒ガスでいぶして殺虫・消毒すること。

❼燐化水素PH_3…発火性のあるガス。

◎施行令の表記にあわせ「りん化アルミニウム」としていますが、実際の試験では漢字（燐化アルミニウム）で出題される可能性もあります。

(3) 倉庫内、コンテナ内又は船倉内のねずみ、昆虫等を駆除するための燻蒸作業を行う場合には、**次に定める基準**によらなければならない［**施行令第30条**］。

1	倉庫内の燻蒸作業では、燻蒸中は、倉庫のとびら、通風口等を**閉鎖**すること。
2	コンテナ内の燻蒸作業では、都道府県知事が**指定した場所**で行うこと。
3	コンテナ内の燻蒸作業では、燻蒸中及び燐化水素が当該コンテナから逸散し終わるまでの間は当該コンテナを**移動させない**こと。
4	船倉内の燻蒸作業では、燻蒸中は、船倉のとびら及びその附近の見やすい場所に、当該船倉内に立ち入ることが著しく危険である旨を表示すること。

まとめ　特定毒物の色と用途

品　名	色	用　途
四アルキル鉛を含有する製剤	赤・青・黄・緑	ガソリンへの混入
加鉛ガソリン	オレンジ色	―
モノフルオール酢酸塩類を含有する製剤	深紅色	野ねずみの駆除
メチルジメトンを含有する製剤	紅色	害虫の防除
モノフルオール酢酸アミドを含有する製剤	青色	害虫の防除
りん化アルミニウムとその分解促進剤を含有する製剤	―	ねずみ・昆虫の駆除

● 練習問題 ●

【1】特定毒物の用途に関する記述について、正しいものには○を、誤っているものには×を選びなさい。［岐阜R3］

☐ A. 四アルキル鉛を含有する製剤の用途は、野ねずみの駆除である。

☐ B. モノフルオール酢酸アミドを含有する製剤の用途は、ガソリンへの混入である。

☐ C. 燐化アルミニウムとその分解促進剤とを含有する製剤の用途は、倉庫内、コンテナ内又は船倉内におけるねずみ、昆虫等の駆除である。

▶▶ 正解 ……………………………………

【1】A…×　B…×　C…○

5 営業の登録と販売業の種類

● 営業の登録［取締法第４条］

1．毒物又は劇物の**製造業**、**輸入業**又は**販売業**の**登録**は、製造所、営業所又は店舗ごとに、その製造所、営業所又は店舗の所在地の**都道府県知事**❶が行う。

2．毒物又は劇物の製造業、輸入業又は販売業の登録を受けようとする者は、製造業者にあっては**製造所**、輸入業者にあっては**営業所**、販売業者にあっては**店舗ごと**に、その製造所、営業所又は店舗の所在地の**都道府県知事**❶に申請書を出さなければならない。

3．**製造業**又は**輸入業**の**登録**は、**５年**ごとに、**販売業**の**登録**は、**６年**ごとに、**更新**を受けなければ、その効力を失う❷。

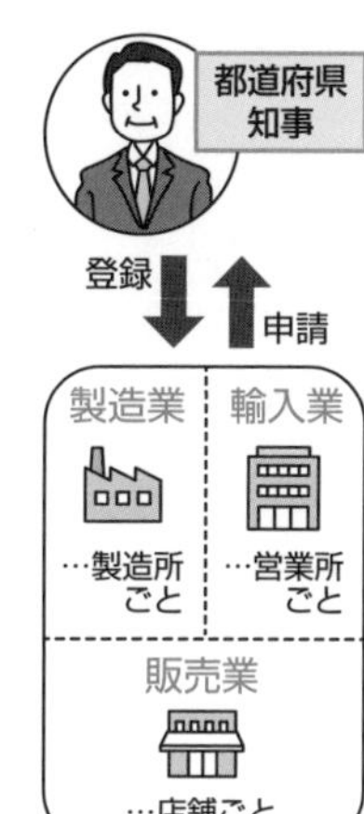

▲営業の登録と申請

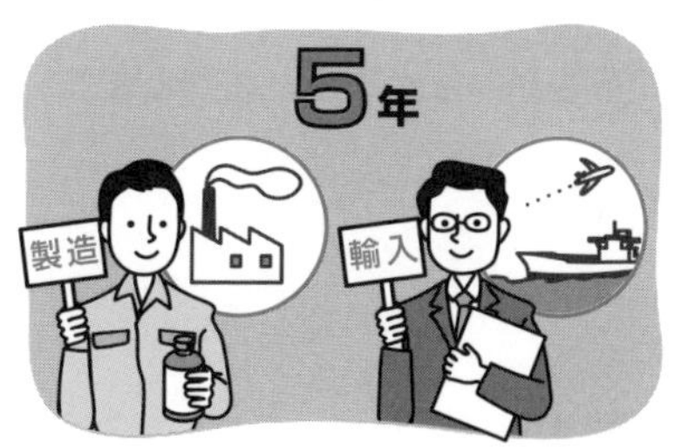

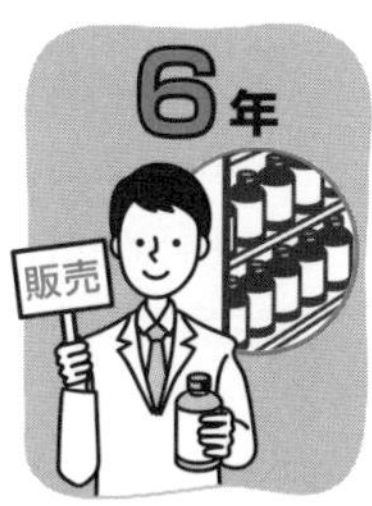

▲登録の更新

● 登録事項［取締法第６条］

1．**営業の登録**は、次に掲げる事項について行うものとする。

①申請者の**氏名**及び**住所**（法人にあっては、その名称及び主たる事務所❸の所在地）

②**製造業**又は**輸入業**の登録にあっては、製造し、又は輸入しようとする毒物又は劇物の**品目**❹

③製造所、営業所又は店舗の**所在地**

● 登録票又は許可証の書換え交付・再交付

［施行令第35条・36条］

(1) 毒物劇物営業者又は特定毒物研究者は、登録票又は許可証の記載事項に変更を生じたとき、**登録票**又は**許可証**の**書換え交付を申請**することができる［施行令第35条第１項］。

❶**販売業**に限り、店舗の所在地が保健所を設置する市又は特別区の区域にある場合は、市長又は区長。

❷登録の更新は、更新満了日（製造業と輸入業は５年経過した日、販売業は６年経過した日）の**１ヵ月前**までに、登録更新申請書に**登録票**を添えて提出する。［施行規則第４条第１～２項］

❸主たる事務所とは、主に本社が該当する。

❹販売業は登録の種類によって、品目の制限がある（詳細は18P参照）。

(2) 毒物劇物営業者又は特定毒物研究者は、登録票又は許可証を破り、汚し、又は失ったときは、登録票又は許可証の**再交付を申請**することができる［**施行令第36条第1項**］。

(3) 書換え交付と再交付の申請は、申請書に登録票又は許可証を添え、次に定める者に申請を行う［**施行令第35条・第36条 各第2項**］。

毒物劇物営業者	製造所、営業所又は店舗の所在地の**都道府県知事**❺
特定毒物研究者	主たる研究所の所在地の**都道府県知事**❺

❺9P❸参照。

(4) 登録票又は許可証の再交付を受けた後、失った登録票又は許可証を**発見**したときは、(3) で定める者にこれを**返納**しなければならない。［**施行令第36条第3項**］

● 販売業の登録の種類［取締法第4条の2］

1．毒物又は劇物の販売業の登録は、次のとおりとする。

①**一般**販売業の登録

②**農業用品目**販売業の登録

③**特定品目**販売業の登録

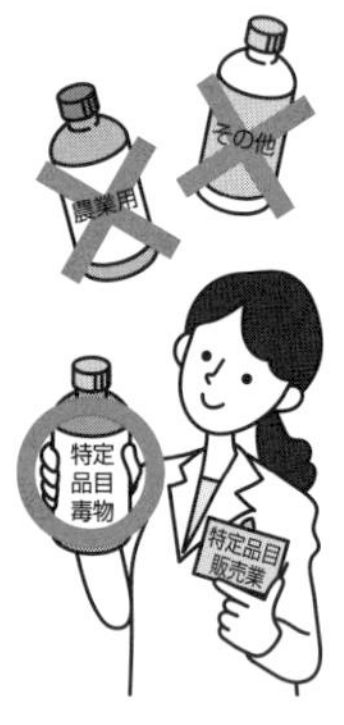

● 販売品目の制限［取締法第4条の3］

1．**農業用品目**販売業の登録を受けた者は、**農業上必要**な毒物又は劇物であって**厚生労働省令で定めるもの**❻以外の毒物又は劇物を販売し、授与(じゅよ)し、又は販売若(も)しくは授与の目的で貯蔵し、運搬し、若しくは陳列(ちんれつ)してはならない。

2．**特定品目**販売業の登録を受けた者は、**厚生労働省令で定める**毒物又は劇物❼以外の毒物又は劇物を販売し、授与し、又は販売若しくは授与の目的で貯蔵し、運搬し、若しくは陳列してはならない。

❻施行規則 別表第1に掲げる毒物及び劇物。［施行規則第4条の2］

❼施行規則 別表第2に掲げる劇物。［施行規則第4条の3］

まとめ 販売業の種類と販売品目

販売業の種類	販売できる毒物又は劇物
一般販売業	全ての毒物劇物
農業用品目販売業	農業上必要な毒物劇物の品目として、省令で定めるもの
特定品目販売業	特定品目として、省令で定める劇物

おぼえる！ポイント

- 毒物劇物営業者の登録は、製造所、営業所、店舗ごとに、その所在地の都道府県知事に申請します。
- 製造業と輸入業は５年ごと、販売業は６年ごとに更新が必要です。
- 営業の登録に必要な事項と、毒物劇物の譲渡手続に必要な事項（37P参照）を混同しないように覚えましょう。
- 一般販売業の登録を受けた者は、取締法第４条の３において販売品目の制限をされていないため、特定毒物を含む全ての毒物又は劇物を販売することができます。
- 「特定品目」を「特定毒物」（7P参照）と表記するひっかけ問題に注意！

● 練習問題 ●

【１】次の文は、毒物及び劇物取締法第４条に規定する、営業の登録について記述したものである。正しいものには○を、誤っているものには×を選びなさい。

［群馬R4］

☐ A．毒物又は劇物の製造業の登録は、製造所ごとに厚生労働大臣が行う。

☐ B．毒物又は劇物の輸入業の登録は、営業所ごとにその営業所の所在地の都道府県知事が行う。

☐ C．毒物又は劇物の販売業の登録は、店舗ごとにその店舗の所在地の都道府県知事（その店舗の所在地が、地域保健法第５条第１項の政令で定める市又は特別区の区域にある場合においては、市長又は区長。）が行う。

☐ D．製造業、輸入業又は販売業の登録は、６年ごとに更新を受けなければ、その効力を失う。

【２】毒物及び劇物取締法及びこれに基づく法令の規定に照らし、次の記述について、正しいものには○を、誤っているものには×を選びなさい。［中国R4/九州R4］

☐ A．毒物又は劇物の販売業の登録は、一般販売業、農業用品目販売業、特定毒物販売業の登録に分けられる。

☐ B．一般販売業の登録を受けた者は、全ての毒物又は劇物を販売することができる。

☐ C．農業用品目販売業の登録を受けた者は、農業上必要な毒物又は劇物であって厚生労働省令で定めるものを販売することができる。

☐ D．一般販売業の登録を受けた者は、特定品目を販売することができない。

▶▶ 正解 ……………………………………………………………………

【１】A…×　B…○　C…○　D…×

【２】A…×　B…○　C…○　D…×

6 登録の変更と届出

● 登録の変更［取締法第９条］

1．毒物又は劇物の**製造業者**又は**輸入業者**は、登録を受けた毒物又は劇物以外の毒物又は劇物を製造し、又は輸入しようとするときは、**あらかじめ**、毒物又は劇物の品目につき、**登録の変更**を受けなければならない❶。

❶販売業では登録の変更は不要。**一般販売業では全ての毒物劇物が販売対象**であり、農業用品目及び特定品目販売業では、**販売品目の制限**があるため（18P参照）。

● 届　出［取締法第10条］

1．**毒物劇物営業者**は、次の各号のいずれかに該当する場合には、**30日以内**に、その**製造所**、**営業所**又は**店舗**の所在地の**都道府県知事**❷にその旨を届け出なければならない❸。

①氏名又は住所（**法人**にあっては、その**名称**又は**主たる事務所の所在地**）を**変更**したとき❹。

②毒物又は劇物を製造し、貯蔵し、又は運搬する**設備の重要な部分**を**変更**したとき。

③その他厚生労働省令で定める事項を変更したとき。

▣ 省令で定める事項［施行規則第10条の２］

1	製造所、営業所又は店舗の**名称**を**変更**したとき。
2	登録に係る毒物又は劇物の品目の**製造**又は**輸入**を**廃止**したとき。

④当該製造所、営業所又は店舗における**営業**を**廃止**したとき。

❷17P❶参照。

❸販売業における店舗の移転は、旧店舗で営業廃止の届出をしてから新店舗で新たに登録を受ける。

※販売業は、**店舗ごと**に登録を受けなければならないため（17P参照）。

❹法人の代表者が変更になった場合は、届出が必要ない。

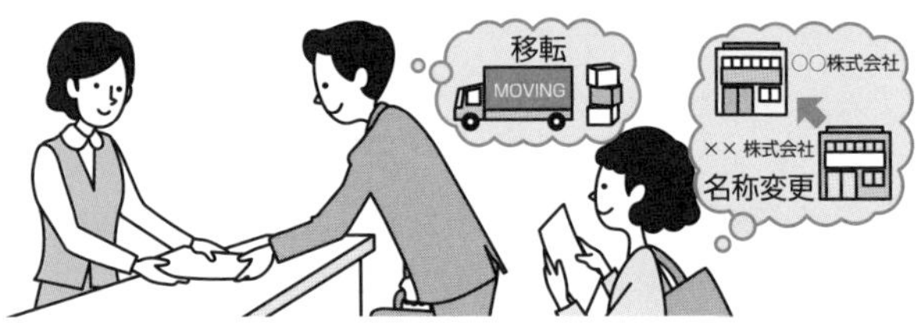

3．当該製造所、営業所又は店舗における営業を廃止した旨の届出があったときは、当該登録又は許可は、その効力を失う。

◎取締法第10条第２項は、「特定毒物研究者の許可と届出」の項目に掲載（22P参照）。

おぼえる！ポイント

- 製造業者と輸入業者が、登録を受けた毒物又は劇物以外のものを取り扱う場合は、あらかじめ品目の登録の変更が必要です。販売業者は、品目の登録の変更は必要ありません。
- 毒物劇物営業者の登録の変更や廃止は、変更後30日以内に都道府県知事へ届け出なければなりません。
- 「あらかじめ」行うものと「30日以内」に行うもの、「登録の変更」をするものと「届け出る」ものとの違いを必ずおさえておきましょう。混同しやすいため、ひっかけ問題としてよく出題されています。

● 練習問題 ●

【1】登録又は許可の変更等に関する以下の記述について、正しいものには○を、誤っているものには×を選びなさい。［九州R4］

☐ A．毒物劇物営業者は、毒物又は劇物を貯蔵する施設の重要な部分を変更しようとするときは、あらかじめ、登録の変更を受けなければならない。

☐ B．毒物劇物営業者が、当該製造所、営業所又は店舗における営業を廃止したときは、60日以内に、その旨を届け出なければならない。

【2】次のうち、毒物及び劇物取締法第10条の規定により、毒物劇物営業者が行う届出に関する記述として、正しいものには○を、誤っているものには×を選びなさい。［香川R4］

☐ A．毒物劇物販売業者が、店舗における営業時間を変更したときは、15日以内に届け出なければならない。

☐ B．毒物劇物販売業者が、店舗の所在地を変更する場合は、事前に届け出なければならない。

☐ C．毒物劇物販売業者が、店舗の名称を変更したときは、30日以内に届け出なければならない。

☐ D．法人である毒物劇物販売業者が、代表取締役を変更したときは、30日以内に届け出なければならない。

▶▶ 正解 ……………………………………………………………………………

【1】A…×　B…×
【2】A…×　B…×　C…○　D…×

7 特定毒物研究者の許可と届出

● 特定毒物研究者の許可［取締法第6条の2］

1．特定毒物研究者の**許可**を受けようとする者は、**都道府県知事**❶に申請書を出さなければならない❷。

2．都道府県知事は、毒物に関し相当の知識を持ち、かつ、学術研究上特定毒物を製造し、又は使用することを必要とする者でなければ、特定毒物研究者の**許可**を与えてはならない。

3．都道府県知事は、次に掲げる者には、特定毒物研究者の許可を与えないことができる。

①**心身の障害**により特定毒物研究者の業務を適正に行うことができない者として厚生労働省令で定めるもの❸

②**麻薬**、**大麻**（たいま）、**あへん**又は**覚せい剤**の**中毒者**

③毒物若（も）しくは劇物又は**薬事**に関する罪を犯し、罰金以上の刑に処せられ、その執行を終わり、又は執行を受けることがなくなった日から起算して**3年**を経過していない者

④第19条第4項の規定❹により許可を取り消され、取消しの日から起算して**2年**を経過していない者

❶9P❸参照。

❷大学や農業試験場、食品メーカー等で学術研究のために特定毒物を製造・使用する場合、特定毒物研究者の許可申請が必要となる。

❸精神の機能の障害により特定毒物研究者の業務を適正に行うに当たって必要な認知、判断及び意思疎通を適切に行うことができない者。［施行規則第4条の7］

❹法律又はこれに基づく処分に違反する行為（51P参照）。

● 特定毒物研究者による届出［取締法第10条］

2．特定毒物研究者は、次のいずれかに該当する場合には、**30日以内**に、**都道府県知事**❶にその旨を**届け出**なければならない。

①氏名又は住所を変更したとき。

②その他厚生労働省令で定める事項を変更したとき。

▣ 省令で定める事項［施行規則第10条の3］

1	主たる研究所の**名称**又は**所在地**
2	特定毒物を必要とする研究事項
3	**特定毒物の品目**❺
4	主たる研究所の設備の重要な部分

③当該研究を**廃止**したとき。

3．当該研究を廃止した旨の届出があったときは、当該登録又は許可は、その効力を失う。

❺特定毒物研究者が特定毒物の品目を変更したときは**届出**が必要。一方、製造業者及び輸入業者が毒物劇物の品目を変更するときは、あらかじめ**登録の変更**を受ける。

おぼえる！ポイント

- 毒物劇物営業者との違いがよく出題されます。特定毒物研究者になるには、都道府県知事の「許可」が必要です。
- 特定毒物研究者の登録の変更や廃止は、変更・廃止後30日以内に都道府県知事へ届け出なければなりません。製造業者や輸入業者とは異なり、特定毒物の品目の変更があった場合も、30日以内に届出をします。
- 特定毒物研究者の許可に有効期限はありません。研究の廃止を届け出たときに許可の効力を失うため、更新の必要はありません。

● 練習問題 ●

【1】次の文章は、毒物及び劇物取締法第６条の２第３項の条文抜粋である。文中の（　）に当てはまる語句を答えなさい。［千葉R4］

☐　都道府県知事は、次に掲げる者には、特定毒物研究者の許可を与えないことができる。

一　（A）の障害により特定毒物研究者の業務を適正に行うことができない者として厚生労働省令で定めるもの

二　麻薬、大麻、あへん又は（B）の中毒者

三　毒物若しくは劇物又は薬事に関する罪を犯し、（C）以上の刑に処せられ、その執行を終わり、又は執行を受けることがなくなった日から起算して３年を経過していない者

【2】法第10条第２項の規定により、特定毒物研究者が、30日以内に主たる研究所の所在地の都道府県知事に届け出なければならない場合に関する記述として、正しいものには○を、誤っているものには×を選びなさい。［中国R4］

☐ A．特定毒物研究者の住所を変更したとき

☐ B．主たる研究所の所在地を変更したとき

☐ C．主たる研究所の長を変更したとき

☐ D．特定毒物の品目を変更したとき

▶▶ 正解 ……………………………………………………………………………

【1】A…心身　B…覚せい剤　C…罰金

【2】A…○　B…○　C…×　D…○

8 登録の基準

● **登録基準**［取締法第５条］

1．**都道府県知事**❶は、毒物又は劇物の製造業、輸入業又は販売業の登録を受けようとする者の**設備**が、厚生労働省令で定める**基準に適合**しないと認めるとき、又はその者が取締法に違反する行為があったために登録を取り消され、**取消しの日**から起算して**２年**を経過していないものであるときは、登録をしてはならない❷。

❶17P❶参照。

❷この規定により毒物劇物営業者は、登録を取り消されると、最低２年間は再登録ができない。

● **製造所等の設備**［施行規則第４条の４］

1．毒物又は劇物の**製造所**の設備の基準は、次のとおりとする❸。

①毒物又は劇物の**製造作業を行う場所**は、次に定めるところに適合するものであること。

イ	**コンクリート**、**板張り**又はこれに準ずる構造とする等その外に**毒物**又は**劇物**が**飛散**し、**漏れ**、**しみ出**若しくは**流れ出**、又は**地下にしみ込むおそれのない構造**であること。
ロ	毒物又は劇物を含有する**粉じん**、蒸気又は**廃水**の処理に要する設備又は器具を備えていること。

②毒物又は劇物の**貯蔵設備**は、次に定めるところに適合するものであること。

イ	毒物又は劇物とその他の物とを**区分**して**貯蔵**できるものであること。
ロ	毒物又は劇物を貯蔵するタンク、ドラムかん、その他の容器は、毒物又は劇物が**飛散**し、**漏れ**、又は**しみ出るおそれのないもの**であること。
ハ	貯水池その他容器を用いないで毒物又は劇物を貯蔵する設備は、毒物又は劇物が**飛散**し、地下に**しみ込み**、又は**流れ出るおそれがないもの**であること。
ニ	毒物又は劇物を**貯蔵**する場所に**かぎ**❹をかける設備があること。ただし、その場所が性質上かぎをかけることができないものであるときは、この限りでない。

❸基準が定められている製造所の設備は次の四つ。
①製造作業場
②貯蔵設備
③陳列場所
④運搬用具

❹貯蔵場所と陳列場所の「かぎ」の基準は、それぞれ別途定められている。

ホ	毒物又は劇物を貯蔵する場所が性質上かぎをかけることができないものであるときは、その**周囲**に、**堅固なさく**が設けてあること。

③毒物又は劇物を**陳列**する場所に**かぎ**をかける設備があること。

④毒物又は劇物の**運搬用具**は、毒物又は劇物が飛散し、漏れ、又はしみ出るおそれがないものであること。

2．毒物又は劇物の**輸入業**の営業所及び**販売業**の店舗の設備の基準については、第1項②～④までの規定を準用する❺。

❺基準が定められている輸入業の営業所及び販売業の店舗の設備は、次の三つ。
②貯蔵設備
③陳列場所
④運搬用具
いずれも製造所の基準がそのまま適用される。

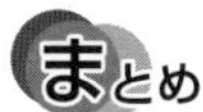

まとめ 主な設備の基準

製造作業を行う場所の基準	貯蔵場所にかぎをかけられない場合
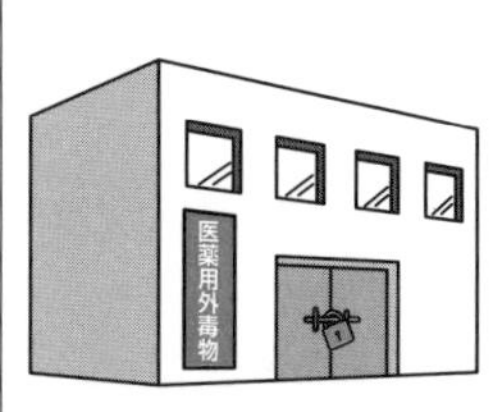 製造業のみ適用。輸入業の営業所と販売業の店舗には適用されない。	周囲に堅固なさくが設けてあること。
貯蔵設備	**陳列場所**
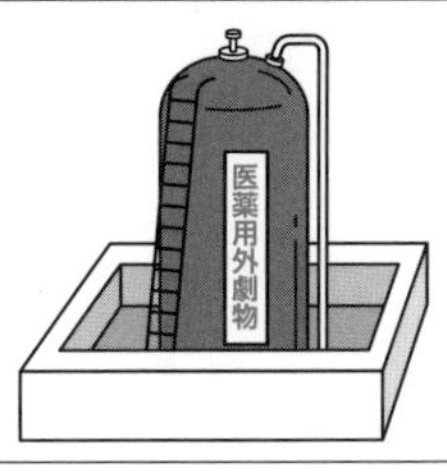 毒物又は劇物とその他の物とを区分して貯蔵できるものであること。	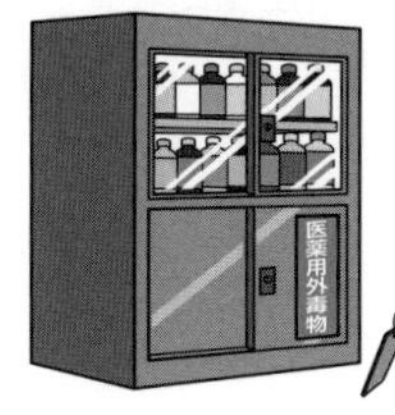 陳列場所には必ずかぎをかける設備があること。

● 練習問題 ●

【1】次は、毒物又は劇物の取扱い等に関する記述である。毒物及び劇物取締法、同法施行令及び同法施行規則の規定に照らし、毒物劇物営業者における毒物又は劇物を取り扱う設備等に関する記述の正誤について、正しいものには○を、誤っているものには×を選びなさい。［東京R4/奈良R3］

☐ A．劇物の製造業者が、製造作業を行う場所に劇物を含有する粉じん、蒸気及び廃水の処理に要する設備を備えた。

☐ B．毒物の販売業者が、毒物を貯蔵する設備として、毒物とその他の物とを区分して貯蔵できるものを設けた。

☐ C．毒物劇物取扱責任者によって、劇物を陳列する場所を常時直接監視することが可能であるので、その場所にかぎをかける設備を設けなかった。

☐ D．毒物の製造業者が、毒物が製造所の外に飛散し、漏れ、流れ出、若しくはしみ出、又は製造所の地下にしみ込むことを防ぐのに必要な措置を講じた。

☐ E．毒物又は劇物を陳列する場所は、換気が十分であり、かつ、清潔であること。

☐ F．毒物又は劇物の運搬用具は、毒物又は劇物が飛散し、漏れ、又はしみ出るおそれがないものであること。

☐ G．毒物又は劇物を貯蔵する場所が性質上かぎをかけることができないものであるときは、その周囲に、堅固なさくが設けてあること。

▶▶ 正解 ……………………………………………………………………………………

【1】A…○　B…○　C…×　D…○　E…×　F…○　G…○

〔解説〕C．たとえ常時毒物劇物取扱責任者により直接監視が行われていたとしても、陳列する場所には、かぎをかける設備を設けなければならない。

E．このような規定はない。

9 毒物劇物取扱責任者

● 毒物劇物取扱責任者［取締法第７条］

1．毒物劇物営業者は、毒物又は劇物を**直接に取り扱う**製造所、営業所又は店舗ごとに、**専任**❶の**毒物劇物取扱責任者**を置き、毒物又は劇物による保健衛生上の危害の防止に当たらせなければならない。ただし、自ら毒物劇物取扱責任者として毒物又は劇物による**保健衛生上**の危害の防止に当たる製造所、営業所又は店舗については、この限りでない。

2．毒物劇物営業者が毒物若（も）しくは劇物の製造業、輸入業若しくは販売業のうち２以上を併（あわ）せて営（いとな）む場合において、その製造所、営業所若しくは店舗が**互いに隣接**しているとき、又は**同一店舗**において毒物若しくは劇物の販売業を**２以上併せて営む場合**には、毒物劇物取扱責任者は、第１項の規定にかかわらず、これらの施設を通じて**１人**で足りる。

3．毒物劇物営業者は、毒物劇物取扱責任者を置いたときは、**30日以内**に、その製造所、営業所又は店舗の所在地の**都道府県知事**❷にその毒物劇物取扱責任者の**氏名**を**届け出**なければならない。毒物劇物取扱責任者を**変更したとき**も、同様とする。

❶専任…その任務だけに当たること。また、その人。

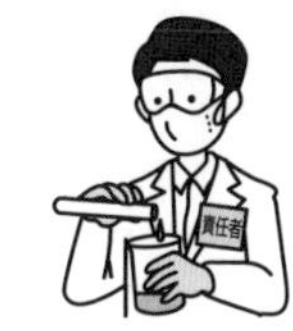

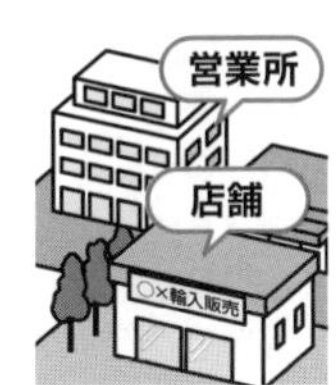

▲隣接する営業所と店舗

❷17P❶参照。

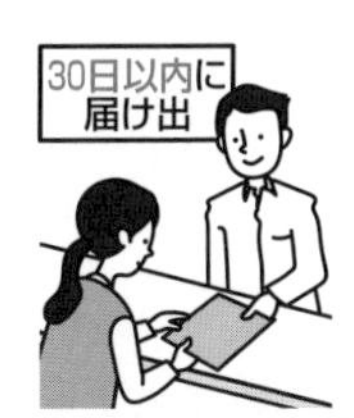

▲毒物劇物取扱責任者の氏名の届け出

● 毒物劇物取扱責任者の資格［取締法第８条］

1．次の各号に掲げる者でなければ、毒物劇物取扱責任者となることができない。

①**薬剤師**

②厚生労働省令で定める学校で、**応用化学**に関する**学課を修了**した者

③都道府県知事が行う毒物劇物取扱者**試験に合格した者**❸

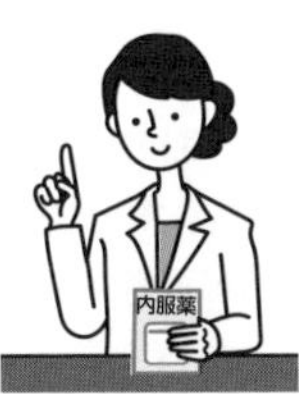

❸合格した都道府県とは異なる都道府県においても、毒物劇物取扱責任者になることができる。

2．次に掲げる者は、第7条の毒物劇物取扱責任者となることができない。

①**18歳未満**の者❹

②**心身の障害**により毒物劇物取扱責任者の業務を適正に行うことができない者として厚生労働省令で定めるもの❺

③**麻薬**、**大麻**（たいま）、**あへん**又は**覚せい剤**の**中毒者**

④毒物若（も）しくは劇物又は**薬事**に関する罪を犯し、罰金以上の刑に処され、その執行（しっこう）を終わり、又は執行を受けることがなくなった日から起算して**3年**を経過していない者

3．毒物劇物取扱者試験は、一般毒物劇物取扱者試験、農業用品目毒物劇物取扱者試験及び特定品目毒物劇物取扱者試験とする。

4．次に掲げる試験に合格した者は、それぞれ次の場所で毒物劇物取扱責任者となることができる❻。

農業用品目毒物劇物取扱者試験
厚生労働省令で定める**農業用品目**のみを取り扱う**輸入業**の営業所、若しくは農業用品目**販売業の店舗**。
特定品目毒物劇物取扱者試験
厚生労働省令で定める**特定品目**のみを取り扱う**輸入業**の営業所、若しくは特定品目**販売業の店舗**。

❹18歳「未満」は18歳を**含まない**。従って、満18歳の者は毒物劇物取扱責任者となることができる。

❺精神の機能の障害により毒物劇物取扱責任者の業務を適正に行うに当たって必要な認知、判断及び意思疎通を適切に行うことができない者。［施行規則第6条の2］

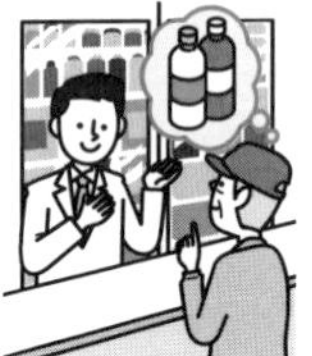

◎合格した試験により、取扱品目が異なります。

❻農業用品目及び特定品目の取扱者試験に合格しても、**製造所**の毒物劇物取扱責任者には**なれない**。

おぼえる！ポイント

- 毒物又は劇物を「直接」取り扱う製造所・営業所・店舗ごとに、「専任」の毒物劇物取扱責任者を置く必要があります（隣接している場合や、同一店舗で2以上販売業を併せて営業する場合は例外）。
- 毒物劇物取扱責任者を置いたとき、変更したときは、30日以内に都道府県知事へ届け出なければなりません。
- 毒物劇物取扱責任者になることのできる三つの条件、なることのできない四つの条件は非常に出題されやすいので、しっかりおさえておきましょう。
- 農業用品目毒物劇物取扱責任者と、特定品目毒物劇物取扱責任者は、製造所では毒物劇物取扱責任者になることはできません。

まとめ　毒物劇物取扱責任者

試験の区分	取扱責任者となることができる製造所等
一般毒物劇物取扱者試験	毒物劇物を取り扱う**全て**の製造所・営業所・店舗
農業用品目毒物劇物取扱者試験	農業用品目のみを取り扱う**輸入業**の営業所、 農業用品目**販売業**の店舗
特定品目毒物劇物取扱者試験	特定品目のみを取り扱う**輸入業**の営業所、 特定品目**販売業**の店舗

● 練習問題 ●

【1】毒物劇物取扱責任者に関する以下の記述のうち、正しいものには○を、誤っているものには×を選びなさい。［九州R4/岐阜R4/新潟R4］

☐ A．毒物又は劇物の販売業者は、毒物又は劇物を直接に取り扱わない場合であっても、店舗ごとに専任の毒物劇物取扱責任者を置かなければならない。

☐ B．毒物劇物営業者が、毒物又は劇物の製造業、輸入業又は販売業のうち、２以上を併せて営む場合において、その製造所、営業所又は店舗が互いに隣接しているとき、毒物劇物取扱責任者は、これらの施設を通じて１人で足りる。

☐ C．毒物劇物営業者は、毒物劇物取扱責任者を置いたときは、60日以内に、その毒物劇物取扱責任者の氏名を届け出なければならない。

☐ D．18歳未満の者は、毒物劇物取扱責任者となることはできない。

☐ E．厚生労働省令で定める学校で、応用化学に関する学課を修了した者は、毒物劇物取扱責任者になることができる。

☐ F．毒物又は劇物の販売業の店舗において、５年以上毒物又は劇物を取り扱う業務に従事した者は、毒物劇物取扱責任者になることができる。

☐ G．特定品目毒物劇物取扱者試験に合格した者は、毒物及び劇物取締法第４条の３第２項に規定する厚生労働省令で定める劇物のみを製造する製造所において毒物劇物取扱責任者になることができる。

【2】次のうち、毒物劇物取扱責任者となることができる者として、法第８条第１項に掲げられている者はどれか。［愛知R4］

☐ 1．医師　　2．薬剤師　　3．登録販売者　　4．甲種危険物取扱者

▶▶ 正解 ……………………………………………………………………

【1】A…×　B…○　C…×　D…○　E…○　F…×　G…×

〔解説〕F．実務経験の有無を問う規定はない。

【2】2

10 毒物劇物の取扱

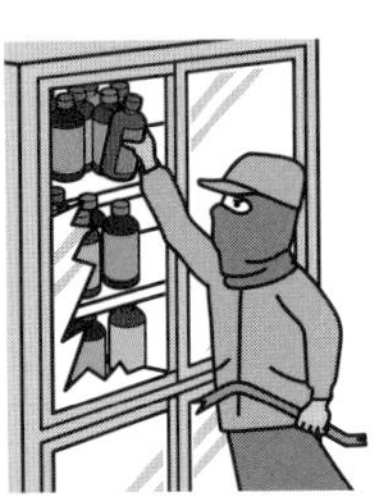
◎盗難防止の措置を講じます。

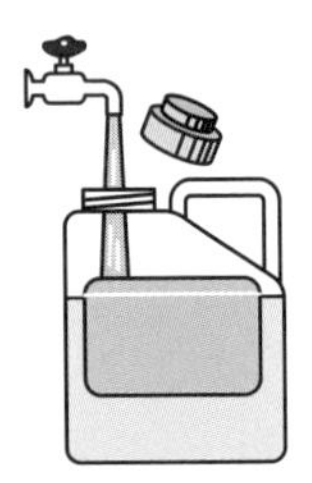
◎塩化水素などの強酸又は水酸化カリウム等の強塩基は、水で十分に希釈します。

● 毒物又は劇物の取扱［取締法第11条］

1．毒物劇物営業者及び特定毒物研究者は、毒物又は劇物が**盗難**にあい、又は**紛失**することを防ぐのに**必要な措置**を講じなければならない。

2．毒物劇物営業者及び特定毒物研究者は、毒物若しくは劇物又は毒物若しくは劇物を含有する物であって**政令で定めるもの**がその製造所、営業所若しくは店舗又は研究所の**外に飛散**し、**漏れ**、流れ出、若しくはしみ出、又はこれらの施設の地下にしみ込むことを防ぐのに**必要な措置**を講じなければならない。

▣ 政令で定める危害防止の措置を講ずべき毒物劇物含有物

［施行令第38条 第1項］

1	**無機シアン化合物**たる毒物を含有する液体状の物（シアン含有量が1Lにつき**1mg以下**のものを除く）
2	**塩化水素**、**硝酸**若しくは**硫酸**又は**水酸化カリウム**若しくは**水酸化ナトリウム**を含有する液体状の物（水で10倍に希釈した場合の水素イオン濃度が水素指数**2.0〜12.0**までのものを除く）

3．毒物劇物営業者及び特定毒物研究者は、その製造所、営業所若しくは店舗又は研究所の外において毒物若しくは劇物又は第1項の政令で定める物を**運搬**する場合には、これらの物が飛散し、漏れ、流れ出、又はしみ出ることを防ぐのに必要な措置を講じなければならない。

4．毒物劇物営業者及び特定毒物研究者は、毒物又は厚生労働省令で定める劇物（**全ての劇物**❶）については、その容器として、**飲食物の容器**として通常使用される物を**使用してはならない**。

❶施行規則第11条の4に定める劇物。

おぼえる！ポイント

- 毒物劇物の容器として、飲食物の容器を使用することはできません。

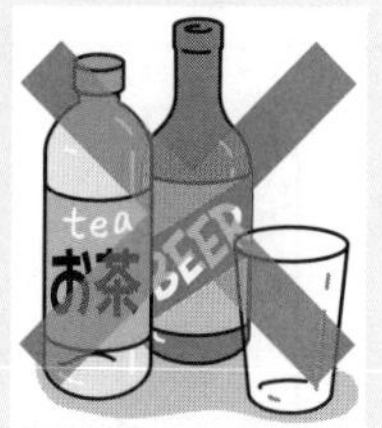

● 練習問題 ●

【1】毒物及び劇物取締法及びこれに基づく法令の規定に照らし、次の記述について、正しいものには○を、誤っているものには×を選びなさい。［神奈川R4］

☐ A．毒物劇物営業者は、毒物又は劇物が盗難にあい、又は紛失することを防ぐのに必要な措置を講じなければならない。

☐ B．毒物劇物営業者は、法に定められた表示をすれば、毒物又は劇物の容器として、どのような容器を使用してもよい。

【2】次の文は、毒物及び劇物取締法の条文の一部である。（ ）の中に入る字句を記入しなさい。［長野R4］

☐ 毒物劇物営業者及び特定毒物研究者は、毒物又は厚生労働省令で定める劇物については、その容器として、（ ）の容器として通常使用される物を使用してはならない。

【3】以下の記述は、政令第38条第1項の条文である。（ ）の中に入れるべき字句を記入しなさい。［九州R2］

☐ 法第11条第2項に規定する政令で定める物は、次のとおりとする。

一 無機シアン化合物たる毒物を含有する液体状の物（シアン含有量が1Lにつき1mg以下のものを除く）

二 塩化水素、硝酸若しくは硫酸又は水酸化カリウム若しくは（A）を含有する液体状の物（水で10倍に希釈した場合の水素イオン濃度が水素指数（B）から（C）までのものを除く）

▶▶ 正解 ………………………………………………………………………

【1】A…○ B…×

【2】飲食物

【3】A…水酸化ナトリウム B…2.0 C…12.0

11 毒物劇物の表示

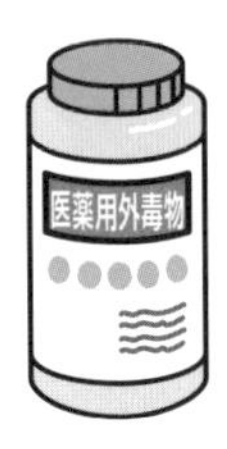

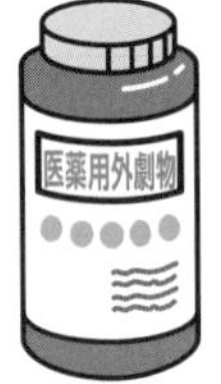

▲容器への表示

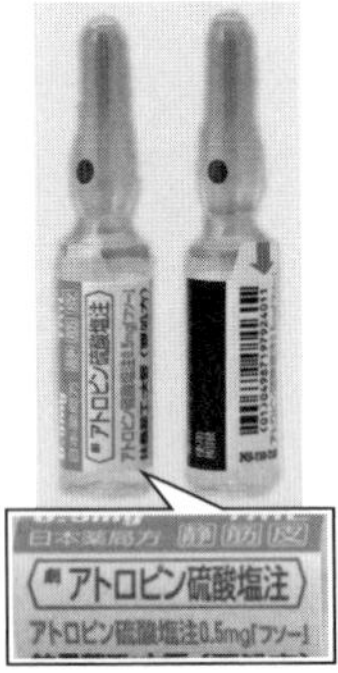

▲硫酸アトロピン

❶陳列する場所での表示については、毒物又は劇物の容器及び被包に表示する場合と異なり、文字と地の色の指定はない。

● 毒物又は劇物の表示［取締法第12条］

1．毒物劇物営業者及び特定毒物研究者は、毒物又は劇物の**容器**及び**被包**(ひほう)に、「**医薬用外**」の文字及び毒物については**赤地**に**白色**をもって「**毒物**」の文字、劇物については**白地**に**赤色**をもって「**劇物**」の文字を表示しなければならない。

2．毒物劇物営業者は、その容器及び被包に、次に掲げる事項を表示しなければ、毒物又は劇物を販売し、又は授与(じゅよ)してはならない。

①毒物又は劇物の**名称**

②毒物又は劇物の**成分**及びその**含量**

③厚生労働省令で定める毒物又は劇物については、それぞれ厚生労働省令で定めるその**解毒剤**(げどくざい)の**名称**

▣ 省令で定める毒物又は劇物、及び省令で定めるその解毒剤の名称［施行規則第11条の5］

毒物又は劇物	解毒剤
有機燐(りん)**化合物**及びこれを含有する製剤たる毒物及び劇物	2－ピリジルアルドキシムメチオダイド（別名：**PAM**）の製剤
	硫酸(りゅう)**アトロピン**の製剤

④毒物又は劇物の取扱及び使用上特に必要と認めて、厚生労働省令で定める事項。

3．毒物劇物営業者及び特定毒物研究者は、毒物又は劇物を**貯蔵**し、又は**陳列**(ちんれつ)**する場所**に、「**医薬用外**」の文字及び毒物については「**毒物**」、劇物については「**劇物**」の文字を表示しなければならない❶。

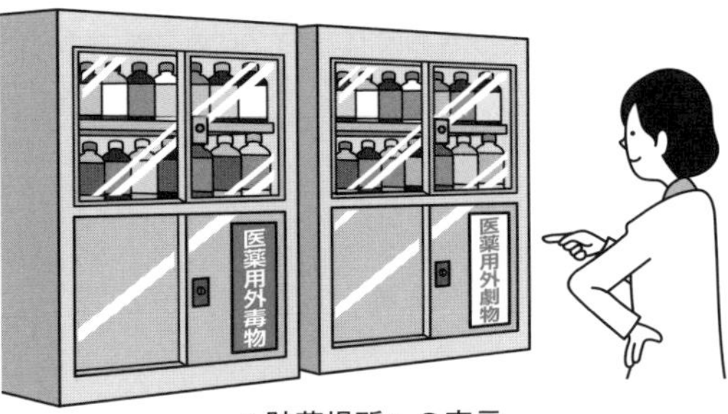

▲貯蔵場所への表示

● 取扱及び使用上特に必要な表示事項［施行規則第11条の6］

1．法第12条第2項④に規定する毒物又は劇物の取扱及び使用上特に必要な表示事項は、次のとおりとする。

①毒物又は劇物の**製造業者**又は**輸入業者**が、その製造し、又は輸入した毒物又は劇物を販売し、又は授与（じゅよ）するときは、その**氏名**及び**住所**（法人にあっては、その**名称**及び主たる**事務所の所在地**）

②製造業者又は輸入業者が、その製造し、又は輸入した塩化水素又は硫酸を含有する製剤たる劇物（**住宅用の洗浄剤**で**液体状**のものに限る❷）を販売し、又は授与するときは、次に掲げる事項

イ	小児の手の届かないところに保管しなければならない旨
ロ	使用の際、手足や皮膚、特に眼にかからないように注意しなければならない旨
ハ	眼に入った場合は、直ちに流水でよく洗い、医師の診断を受けるべき旨

③製造業者又は輸入業者が、その製造し、又は輸入したDDVPを含有する製剤（**衣料用の防虫剤**に限る）を販売し、又は授与するときは次に掲げる事項

イ	小児の手の届かないところに保管しなければならない旨
ロ	使用直前に開封し、包装紙等は直ちに処分すべき旨
ハ	居間等人が常時居住する室内では使用してはならない旨
ニ	皮膚に触れた場合には、石けんを使ってよく洗うべき旨

④毒物又は劇物の**販売業者**が、毒物又は劇物の直接の容器又は直接の**被包**（ひほう）を**開いて**、毒物又は劇物を販売し、又は授与するときは、その氏名及び住所（法人にあっては、その名称及び主たる事務所の所在地）並びに**毒物劇物取扱責任者の氏名**

❷塩化水素を含む住宅用洗剤として「まぜるな危険」と書かれたトイレ用洗浄剤が代表的である。この洗浄剤の塩酸含有量は9.5％で、上限濃度の10％を超えないため、劇物には該当しない。

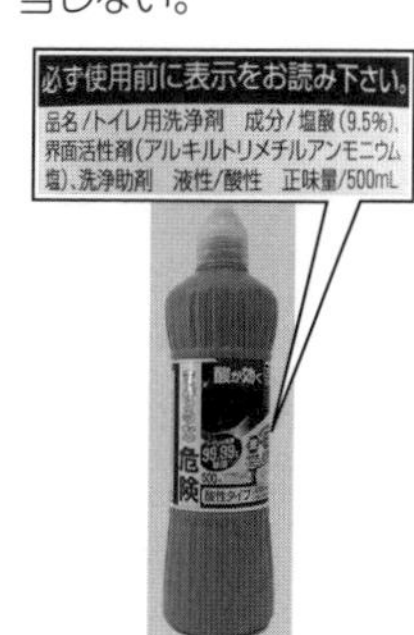

▲塩化水素を含むトイレ用洗浄剤

おぼえる！ポイント

- 毒物又は劇物の容器及び被包には「医薬用外」の文字と、毒物は赤地に白色で「毒物」、劇物は白地に赤色で「劇物」の文字を表示する必要があります。
- 加えて容器及び被包には、「名称、成分及び含量」、有機燐(りん)化合物については「解毒剤（PAM又は硫(りゅう)酸アトロピン）の名称」を表示する必要があります。解毒剤であるPAMと硫酸アトロピンの名称も出題されやすいため、覚えておきましょう。

● 練習問題 ●

【1】次は、毒物及び劇物取締法で定める毒物又は劇物の表示について述べたものであるが、（　）内に入る語句を記入しなさい。［静岡R4］

☐　毒物劇物営業者及び特定毒物研究者は、劇物の容器及び被包に、「医薬用外」の文字及び（A）地に（B）色をもって「劇物」の文字を表示しなければならない。

☐　毒物劇物営業者は、（C）及びこれを含有する製剤たる毒物又は劇物の容器及び被包に、毒物又は劇物の名称並びにその成分及びその含量並びに厚生労働省令で定めるその解毒剤の名称を表示しなければ、それを販売し、又は授与してはならない。

【2】毒物劇物営業者が、販売のため毒物又は劇物の容器及び被包に表示しなければならない事項として、正しいものには○を、誤っているものには×を選びなさい。［北海道R4］

☐ A．毒物又は劇物の使用期限
☐ B．毒物又は劇物の名称
☐ C．毒物又は劇物の成分及びその含量
☐ D．毒物又は劇物の容器の材質

【3】省令第11条の6に基づき、毒物又は劇物の製造業者が製造した硫酸を含有する製剤たる劇物（住宅用の洗浄剤で液体状のものに限る。）を販売する場合、取扱及び使用上特に必要な表示事項として、その容器及び被包に表示が定められているものについて、正しいものには○を、誤っているものには×を選びなさい。［関西R3］

☐ A．小児の手の届かないところに保管しなければならない旨
☐ B．皮膚に触れた場合には、石けんを使ってよく洗うべき旨
☐ C．使用の際、手足や皮膚、特に眼にかからないように注意しなければならない旨

▶▶ 正解 ……………………………………………………………

【1】A…白　B…赤　C…有機燐化合物
【2】A…×　B…○　C…○　D…×
【3】A…○　B…×　C…○
〔解説〕B．石けんを使ってよく洗うべき旨は、DDVPを含有する製剤の注意事項。

12 特別用途の販売規制

● 農業用の毒物又は劇物の販売等［取締法第13条］

1．毒物劇物営業者は、政令で定める毒物又は劇物については、厚生労働省令で定める方法により**着色**したものでなければ、これを**農業用**として**販売**し、又は授与（じゅよ）してはならない。

▣ 政令で定める毒物又は劇物及び省令で定める方法

［施行令第39条、施行規則第12条］

	政令で定める劇物	省令で定める着色方法
1	**硫酸タリウム**（りゅう）❶を含有する製剤たる劇物	**あせにくい黒色**で着色
2	**燐化亜鉛**（りん）❶を含有する製剤たる劇物	

❶硫酸タリウム（りゅう） Tl_2SO_4と、燐化亜鉛（りん） Zn_3P_2はともに殺鼠（そ）剤。

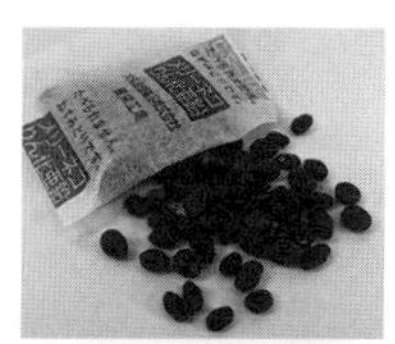

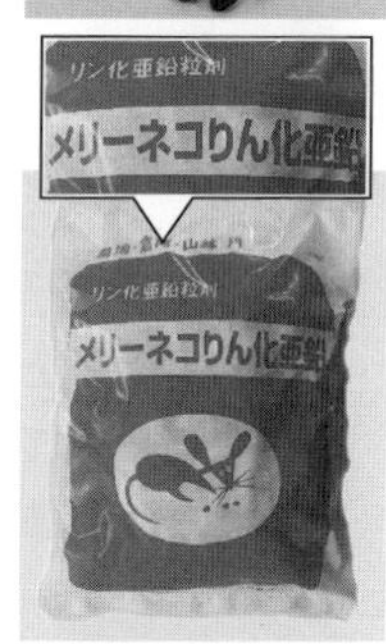

▲商品名「メリーネコりん化亜鉛」

※この商品は普通物にあたり、毒物・劇物には該当しません。

● 一般消費者用の劇物［取締法第13条の２］

1．毒物劇物営業者は、毒物又は劇物のうち主として**一般消費者の生活の用**に供されると認められるものであって政令で定めるものについては、その成分の含量又は容器若（も）しくは被包（ひほう）について政令で定める基準に適合するものでなければ、これを販売し、又は授与してはならない。

▣ 政令で定めるもの及び政令で定める成分の含量

［施行令第39条の２、別表第１］

政令で定めるもの	政令で定める成分の含量
塩化水素又は**硫酸**を含有する製剤たる劇物（住宅用の洗浄剤で液体状のものに限る）	**塩化水素**と硫酸とを合わせた含量が**15％以下**であること
DDVP を含有する製剤（衣料用の防虫剤に限る）	空気中の濃度が$0.25mg/m^3$以下であること

おぼえる！ポイント

- 硫酸タリウム、燐化亜鉛を含有する農業用劇物は、あせにくい黒色で着色しなければ、農業用として販売、授与をすることができません。

● 練習問題 ●

【1】以下の記述は、法律第13条に規定する特定の用途に供される毒物又は劇物の販売等に関するものである。（　）の中に入る字句を答えなさい。［九州R4］

☐ 毒物劇物営業者は、燐化亜鉛を含有する製剤たる劇物については、あせにくい（A）で着色したものでなければ、これを（B）用として販売し、又は授与してはならない。

【2】次のうち、法第13条で「省令で定める方法により着色したものでなければ、これを農業用として販売し、又は授与してはならない。」と規定されている劇物として、正しいものには○を、誤っているものには×を選びなさい。

［新潟R4/愛知R3］

☐ A．硫酸タリウムを含有する製剤たる劇物
☐ B．ジメチル－2，2－ジクロルビニルホスフェイト（別名：DDVP）を含有する製剤たる劇物
☐ C．燐化亜鉛を含有する製剤たる劇物
☐ D．モノフルオール酢酸アミドを含有する製剤たる毒物

【3】次のうち、毒物及び劇物取締法第13条の2に基づき、一般消費者の生活の用に供されると認められるものであって政令で定める劇物として、正しいものには○を、誤っているものには×を選びなさい。なお、劇物は住宅用の洗浄剤で液体状のものに限る。［埼玉R3/九州R3］

☐ A．次亜塩素酸ナトリウムを含有する製剤たる劇物
☐ B．水酸化カリウムを含有する製剤たる劇物
☐ C．硫酸を含有する製剤たる劇物
☐ D．塩化水素を含有する製剤たる劇物
☐ E．酢酸エチルを含有する製剤たる劇物

▶▶ 正解 ……………………………………

【1】A…黒色　B…農業
【2】A…○　B…×　C…○　D…×
【3】A…×　B…×　C…○　D…○　E…×

13 毒物劇物の譲渡手続き

● 毒物又は劇物の譲渡手続［取締法第14条］

1．毒物劇物営業者は、**毒物**又は**劇物**を他の毒物劇物営業者に販売し、又は授与❶したときは、**その都度**、次に掲げる事項を**書面**（帳簿）に**記載**しておかなければならない。

①毒物又は劇物の**名称**及び**数量**

②販売又は授与の**年月日**

③譲受人の**氏名**、**職業**及び**住所**（法人にあっては、その**名称及び主たる事務所の所在地**）

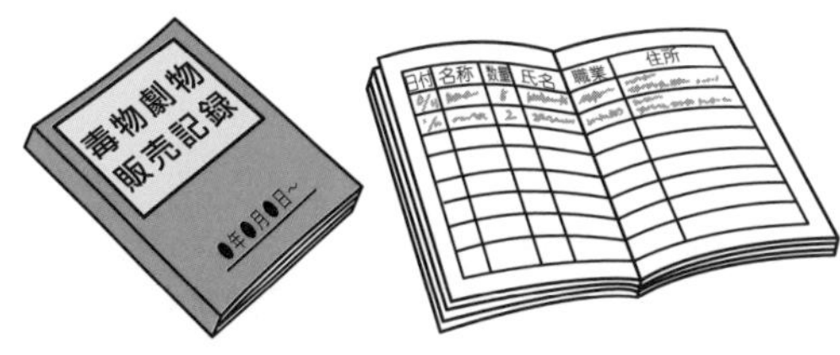

2．毒物劇物営業者は、譲受人から第1項各号に掲げる事項を記載し、厚生労働省令で定めるところにより作成した**書面❷の提出**を受けなければ、毒物又は劇物を毒物劇物営業者**以外の者**に販売し、又は授与してはならない。

▼譲受書の例

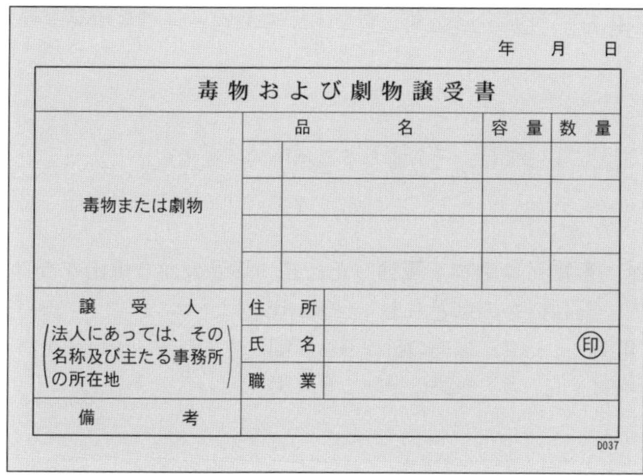

年　月　日

毒物および劇物譲受書					
		品名		容量	数量
毒物または劇物					
譲受人（法人にあっては、その名称及び主たる事務所の所在地）	住所				
	氏名				印
	職業				
備考					

D037

❶授与…物をさずけ与えること。

◎毒物劇物営業者同士で譲渡手続をする場合

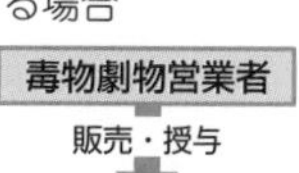

販売・授与の内容を書面に記載して5年間保存。

❷省令で定めるところにより作成する書面は、**譲受人**が**押印**した書面とする［施行規則第12条の2］。

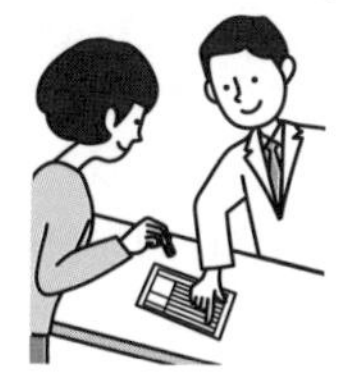

▲譲受書への押印

◎毒物劇物営業者以外に譲渡手続をする場合

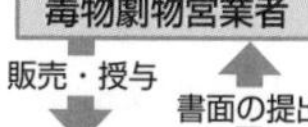

販売・授与の内容を記載・押印した譲受書を提出させて5年間保存。

❸施行規則第12条の2の2第1項。

3．第2項の毒物劇物営業者は、書面の提出に代えて、当該譲受人の**承諾**（しょうだく）を**得て**、当該書面に記載すべき事項について電子情報処理組織を使用する方法その他の**情報通信**の技術を利用する方法❸により提供を受けることができる。この場合において、毒物劇物営業者は、当該書面の提出を受けたものとみなす。

4．毒物劇物営業者は、**販売**又は**授与の日**から**5年間**、第1項及び第2項の**書面**並びに第3項の電子情報処理組織を使用する方法が行われる場合において作られる**電磁的記録**を**保存**しなければならない。

おぼえる！ポイント

- 毒物劇物の譲渡手続に必要な記載事項は必ず覚えておきましょう。なお、記載事項に「年齢」は含まれていません。ひっかけ問題に注意！
- 毒物劇物営業者以外の者に譲渡する場合、書面には譲受人の押印が必要です。
- 書面又は電磁的記録は、5年間保存しなければなりません。

● 練習問題 ●

【1】毒物及び劇物取締法第14条第1項の規定に基づき、毒物劇物営業者が、毒物又は劇物を他の毒物劇物営業者に販売したとき、書面に記載しておかなければならない事項として、正しいものには○を、誤っているものには×を選びなさい。
［奈良R3］

☐ A．販売の年月日
☐ B．販売の方法
☐ C．譲受人の住所（法人にあっては、その主たる事務所の所在地）
☐ D．譲受人の年齢

【2】毒物劇物営業者が、毒物又は劇物を販売したとき、譲受人から提出を受ける書面の保存期間として、正しいものはどれか。［北海道R4］

☐ 1．販売の日から1年間　2．販売の日から3年間
3．販売の日から5年間　4．販売の日から6年間

▶▶ 正解 ……………………………………

【1】A…○　B…×　C…○　D…×
【2】3

14 毒物劇物の交付の制限

● 毒物又は劇物の交付の制限等［取締法第15条］

1．毒物劇物営業者は、毒物又は劇物を次に掲げる者に**交付**❶してはならない。

①**18歳未満**の者

②**心身**の障害により毒物又は劇物による**保健衛生上**の**危害の防止**の措置(そち)を適正に行うことができない者として厚生労働省令で定めるもの❷。

③**麻薬**、**大麻**(たいま)、**あへん**又は**覚せい剤**の**中毒者**

❶交付…他人に引き渡すこと。

❷精神の機能の障害により、毒物又は劇物による保健衛生上の危害の防止の措置を適正に行うに当たって必要な認知、判断及び意思疎通を適切に行うことができない者。［施行規則第12条の2の5］

2．毒物劇物営業者は、厚生労働省令の定めるところにより、その交付を受ける者の**氏名**及び**住所**を**確認**した後でなければ、第3条の4に規定する政令で定める物❸を交付してはならない。

▣ 省令で定める氏名及び住所を確認できる資料の一例❹

［施行規則第12条の2の6］

身分証明書
運転免許証
国民健康保険被保険者証

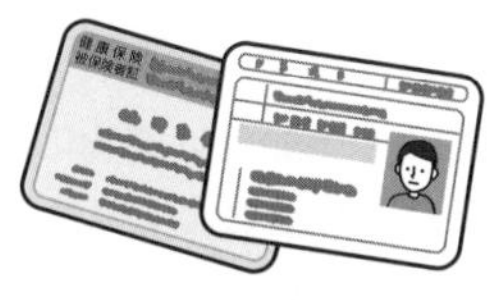

❸施行令第32条の3に定められた、引火性、発火性又は爆発性のある毒物又は劇物（12P参照）。

❹毒物劇物営業者と常時取引関係にある者や、官公署の職員であることが明らかな場合は、資料の提示は不要。

3．毒物劇物営業者は、帳簿を備え、第2項の確認をしたときは、厚生労働省令の定めるところにより、その確認に関する事項を記載しなければならない。

▣ 省令で定める事項［施行規則第12条の3］

1	交付した劇物の名称
2	交付の年月日
3	交付を受けた者の氏名及び住所

4．毒物劇物営業者は、第3項の**帳簿**を、**最終の記載**をした日から**5年間**、**保存**しなければならない。

おぼえる！ポイント

- 引火性・発火性・爆発性がある毒物又は劇物を交付する場合は、氏名及び住所（本籍地ではない）を帳簿に記載し、5年間保存しなければなりません。

● 練習問題 ●

【1】毒物又は劇物の交付の制限等に関する以下の記述について、正しいものには○を、誤っているものには×を選びなさい。［岐阜R4］

☐ A．毒物劇物営業者は、毒物又は劇物を18歳の者に交付してはならない。

☐ B．毒物劇物営業者は、毒物又は劇物を麻薬、大麻、あへん又は覚せい剤の中毒者に交付してはならない。

☐ C．毒物劇物営業者は、ナトリウムの交付を受ける者の氏名及び住所を確認したときは、確認に関する事項を記載した帳簿を、最終の記載をした日から3年間、保存しなければならない。

【2】次の文は、毒物及び劇物取締法第15条の条文である。（　）に当てはまる語句を答えなさい。［香川R4］

☐ 毒物劇物営業者は、毒物又は劇物を次に掲げる者に交付してはならない。

一　（A）歳未満の者

二　（B）の障害により毒物又は劇物による保健衛生上の危害の防止の措置を適正に行うことができない者として厚生労働省令で定めるもの

三　麻薬、大麻、あへん又は覚せい剤の中毒者

☐ 毒物劇物営業者は、厚生労働省令の定めるところにより、その交付を受ける者の氏名及び（C）を確認した後でなければ、第3条の4に規定する政令で定める物を交付してはならない。

☐ 毒物劇物営業者は、（D）を備え、前項の確認をしたときは、厚生労働省令の定めるところにより、その確認に関する事項を記載しなければならない。

☐ 毒物劇物営業者は、前項の（D）を、最終の記載をした日から（E）年間、保存しなければならない。。

▶▶ 正解 ……………………………………………………

【1】A…×　B…○　C…×

【2】A…18　B…心身　C…住所　D…帳簿　E…5

15 運搬の技術上の基準

● 運搬等についての技術上の基準等［取締法第16条］

1．保健衛生上の危害を防止するため必要があるときは、政令で、毒物又は劇物の**運搬**、貯蔵その他の取扱いについて、**技術上の基準**を定めることができる。

● 積載(せきさい)の容器及び態様［施行令第40条の２～４より抜粋］

(1) ふっ化水素を含有する製剤（ふっ化水素70％以上を含有するものを除く）を内容積が1000L以上の容器に収納して運搬する場合、その容器は、内面がポリエチレンその他の腐食され難い物質で被覆(ひふく)されていること［施行令第40条の２］。

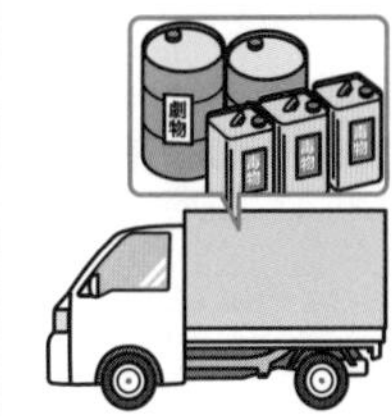

▲運搬車両への積載

(2) 四アルキル鉛を含有する製剤については、次に定める基準に適合すること［施行令第40条の３・第40条の４］。

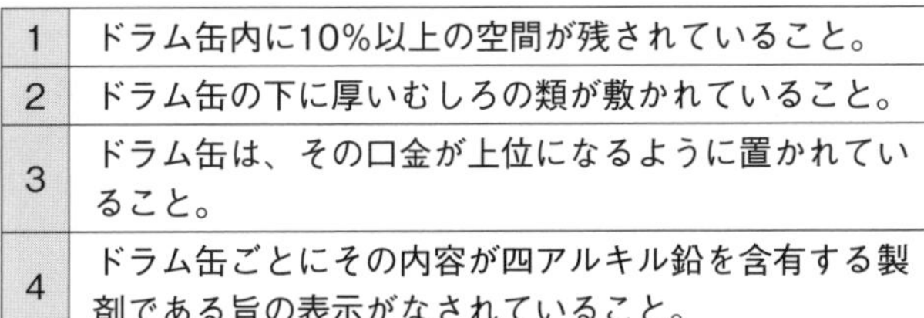

1	ドラム缶内に10％以上の空間が残されていること。
2	ドラム缶の下に厚いむしろの類が敷かれていること。
3	ドラム缶は、その口金が上位になるように置かれていること。
4	ドラム缶ごとにその内容が四アルキル鉛を含有する製剤である旨の表示がなされていること。

● 運搬方法［施行令第40条の５］

1．四アルキル鉛を含有する製剤を鉄道によって運搬する場合には、有がい貨車❶を用いなければならない。

2．別表第２❷に掲げる毒物又は劇物を車両を使用して１回につき**5000kg以上**運搬する場合には、その運搬方法は、次の各号に定める基準に適合するものでなければならない。

①厚生労働省令で定める時間を超えて運搬する場合には、車両１台について運転者のほか**交替して運転する者**を同乗させること。

❶有がい貨車…貨物を積載する設備のある鉄道車両。屋根やふたなどの覆いがある。

❷施行令別表第２（56P参照）。

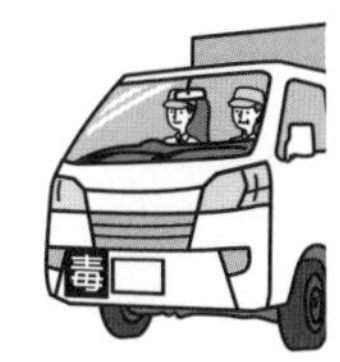

▲交替運転者の同乗

■ 省令で定める時間［施行規則第13条の4］

1	1人の運転者による連続運転時間（1回が連続10分以上で、かつ、合計が30分以上の運転の中断をすることなく連続して運転する時間をいう）が、**4時間を超える**場合
2	1人の運転者による運転時間が、1日当たり**9時間**を超える場合

②車両には、厚生労働省令で定めるところにより**標識**❸を**車両の前後**の見やすい箇所に掲げなければならない。

❸標識は、0.3m平方の板に地を**黒色**、文字を**白色**として「**毒**」と表示したもの。［施行規則第13条の5］

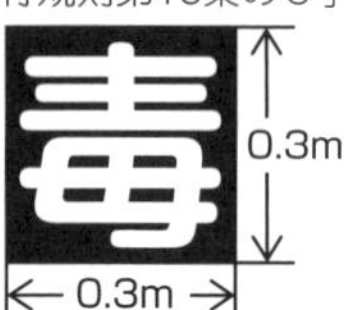

▲車両標識

③車両には、**防毒マスク**、ゴム手袋その他事故の際に応急の措置（そち）を講ずるために必要な**保護具**で厚生労働省令で定めるものを**2人分以上**備えること。

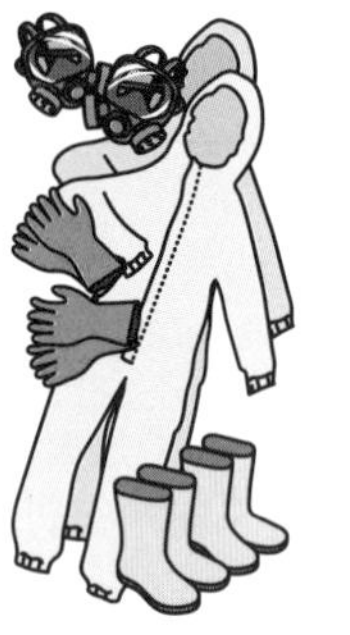
◎車両には2人分の保護具を備えます。

■ 省令で定める保護具（抜粋）［施行規則第13条の6、別表第5］

黄燐（りん）	**酸性ガス用防毒マスク**	・保護手袋 ・保護長ぐつ ・保護衣
塩化水素及びこれを含有する製剤で液体状のもの（＊1）	**酸性ガス用防毒マスク**	
アクリルニトリル	有機ガス用防毒マスク	
クロルピクリン	有機ガス用防毒マスク	
アンモニア及びこれを含有する製剤（＊2）	アンモニア用防毒マスク	
塩素	普通ガス用防毒マスク	
臭素	普通ガス用防毒マスク	
過酸化水素及びこれを含有する製剤（＊3）	**保護眼鏡**	

＊1：塩化水素10％以下を含有するものを除く。
＊2：アンモニア10％以下を含有するものを除く。
＊3：過酸化水素6％以下を含有するものを除く。

④車両には、運搬する毒物又は劇物の名称、成分及びその含量並びに事故の際に講じなければならない**応急の措置**の内容を記載した**書面**を備えること。

● 荷送人の通知義務［施行令第40条の６］

1．毒物又は劇物を**車両**を使用して、又は**鉄道**によって運搬する場合で、当該運搬を他に委託（いたく）するときは、その**荷送人**（にそうにん）は、運送人に対し、**あらかじめ**、次の内容を記載した**書面を交付**しなければならない。ただし、一回の運搬が**1,000kg以下**❹である毒物又は劇物を運搬する場合は、この限りでない。

当該毒物又は劇物の**名称**、**成分**及びその**含量**
当該毒物又は劇物の**数量**
事故の際に講じなければならない**応急の措置**（そち）の内容

2．第１項の荷送人は、同項の規定による**書面の交付**に代えて、当該運送人の**承諾**（しょうだく）**を得て**、当該書面に記載すべき事項を電子情報処理組織を使用する方法その他の情報通信の技術を利用する方法であって厚生労働省令で定めるもの（以下この条において「**電磁的方法**」という）により提供することができる。この場合において、当該荷送人は、当該書面を交付したものとみなす。

❹施行規則第13条の7。

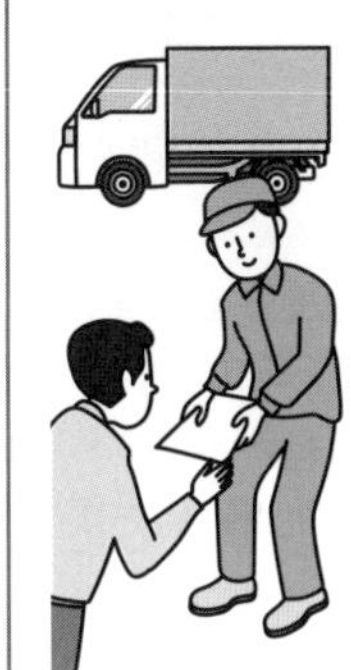

◎運送人には、あらかじめ書面を交付します。

おぼえる！ポイント

- 車両標識の表示方法、車両に備えるもの（保護具の数や内容、応急措置の内容を記載した書面）については非常に出題されやすいので、しっかりおさえましょう。

● 練習問題 ●

【１】毒物及び劇物取締法施行令及び同法施行規則の規定に照らし、クロルスルホン酸7,000kgを、車両を使用して一回で運搬する場合の基準について、正しいものには○を、誤っているものには×を選びなさい。［千葉R4］

☐ A．一人の運転手による運転時間が一日当たり９時間を超える場合は、交替して運転する者を同乗させること。

☐ B．車両の前後の見やすい箇所に、0.3m平方の板に地を白色、文字を黒色として「毒」と表示した標識を掲げること。

☐ C．車両には、防毒マスク、ゴム手袋その他事故の際に応急の措置を講ずるために厚生労働省令で定める保護具を少なくとも一人分以上備えること。

【2】車両を使用して20%のアンモニア水溶液を1回につき5,000kg以上運搬する場合に、省令第13条の6の規定により、車両に備えなければならない保護具として、正しいものには○を、誤っているものには×を選びなさい。［中国R4］

□ A．保護手袋
□ B．保護眼鏡
□ C．保護衣
□ D．保護長ぐつ

【3】次の記述の（　）内に入る正しい語句を答えなさい。［埼玉R3］

□ 毒物及び劇物取締法施行令第40条の6に基づき、毒物又は劇物を車両を使用して運搬する場合で、当該運搬を他に委託するときは、その荷送人は、運送人に対し、あらかじめ、当該毒物又は劇物の名称等の規定された項目を記載した書面を交付しなければならないが、1回の運搬につき（　）kg以下を運搬する場合は、荷送人の通知義務を要しない。

【4】荷送人が、運送人に2,000kgの毒物の運搬を委託する場合の、令第40条の6の規定に基づく荷送人の通知義務に関する記述について、正しいものには○を、誤っているものには×を選びなさい。［東京R4］

□ A．通知する書面には、毒物の名称、成分及び含量並びに数量並びに事故の際に講じなければならない応急の措置の内容を記載した。
□ B．車両ではなく、鉄道による運搬であったため、通知しなかった。
□ C．車両による運送距離が50km以内であったので、通知しなかった。
□ D．運送人の承諾を得たため、書面の交付に代えて、口頭で通知した。

▶▶ 正解

【1】A…○　B…×　C…×
【2】A…○　B…×　C…○　D…○
【3】1,000
【4】A…○　B…×　C…×　D…×

16 事故の際の措置

● 事故の際の措置［取締法第17条］

1．**毒物劇物営業者**及び特定毒物研究者は、その取扱いに係る毒物若(も)しくは劇物又は第11条第２項の政令で定める物❶が飛散し、漏れ、流れ出し、染み出し、又は地下に染み込んだ場合において、不特定又は多数の者について**保健衛生上の危害**が生ずるおそれがあるときは、**直ちに**、その旨を**保健所**、**警察署**又は**消防機関**に届け出るとともに、保健衛生上の危害を防止するために必要な**応急の措置(そち)**を講じなければならない。

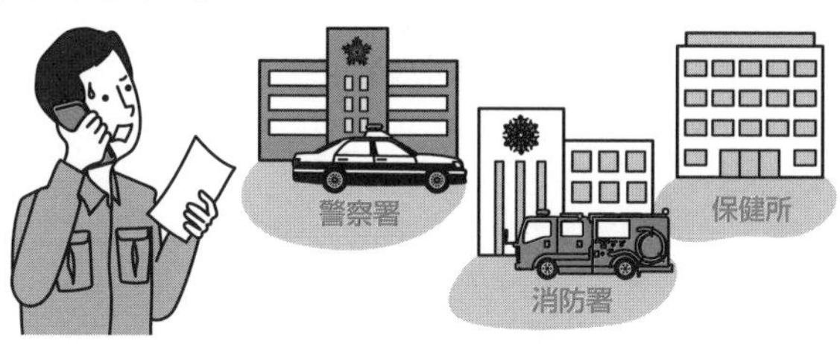

▲事故の際の届け先

2．毒物劇物営業者及び特定毒物研究者は、その取扱いに係る毒物又は劇物が**盗難**にあい、又は**紛失**したときは、直ちに、その旨を**警察署**に届け出なければならない。

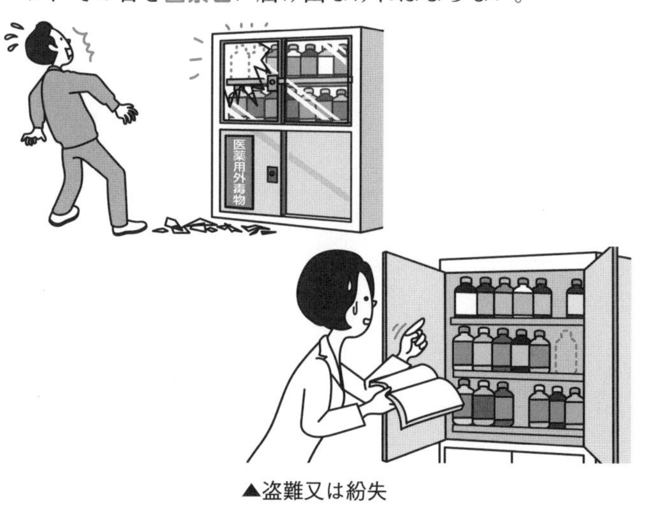

▲盗難又は紛失

❶施行令第38条第１項（30P参照）。

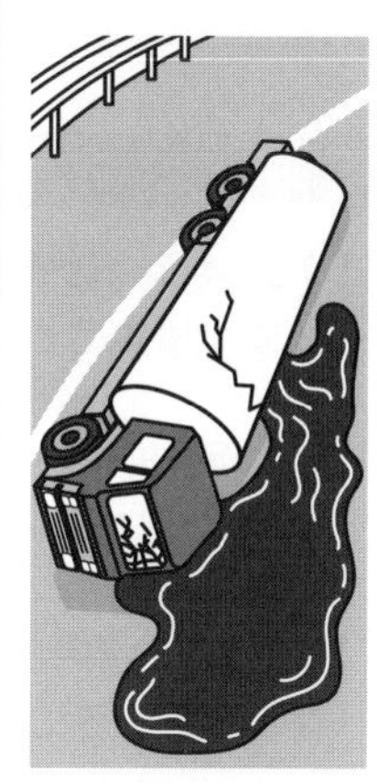

▲トラック転倒による毒物の流出

おぼえる！ポイント

- 毒物若しくは劇物が飛散したり漏れたり流出して、不特定多数の者に保健衛生上の危害が生ずるおそれがある場合は、直ちに保健所、警察署、消防機関に届け出なければなりません。
- 毒物又は劇物が盗難、紛失した場合は、直ちに警察署に届け出なければなりません。

● 練習問題 ●

【1】次は、毒物及び劇物取締法第17条に規定する毒物又は劇物の盗難又は紛失の際の措置について述べたものであるが、（　）内に入る語句を答えなさい。

［静岡R4］

☐ 毒物劇物営業者及び（A）は、その取扱いに係る毒物又は劇物が盗難にあい、又は紛失したときは、（B）、その旨を（C）に届け出なければならない。

【2】法第17条に規定されている、毒物又は劇物の事故の際の措置に関する記述について、正しいものには○を、誤っているものには×を選びなさい。［関西R3］

☐ A. 毒物劇物営業者は、取り扱っている劇物が流出し、多数の者に保健衛生上の危害が生ずるおそれがある場合、直ちに、その旨を保健所、警察署又は消防機関に届け出なければならない。

☐ B. 毒物劇物製造業者は、取り扱っている劇物が漏れた場合において、保健衛生上の危害を防止するために必要な応急の措置を講じなければならない。

☐ C. 毒物劇物製造業者が貯蔵していた劇物が盗難にあった場合、毒物が含まれていなければ、警察署への届出は不要である。

☐ D. 毒物又は劇物の業務上取扱者は、取り扱っている劇物が染み出し、不特定の者に保健衛生上の危害が生ずるおそれがある場合でも、保健所、警察署又は消防機関への届出は不要である。

▶▶ 正解 ……………………………………………………………………

【1】A…特定毒物研究者　B…直ちに　C…警察署

【2】A…○　B…○　C…×　D…×

17 廃棄方法

● 廃　棄 〔取締法第15条の２〕

1．毒物若しくは劇物又は法第11条第２項に規定する**政令で定める物**❶は、廃棄の方法について政令で定める**技術上の基準**に従わなければ、**廃棄**してはならない。

❶施行令第38条第１項（30P参照）。

▣ 政令で定める技術上の基準〔施行令第40条〕

1	**中和**、**加水分解**、**酸化**、**還元**、**稀釈**その他の方法により、毒物及び劇物並びに法第11条第２項に規定する政令で定める物❶の**いずれにも該当しない物**とすること。
2	**ガス体**又は**揮発性**の毒物又は劇物は、**保健衛生上**危害を生ずるおそれがない場所で、少量ずつ**放出**し、又は**揮発**させること。
3	**可燃性**の毒物又は劇物は、保健衛生上危害を生ずるおそれがない場所で、**少量ずつ燃焼**させること。
4	①～③により難い場合には、**地下１ｍ以上**で、かつ、**地下水**を汚染するおそれがない地中に確実に埋め、海面上に引き上げられ、若しくは浮き上がるおそれがない方法で海水中に沈め、又は保健衛生上危害を生ずるおそれがないその他の方法で処理すること。

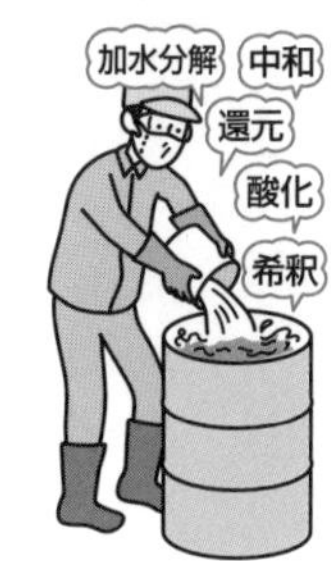

▲廃棄方法

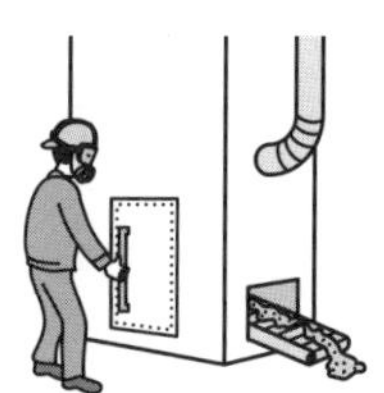
▲燃焼による廃棄

● 回収等の命令 〔取締法第15条の３〕

1．**都道府県知事**❷は、毒物劇物営業者又は特定毒物研究者の行う毒物若しくは劇物又は第11条第２項の政令で定める物❶の廃棄の方法が政令で定める基準に適合せず、これを放置しては**不特定又は多数の者**について保健衛生上の危害が生ずるおそれがあると認められるときは、その者に対し、当該**廃棄物の回収**又は**毒性の除去**その他保健衛生上の危害を防止するために必要な措置を講ずべきことを**命ずる**ことができる。

❷17P❶及び９P❸参照。

おぼえる！ポイント

- 廃棄方法は、穴埋め問題として出題されやすい項目です。「中和」「加水分解」「酸化」「還元」「稀釈」の５つを覚えておきましょう。

● 練習問題 ●

【1】次の文は、毒物及び劇物取締法施行令第40条の条文の一部である。条文中の（　）の中に入る語句を答えなさい。［三重R4］

☐ 法第15条の2の規定により、毒物若しくは劇物又は法第11条第2項に規定する政令で定める物の廃棄の方法に関する技術上の基準を次のように定める。

一　（A）、加水分解、酸化、還元、稀釈その他の方法により、毒物及び劇物並びに法第11条第2項に規定する政令で定める物のいずれにも該当しない物とすること。

二　ガス体又は揮発性の毒物又は劇物は、保健衛生上危害を生ずるおそれがない場所で、少量ずつ放出し、又は（B）させること。

三　可燃性の毒物又は劇物は、保健衛生上危害を生ずるおそれがない場所で、少量ずつ燃焼させること。

四　前各号により難い場合には、地下（C）以上で、かつ、地下水を汚染するおそれがない地中に確実に埋め、海面上に引き上げられ、若しくは浮き上がるおそれがない方法で海水中に沈め、又は保健衛生上危害を生ずるおそれがないその他の方法で処理すること。

【2】次のうち、毒物及び劇物の廃棄の方法に関する記述として、正しいものには○を、誤っているものには×を選びなさい。［中国R4/富山R3］

☐ A．揮発性の毒物を保健衛生上の危害を生ずるおそれがない場所で、大量に揮発させた。

☐ B．液体の毒物を稀釈し、毒物及び劇物並びに毒物及び劇物取締法第11条第2項に規定する政令で定める物のいずれにも該当しない物とした。

☐ C．可燃性の毒物を保健衛生上の危害を生ずるおそれがない場所で、少量ずつ燃焼させた。

☐ D．地下50cmで、かつ、地下水を汚染するおそれがない地中に確実に埋めた。

☐ E．都道府県知事等は、毒物劇物営業者の行う毒物の廃棄の方法が政令で定める基準に適合せず、これを放置した場合、不特定又は多数の者について保健衛生上の危害を生ずるおそれがあると認められるか否かに関わらず、その者に対し必要な措置を講じるよう、命令することができる。

▶▶ 正解 ……

【1】A…中和　B…揮発　C…1m

【2】A…×　B…○　C…○　D…×　E…×

18 立入検査

● 立入検査等［取締法第18条］

1．**都道府県知事**❶は、**保健衛生上必要がある**と認めるときは、**毒物劇物営業者**若(も)しくは**特定毒物研究者**から必要な報告を徴(ちょう)し❷、又は**薬事監視員**のうちからあらかじめ指定する者に、これらの者の製造所、営業所、店舗、研究所その他業務上毒物若しくは劇物を取り扱う場所に**立ち入り**、帳簿その他の物件を検査させ、関係者に質問させ、若しくは試験のため必要な最小限度の分量に限り、毒物、劇物、第11条第2項の政令で定める物❸若しくはその疑いのある物を**収去**(しゅうきょ)❹させることができる。

2．第1項の規定により指定された者は、**毒物劇物監視員**と称する。

3．毒物劇物監視員は、その**身分を示す証票を携帯**し、関係者の請求があるときは、これを提示しなければならない。

4．第1項の規定は、**犯罪捜査**のために認められたものと**解してはならない**。

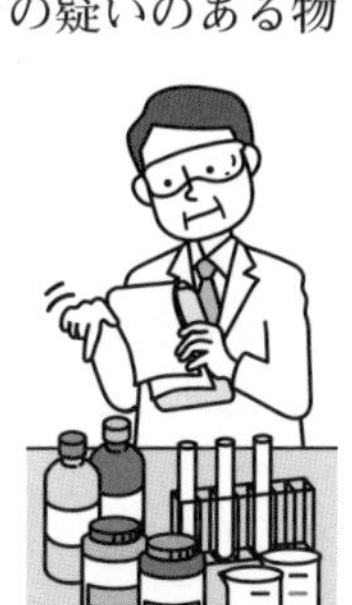

❶17P❶及び9P❸参照。

❷徴(ちょう)する…求めたり、要求すること。

❸施行令第38条第1項（30P参照）。

❹**収去**(しゅうきょ)…あるものを一定の場所から取り去ること。

おぼえる！ポイント

- 毒物劇物監視員は、保健衛生上必要があると認めるときに、試験のため必要最小限度の分量に限り、毒物又は劇物を収去することができます。
- 試験では「犯罪捜査上必要があると認めるとき」毒物又は劇物を収去できるというようなひっかけ問題がよく出題されますので、立入検査は犯罪捜査のためには認められない点をしっかり覚えておきましょう。

● 練習問題 ●

【1】以下の記述は、法律第18条第1項の条文である。(　)の中に入れるべき字句を答えなさい。［九州R4］

☐　都道府県知事は、保健衛生上必要があると認めるときは、毒物劇物営業者若しくは特定毒物研究者から必要な報告を徴し、又は薬事監視員のうちからあらかじめ指定する者に、これらの者の製造所、営業所、店舗、研究所その他業務上毒物若しくは劇物を取り扱う場所に立ち入り、帳簿その他の物件を（A）させ、関係者に質問させ、若しくは試験のため必要な最小限度の分量に限り、毒物、劇物、第11条第2項の政令で定める物若しくはその疑いのある物を（B）させることができる。

【2】次の文は、毒物及び劇物取締法第18条に規定する、立入検査等について記述したものである。記述の正誤について、正しいものには○を、誤っているものには×を選びなさい。［群馬R4/九州R3/中国R3］

☐ A．都道府県知事は、犯罪捜査上必要があると認めるときは、毒物劇物営業者又は特定毒物研究者から必要な報告を徴することができる。

☐ B．都道府県知事は、保健衛生上必要があると認めるときは、毒物劇物監視員に、特定毒物研究者の研究所に立ち入り、帳簿その他の物件を検査させることができる。

☐ C．都道府県知事は、保健衛生上必要があると認めるときは、毒物劇物監視員に、毒物又は劇物の販売業者の店舗に立ち入り、試験のため必要な最小限度の分量に限り、法第11条第2項の政令で定める物を収去させることができる。

☐ D．毒物劇物監視員は、その身分を示す証票を携帯し、関係者の請求があるときは、これを提示しなければならない。

☐ E．厚生労働大臣は、犯罪捜査上必要があると認めるときは、毒物又は劇物の製造業者から必要な報告を徴することができる。

☐ F．毒物劇物監視員は、特定毒物研究者の研究所に立ち入り、帳簿その他の物件を検査し、関係者を身体検査することができる。

▶▶ 正解 ……………………………………………………………

【1】A…検査　B…収去

【2】A…×　B…○　C…○　D…○　E…×　F…×

〔解説〕F．毒物劇物監視員は、身体検査を行うことはできない。

19 登録の取消・失効

● 登録の取消等［取締法第19条］

1．**都道府県知事**❶は、**毒物劇物営業者**の有する設備が第５条の厚生労働省令で定める**基準**❷**に適合しなくなった**と認めるときは、相当の期間を定めて、その設備を当該基準に適合させるために**必要な措置**をとるべき旨を**命ずる**ことができる。

2．第１項の命令を受けた者が、その指定された期間内に必要な措置をとらないときは、**都道府県知事**は、その者の**登録を取り消さなければならない**。

3．**都道府県知事**は、毒物若しくは劇物の製造業、輸入業若しくは販売業の毒物劇物取扱責任者にこの法律に違反する行為があったとき、又はその者が**毒物劇物取扱責任者**として**不適当**であると認めるときは、その毒物劇物営業者に対して、毒物劇物取扱責任者の**変更**を**命ずる**ことができる。

4．**都道府県知事**❸は、毒物劇物営業者又は特定毒物研究者にこの法律又はこれに基づく**処分に違反する行為**があったとき（特定毒物研究者については、第６条の２❹に該当するに至ったときを含む）は、その**営業の登録**若しくは特定毒物研究者の**許可**を**取り消し**、又は期間を定めて、**業務**の全部若しくは一部の**停止**を命ずることができる。

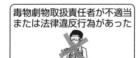

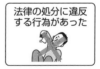

❶17P❶参照。第２項～第４項においても同様。

❷施行規則第４条の４（24P参照）。

❸9P❸参照。

❹取締法第６条の２第３項第１号～第３号までに該当する者（22P参照）。

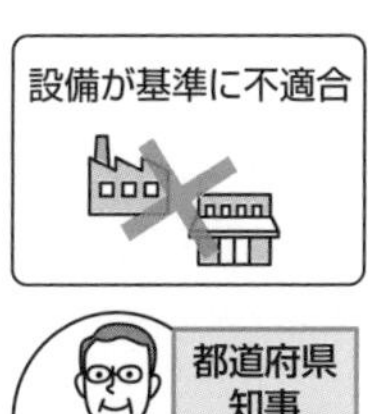
設備が基準に不適合
都道府県知事
必要な措置を命ずる

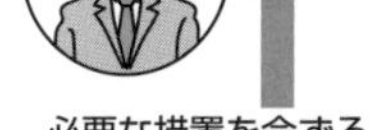

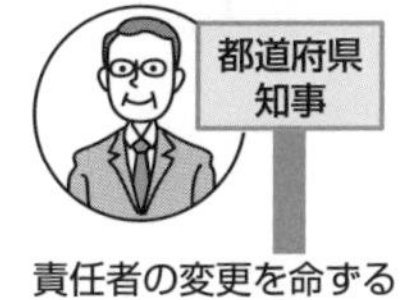
毒物劇物取扱責任者が不適当
または法律違反行為があった
都道府県知事
責任者の変更を命ずる
毒物劇物営業者（製造業・輸入業・販売業）

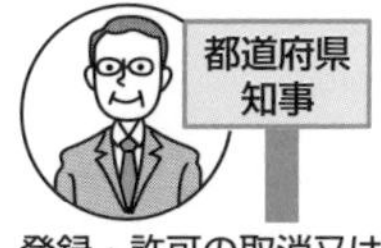
法律の処分に違反
する行為があった
都道府県知事
登録・許可の取消又は
業務の停止を命ずる
毒物劇物営業者／特定毒物研究者

▲都道府県知事の措置

● 登録票又は許可証の返納 [施行令第36条の2]

1．毒物劇物営業者又は特定毒物研究者は、法第19条第2項若しくは第4項の規定により登録若しくは特定毒物研究者の**許可**を取り消され、若しくは**業務の停止**の処分を受け、又は営業若しくは研究を**廃止**したときは、次に定める者にその登録票又は許可証を**速やかに返納**しなければならない。

毒物劇物営業者	製造所、営業所又は店舗の所在地の**都道府県知事**❶
特定毒物研究者	主たる研究所の所在地の**都道府県知事**❸

● 登録が失効した場合等の措置 [取締法第21条]

◎特定毒物の品名と数量を届け出なければならない期間と、特定毒物の譲渡ができる期間は、毒物劇物営業者の登録内容変更・廃止などの期間である「**30日以内**」と混在することが多いので、気をつけましょう。

1．毒物劇物営業者、特定毒物研究者又は特定毒物使用者は、その営業の登録若しくは特定毒物研究者の許可が**効力を失い**、又は特定毒物使用者でなくなったときは、**15日**以内に、次に定める者にそれぞれ現に所有する**特定毒物の品名**及び**数量**を**届け出**なければならない。

毒物劇物営業者	製造所、営業所又は店舗の所在地の**都道府県知事**❶
特定毒物研究者	主たる研究所の所在地の**都道府県知事**❸
特定毒物使用者	**都道府県知事**

❺この場合に限り取締法第3条の2第6～7項（9P参照）や、取締法第10条第2項（22P参照）の規定を**適用しない**。

2．第1項の規定により**届出**をしなければならない者については、これらの者がその届出をしなければならないこととなった日から起算して**50日**以内に同項の特定毒物を毒物劇物営業者、特定毒物研究者又は特定毒物使用者に譲り渡す場合に限り、その**譲渡し及び譲受け・所持**を認める❺。

まとめ　営業の登録・研究の許可の効力を失ったとき

期間	内容
15日以内	都道府県知事に、所有している特定毒物の**品名**と**数量**を届け出なければならない
50日以内	所有している特定毒物を、①毒物劇物営業者、②特定毒物研究者、③特定毒物使用者　に法律の規制を適用せずに**譲渡**することができる

● 練習問題 ●

【1】以下の法の条文について、（　）の中に入れるべき字句を答えなさい。［中国R4］

☐　都道府県知事は、毒物劇物営業者の有する（A）が第5条の厚生労働省令で定める基準に適合しなくなったと認めるときは、相当の期間を定めて、その（A）を当該基準に適合させるために必要な措置をとるべき旨を命ずることができる。

2　前項の命令を受けた者が、その指定された期間内に必要な措置をとらないときは、都道府県知事は、その者の（B）なければならない。

3　都道府県知事は、毒物若しくは劇物の製造業、輸入業若しくは販売業の毒物劇物取扱責任者にこの法律に違反する行為があったとき、又はその者が毒物劇物取扱責任者として不適当であると認めるときは、その（C）に対して、毒物劇物取扱責任者の変更を命ずることができる。

【2】次の記述は、毒物及び劇物取締法第21条第１項の条文である。（　）の中にあてはまる字句を答えなさい。［奈良R3］

☐　毒物劇物営業者、特定毒物研究者又は特定毒物使用者は、その営業の登録若しくは特定毒物研究者の許可が効力を失い、又は特定毒物使用者でなくなったときは、（A）以内に、毒物劇物営業者にあってはその製造所、営業所又は店舗の所在地の都道府県知事（販売業にあってはその店舗の所在地が、保健所を設置する市又は特別区の区域にある場合においては、市長又は区長）に、特定毒物研究者にあってはその主たる研究所の所在地の都道府県知事（その主たる研究所の所在地が指定都市の区域にある場合においては、指定都市の長）に、特定毒物使用者にあっては、都道府県知事に、それぞれ現に所有する（B）の品名及び（C）を届け出なければならない。

▶▶ 正解 ……………………………………………………………………………

【1】A…設備　B…登録を取り消さ　C…毒物劇物営業者

【2】A…15日　B…特定毒物　C…数量

20 業務上取扱者の届出

● 業務上取扱者の届出等［取締法第22条］

1．政令で定める事業を行う者であってその業務上**シアン化ナトリウム**又は政令で定めるその他の毒物若しくは劇物を取り扱うものは、事業場ごとに、その業務上これらの毒物又は劇物を取り扱うこととなった日から**30日**以内に、厚生労働省令で定めるところにより、次に掲げる事項を、その事業場の所在地の**都道府県知事**❶に届け出なければならない。

①**氏名**又は**住所**（法人にあっては、その名称及び主たる事務所の所在地）

②シアン化ナトリウム又は政令で定めるその他の毒物若しくは劇物のうち取り扱う毒物又は劇物の**品目**

③**事業場**の**所在地**

④その他厚生労働省令で定める事項（事業場の名称❷）

▣ 政令で定める事業と毒物又は劇物［施行令第41条・第42条］

	事業	毒物又は劇物
1	**電気鍍金**を行う事業	**無機シアン化合物**たる毒物及びこれを含有する製剤
2	**金属熱処理**を行う事業	
3	大型自動車❸に固定された容器を用い、又は内容積が**1000L以上の容器**❹を大型自動車に積載して行う毒物又は劇物の**運送の事業**	施行令別表第2に掲げる物（56P参照）
4	**しろありの防除**を行う事業	**砒素化合物**たる毒物及びこれを含有する製剤

2．第1項の政令が制定された場合においてその政令の施行により**業務上取扱者**に該当することとなった者は、その政令の施行の日から**30日**以内に、第1項各号に掲げる事項を**都道府県知事**❶に届け出なければならない。

❶事業場の所在地が保健所を設置する市又は特別区の区域にある場合は、市長又は区長。

❷施行規則第18条第1項。

❸最大積載量**5,000kg**以上の自動車又は被牽引自動車をいう。

❹ただし、四アルキル鉛を含有する製剤を運搬する場合の容器にあっては、**内容積200L以上**の容器とする。［施行規則第13条の13］

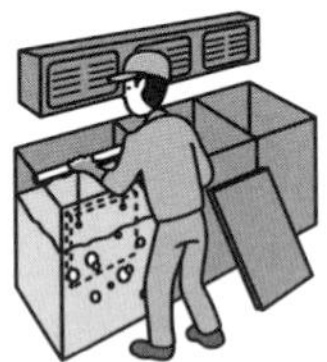
▲電気鍍金

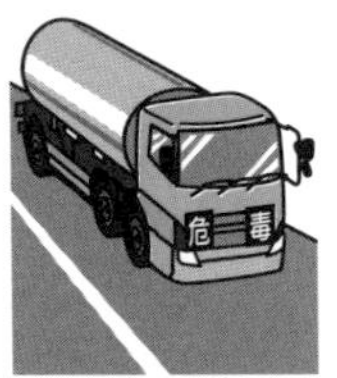

▲運送の事業

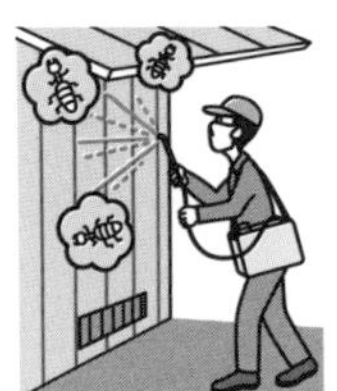
▲しろありの防除

3．第1項及び第2項の規定により届出をした**業務上取扱者**は、次の場合、その旨を事業場の所在地の**都道府県知事**に**届け出**なければならない。

その**事業を廃止**したとき
事業場において第1項の毒物若しくは劇物を業務上取り扱わないこととなったとき
届出事項を変更したとき

4．次の規定は、第1項に規定する者（**要届出業務上取扱者**）について準用(じゅんよう)する❺。

第7条（**毒物劇物取扱責任者**）
第8条（毒物劇物取扱責任者の資格）
第11条（毒物又は劇物の取扱）
第12条（**毒物又は劇物の表示**）第1項及び第3項
第15条の3（回収等の命令）
第17条（**事故の際の措置**）
第18条（立入検査等）
第19条（登録の取消等）第3項及び第5項

5．次の規定は、毒物劇物営業者、特定毒物研究者及び第1項に規定する者（要届出業務上取扱者）以外の者であって、厚生労働省令で定める毒物及び劇物❻を業務上取り扱う者（**非届出業務上取扱者**）について準用する❼。

第11条（**毒物又は劇物の取扱**）
第12条（**毒物又は劇物の表示**）第1項及び第3項
第17条（事故の際の措置）
第18条（立入検査等）

◎業務上取扱者は届出が必要な者（要届出業務上取扱者）と届出が不要な者（非届出業務上取扱者）に区分され、**非届出業務上取扱者**は主に次の者が該当する。

①原料に毒物劇物を使用する化学工場の法人
②食品製造過程で毒物劇物を使用する食品製造の法人
③毒物劇物である農薬を使用する農家
④研究・教育の目的で毒物劇物である試薬を使用する研究・教育機関

❺この規定により、届出が必要な業務上取扱者には、「毒物劇物取扱責任者」、「毒物又は劇物の表示」、「事故の際の措置」等の規定が適用される。

❻厚生労働省令で定める毒物及び劇物とは、**すべての毒物又は劇物**のこと。［施行規則第18条の2第1項］

❼この規定により、届出が不要な業務上取扱者であっても、「毒物又は劇物の取扱い」等の規定が適用される。

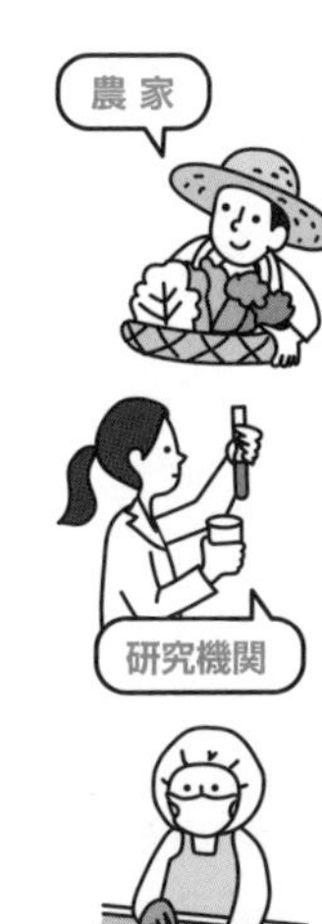

▲主な非届出業務上取扱者の例

● 届出が必要な毒物劇物運送事業の運送対象物［施行令 別表第２］

1．黄燐（りん）
2．四アルキル鉛を含有する製剤
3．無機シアン化合物たる毒物及びこれを含有する製剤で液体状のもの
4．弗（ふっ）化水素及びこれを含有する製剤
5．アクリルニトリル
6．アクロレイン
7．アンモニア及びこれを含有する製剤（アンモニア10％以下を含有するものを除く）で液体状のもの
8．塩化水素及びこれを含有する製剤（塩化水素10％以下を含有するものを除く）で液体状のもの
9．塩素
10．過酸化水素及びこれを含有する製剤（過酸化水素６％以下を含有するものを除く）
11．クロルスルホン酸
12．クロルピクリン
13．クロルメチル
14．硅弗（けいふっ）化水素酸
15．ジメチル硫（りゅう）酸
16．臭（しゅう）素
17．硝（しょう）酸及びこれを含有する製剤（硝酸10％以下を含有するものを除く）で液体状のもの
18．水酸化カリウム及びこれを含有する製剤（水酸化カリウム５％以下を含有するものを除く）で液体状のもの
19．水酸化ナトリウム及びこれを含有する製剤（水酸化ナトリウム５％以下を含有するものを除く）で液体状のもの
20．ニトロベンゼン
21．発煙硫酸
22．ホルムアルデヒド及びこれを含有する製剤（ホルムアルデヒド１％以下を含有するものを除く）で液体状のもの
23．硫酸及びこれを含有する製剤（硫酸10％以下を含有するものを除く）で液体状のもの

おぼえる！ポイント

- 業務上取扱者の届出は、30日以内に都道府県知事に行わなければなりません。
- 届出の必要な事業と毒物又は劇物の組み合わせのうち、下記の二つは重要です。
  ①電気めっき、金属熱処理を行う事業で、無機シアン化合物たる毒物及びこれを含有する製剤を使用する場合
  ②しろありの防除を行う事業で、砒（ひ）素化合物たる毒物及びこれを含有する製剤を使用する場合

● 練習問題 ●

【1】次の記述は、無機シアン化合物たる毒物を用いて電気めっきを行う事業者の対応を述べたものであるが、正誤の組合せとして、正しいものには○を、誤っているものには×を選びなさい。［愛知R3］

☐ A．業務上、無機シアン化合物たる毒物を取り扱うこととなった日から50日経過後に事業場の所在地の都道府県知事（その事業場の所在地が保健所を設置する市又は特別区の区域にある場合においては、市長又は区長。）に氏名又は住所（法人にあっては、その名称及び主たる事務所の所在地）を届け出た。

☐ B．シアン含有量が1Lにつき1mgを越える無機シアン化合物を含有する液体状の物がその事業場の外に飛散し、漏れ、流れ出、若しくはしみ出、又はその事業場の地下にしみ込むことを防ぐのに必要な措置を講じた。

☐ C．廃水処理のために購入した10%水酸化ナトリウム水溶液を一時的に清涼飲料水のペットボトルに移し替え、ペットボトルの表面に赤字で直接「医薬用外劇物」と記した。

【2】次のうち、毒物及び劇物取締法第22条第1項の規定により、事業場の所在地の都道府県知事に、業務上取扱者の届出をしなければならない事業として、正しいものには○を、誤っているものには×を選びなさい。［北海道R4/九州R4］

☐ A．亜鉛を使用して、電気めっきを行う事業

☐ B．シアン化カリウムを使用して、金属熱処理を行う事業

☐ C．最大積載量2,000kgの自動車を用いて、ジメチル硫酸を運送する事業

☐ D．内容積が1,000Lの容器を大型自動車に積載して、ふっ化アンモニウムを運搬する事業

☐ E．砒（ひ）素化合物たる毒物を用いて、しろありの防除を行う事業

▶▶ 正解 ……………………………………………………………………………

【1】A…×　B…○　C…×

【2】A…×　B…○　C…×　D…×　E…○

21 情報の提供

● 毒物劇物営業者等による情報の提供［施行令第40条の９］

1．毒物劇物営業者は、毒物又は劇物を販売し、又は授与（じゅよ）するときは、その**販売**し、又は**授与する時まで**に、譲受人（ゆずりうけにん）に対し、当該毒物又は劇物の**性状**及び**取扱い**に関する情報を提供しなければならない。ただし❶、当該毒物劇物営業者により、当該譲受人に対し、**既に**当該毒物又は劇物の性状及び取扱いに関する**情報の提供**が行われている場合その他厚生労働省令で定める場合は、この限りでない。

■ 省令で定める場合［施行規則第13条の10］

1	１回につき**200mg以下の劇物**を販売又は授与する場合
2	**塩化水素**又は**硫酸**（りゅうさん）を含有する製剤たる**劇物**（住宅用の洗浄剤で液体状のものに限る）など❷、主として生活の用に供する**一般消費者**に対して**販売**し、又は授与する場合

2．毒物劇物営業者は、第１項の規定により提供した毒物又は劇物の性状及び取扱いに関する**情報の内容**に**変更**を行う必要が生じたときは、速やかに、当該譲受人に対し、変更後の当該毒物又は劇物の性状及び取扱いに関する情報を提供するよう努めなければならない。

3．第１項、第２項の規定は、特定毒物研究者が製造した特定毒物を譲り渡す場合について準用する。

● 情報の提供の詳細［施行規則第13条の11・第13条の12］

(1) 情報の提供は、次のいずれかに該当する方法により、**邦文**（ほうぶん）❸で行わなければならない［**施行規則第13条の11**］。

①文書の交付

②**磁気ディスク**、光ディスクその他の記録媒体の交付、電子メールの送信又は当該情報が記載されたホームページのホームページアドレス（二次元コードその他のこれに代わるものを含む）及び当該ホームページの閲覧を求める旨の伝達

❶このただし書の規定により、200mg以下の劇物と、塩化水素などを含む劇物の住宅用液体洗浄剤については、販売する際における**情報提供の対象外**となる。

❷施行令別表第１の上欄に掲げる物

❸邦文（ほうぶん）…日本の文字または文章。和文。

(2) 提供しなければならない情報の内容は、次のとおりとする［施行規則第13条の12］。

1	情報を提供する**毒物劇物営業者**の氏名及び住所（法人にあっては、その名称及び主たる事務所の所在地）		
2	毒物又は劇物の別	3	**名称並びに成分及びその含量**（がんりょう）
4	**応急措置**（そち）	5	火災時の措置
6	漏出時の措置	7	**取扱い及び保管上の注意**
8	暴露の防止及び保護のための措置	9	物理的及び化学的性質
10	安定性及び反応性	11	毒性に関する情報
12	廃棄上の注意	13	輸送上の注意

● 練習問題 ●

【1】毒物及び劇物取締法施行令第40条の９第１項の規定に基づき、毒物劇物営業者が譲受人に対し行う、販売又は授与する毒物又は劇物の情報提供に関する記述について、正しいものには○を、誤っているものには×を選びなさい。［奈良R3］

☐ A.「物理的及び化学的性質」を情報提供しなければならない。
☐ B. 情報提供は邦文で行わなければならない。
☐ C. 毒物劇物営業者に販売する場合には、必ず情報提供を行う必要がある。
☐ D. １回につき200mg以下の劇物を販売又は授与する場合には、情報提供を行わなくてもよい。

【2】次のうち、毒物劇物営業者が、毒物又は劇物を販売し、又は授与するとき、原則として、譲受人に対し提供しなければならない情報の内容として、正しいものには○を、誤っているものには×を選びなさい。［香川R4］

☐ A. 毒物又は劇物の別
☐ B. 不良品が判明した時の連絡先
☐ C. 物理的及び化学的性質
☐ D. 取扱い及び保管上の注意
☐ E. 毒性に関する情報

▶▶ 正解 ……………………………………………………………

【1】A…○　B…○　C…×　D…○
【2】A…○　B…×　C…○　D…○　E…○

22 罰則

● 罰則［取締法第24条・第24条の２］

(1) 次のいずれかに該当する者は、**３年以下**の懲役若（も）しくは**200万円以下**の罰金に処し、又はこれを併科（へいか）する［**取締法第24条**］。

❶第22条第４項及び第５項で準用する場合を含む。

1	第３条（毒物劇物の禁止規定）、第３条の２（特定毒物の禁止規定）、第４条の３（販売品目の制限）又は第９条（登録の変更）の規定に違反した者
2	第12条（毒物又は劇物の表示）❶の表示をせず、又は虚偽の表示をした者
3	第13条及び第13条の２（特定用途に供される毒物劇物の販売）又は第15条（毒物又は劇物の交付の制限等）第１項の規定に違反した者
4	第14条（毒物又は劇物の譲渡手続）第１項又は第２項の規定に違反した者
5	第15条の２（廃棄）の規定に違反した者
6	第19条（登録の取消等）第４項の規定による業務の停止命令に違反した者

(2) 次のいずれかに該当する者は、**２年以下**の懲役若しくは**100万円以下**の罰金に処し、又はこれを併科する。［**取締法第24条の２**］。

❷施行規則第32条の２に定めるもの（12P参照）。

❸施行規則第32条の３に定めるもの（12P参照）。

❹要届出業務上取扱者が準用する規定や処分（内容については省略）。

1	みだりに摂取し、若しくは吸入し、又はこれらの目的で**所持することの情を知って**第３条の３に規定する政令で定める物❷を**販売**し、又は**授与**（じゅよ）した者
2	業務その他正当な理由によることなく**所持することの情を知って**第３条の４に規定する政令で定める物❸を**販売**し、又は**授与**した者
3	第22条第６項の規定❹による命令に違反した者

● 練習問題 ●

【１】次の違法行為に対する法の罰則規定について、（　）の中にあてはまる字句を答えなさい。［奈良R3］

☐ 18歳未満の者に毒物又は劇物を交付した毒物劇物営業者は、（A）年以下の懲役若しくは（B）円以下の罰金。トルエンを含有するシンナーを、みだりに吸入することの情を知って販売した者は、（C）年以下の懲役若しくは（D）円以下の罰金。

▶▶ 正解 ……………………………………………………

【１】A…３　B…200万　C…２　D…100万

第2章　基礎化学

表記の変更について

日本化学会の提案や学習指導要領の改訂により、用語や定義の一部が変更されています。

▼元素の周期表

周期＼族	1	2	3	4	5	6	7	8	9
1	1 H 水素 1.008								
2	3 Li リチウム 6.941	4 Be ベリリウム 9.012							
3	11 Na ナトリウム 22.99	12 Mg マグネシウム 24.31							
4	19 K カリウム 39.10	20 Ca カルシウム 40.08	21 Sc スカンジウム 44.96	22 Ti チタン 47.87	23 V バナジウム 50.94	24 Cr クロム 52.00	25 Mn マンガン 54.94	26 Fe 鉄 55.85	27 Co コバルト 58.93
5	37 Rb ルビジウム 85.47	38 Sr ストロンチウム 87.62	39 Y イットリウム 88.91	40 Zr ジルコニウム 91.22	41 Nb ニオブ 92.91	42 Mo モリブデン 95.96	43 Tc テクネチウム (99)	44 Ru ルテニウム 101.1	45 Rh ロジウム 102.9
6	55 Cs セシウム 132.9	56 Ba バリウム 137.3	57〜71 ランタノイド	72 Hf ハフニウム 178.5	73 Ta タンタル 180.9	74 W タングステン 183.8	75 Re レニウム 186.2	76 Os オスミウム 190.2	77 Ir イリジウム 192.2
	アルカリ金属	アルカリ土類金属							

原子番号―11 Na―元素記号
元素名―ナトリウム
22.99―原子量

□ 金属元素　▒ 非金属元素

(液滴) は液体　○ は気体　その他は固体

遷移元素 (その他は典型元素)：3〜9族

※7周期は省略。

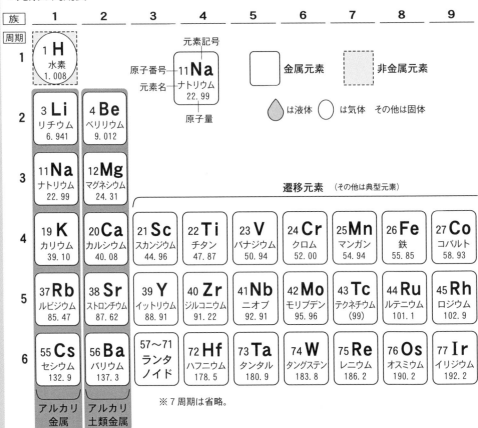

族	10	11	12	13	14	15	16	17	18
周期 1									2 He ヘリウム 4.003
2				5 B ホウ素 10.81	6 C 炭素 12.01	7 N 窒素 14.01	8 O 酸素 16.00	9 F フッ素 19.00	10 Ne ネオン 20.18
3				13 Al アルミニウム 26.98	14 Si ケイ素 28.09	15 P リン 30.97	16 S 硫黄 32.07	17 Cl 塩素 35.45	18 Ar アルゴン 39.95
4	28 Ni ニッケル 58.69	29 Cu 銅 63.55	30 Zn 亜鉛 65.38	31 Ga ガリウム 69.72	32 Ge ゲルマニウム 72.63	33 As ヒ素 74.92	34 Se セレン 78.96	35 Br 臭素 79.90	36 Kr クリプトン 83.80
5	46 Pd パラジウム 106.4	47 Ag 銀 107.9	48 Cd カドミウム 112.4	49 In インジウム 114.8	50 Sn スズ 118.7	51 Sb アンチモン 121.8	52 Te テルル 127.6	53 I ヨウ素 126.9	54 Xe キセノン 131.3
6	78 Pt 白金 195.1	79 Au 金 197.0	80 Hg 水銀 200.6	81 Tl タリウム 204.4	82 Pb 鉛 207.2	83 Bi ビスマス 209.0	84 Po ポロニウム (210)	85 At アスタチン (210)	86 Rn ラドン (222)
								ハロゲン	貴ガス（希ガス）

◎ 元素の周期表　主な表記・定義変更について

アルカリ土類金属	Be と Mg はアルカリ土類金属から除外されていたが、これらを含む全ての2族元素をアルカリ土類金属とした。
遷移元素	遷移元素の範囲を3～11族としていたが、12族を追加して範囲を3～12族とした。
貴ガス	「希ガス」表記を「貴ガス」表記とした。

1 物質の性質と分離

アルゴン0.9%
二酸化炭素0.04%
酸素 20.9%
窒素 78.1%

▲空気の組成

● 混合物と純物質

空気は窒素や酸素の他に、アルゴンや二酸化炭素などの物質を含んでいます。また、海水は水の他に塩化ナトリウムや塩化マグネシウムなどを含み、石油は各種炭化水素が混ざり合っています。物質のほとんどは何種類かの物質が混ざり合ってできています。空気や海水、石油のように２種類以上の物質が混ざり合ったものを**混合物**といいます。これに対し、窒素、酸素、水、塩化ナトリウムのように、ただ１種類の物質からなるものを**純物質**といいます。

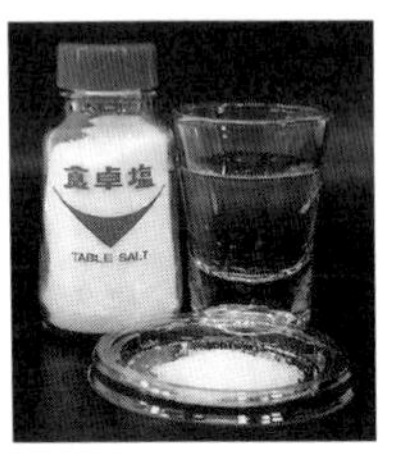

◎混合物の例として食塩水があります。

● 混合物の分離と精製

混合物から、純物質を取り出すことを**分離**といいます。また、分離で取り出した物質から不純物を取り除き、より純度の高い純物質を得るための操作を**精製**といいます。混合物を分離・精製する方法として、次のようなものがあります。

[ろ過]

汚い水に含まれている泥などを取り除く場合に、ろ紙を通して混在する固体粒子を分離する操作を**ろ過**といいます。

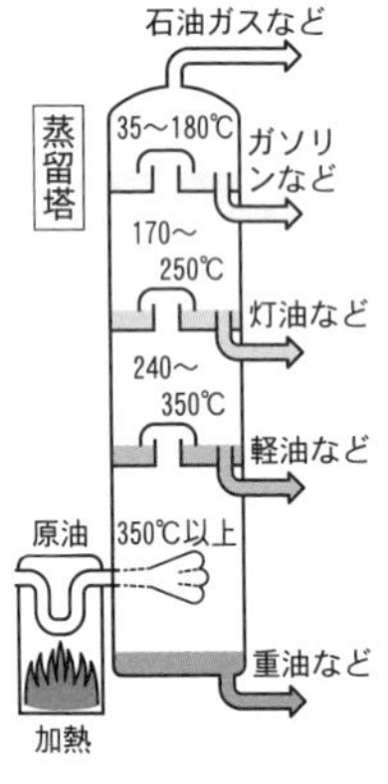

▲石油の精製

[蒸留・分留]

海水を沸騰（ふっとう）させると蒸発し、その蒸気を冷やすと純粋な水が得られます。このように液体を沸騰させ、その蒸気を冷やして液体に分離する操作を**蒸留**といいます。

また、２種類以上の混合物から沸点（ふってん）の差を利用して、蒸留により各成分に分離する操作を**分留**といいます。原油は分留により、石油ガス、ガソリン、灯油、軽油、重油などの製品に分けることができます。

[再結晶]

固体の物質に不純物が混ざっているとき、その混合物を適当な**溶媒**❶に溶かし、これを徐々に冷却すると溶けきれなくなった物質が再び結晶となって現れます。これを**析出**（せきしゅつ）といいます。このとき不純物は、溶液中に溶けたまま残ります。

❶**溶媒**…溶液の成分のうち、他の成分を溶かしている液体物質。普通は最も多量に存在する液体物質。

温度による溶解度の違いを利用して、固体の物質中の不純物を除く操作を**再結晶**といいます。

［抽出］

物質ごとに溶媒への溶けやすさ（溶解度）が異なることを利用して、液体または固体の混合物に特定の溶媒を加え、目的の成分だけを溶かし出して分離する操作を**抽出**（ちゅうしゅつ）❷といいます。

［昇華法］

固体の混合物を加熱し、固体から直接気体になった成分を冷却して分離する操作を**昇華法**といいます。

［クロマトグラフィー］

水性ペンのインクをろ紙の下方につけて下端を水に浸すと、インクに含まれるいくつかの色素が分離して移動します。このように、ろ紙への吸着力の違いで物質を分離する操作を**クロマトグラフィー**といいます。

● 物質の三態

あらゆる物質は、温度と圧力に応じて**固体**、**液体**、**気体**のいずれかの状態をとっています。この三つの状態を**物質の三態**といいます。

物質の状態は、温度と圧力を変化させると、三態間で変化します。この変化を**状態変化**といい、次の種類があります。

融解（ゆうかい）	固体 ⇒ 液体へ変化	**凝固**（ぎょうこ）	液体 ⇒ 固体へ変化
蒸発	液体 ⇒ 気体へ変化	**凝縮**（ぎょうしゅく）	気体 ⇒ 液体へ変化
昇華（しょうか）	固体 ⇒ 気体へ変化	**凝華**（ぎょうか）❸	気体 ⇒ 固体へ変化

［物理変化と化学変化］

氷 ⇔ 水（液体）⇔ 水蒸気 のように、物質そのものは変化せず、物質の状態だけが変わる変化を**物理変化**といいます。

これに対し、水素が酸素と反応して水が生じるように、ある物質から別の物質が生じる変化を**化学変化**、あるいは**化学反応**といいます。

❷抽出によって得られる溶剤を主とする液を**抽出液**という。コーヒーやお茶、鰹節のだしなどは抽出を利用した抽出液である。

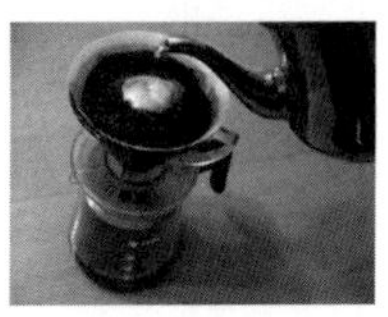

▲ドリップコーヒー

◎熱水による抽出と、ろ過を同時に行います。

❸表記・定義変更箇所である。これまでは固体から気体への状態変化、気体から固体への状態変化をいずれも「昇華」としていた。

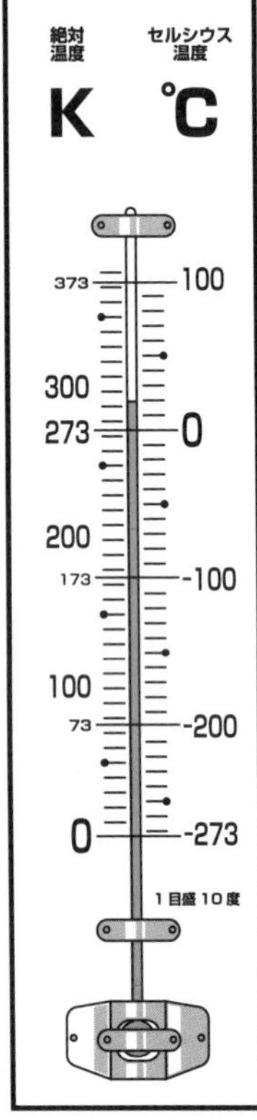

▲セルシウス温度と絶対温度の関係

● 絶対温度

セルシウス温度（セ氏温度）は、1気圧のもとで、水の凝固点（0℃）と沸点（100℃）の間を100等分して、1℃の温度差を定めた温度です。

一方、**絶対温度**は−273℃を絶対零度とし、この温度を基点にした温度目盛です。単位は**ケルビン**（記号**K**）を用います。絶対温度の目盛の幅は、セ氏温度と同じです。

絶対温度T（K）とセルシウス温度tには、$T = t + 273$という関係があります。

例　50℃　＝323K（50＋273）
　　300K＝27℃（300−273）

● 状態変化

開放容器で液体を加熱すると、はじめは液体の表面だけで蒸発が起こります。やがて温度が上昇し、液体の表面を押す力（外圧）と蒸気圧が等しくなったとき、液体の内部からも気泡が生じて盛んに蒸発するようになります。この現象を**沸騰**といい、このときの温度を**沸点**❹といいます。

また、固体が融解するときの温度を**融点**といいます。

一定の圧力のもとでは、純物質の沸点や融点は決まった値を示し、その物質の状態が全て変化するまでは、温度は一定に保たれます。

❹通常、物質の沸点は大気圧が1.013×10^5Paの状態を基準にすることが多い。

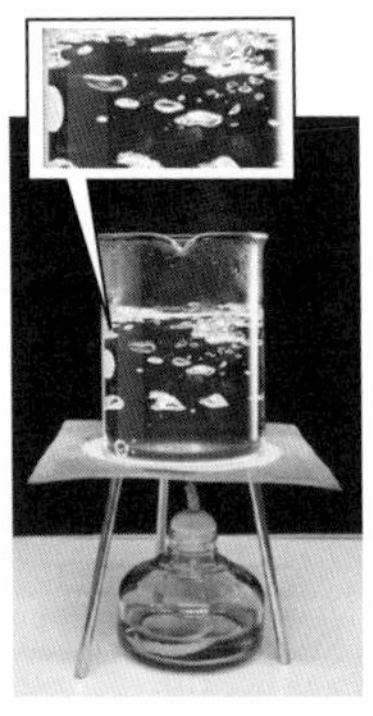
▲水の沸騰

おぼえる！ポイント

- 混合物の分離と精製の種類と、その違いはよく出題される部分です。混同しないようにおさえておきましょう。

ろ過	ろ紙を通して固体と液体を分離
蒸留	沸騰で生じた蒸気を冷やして液体に分離
再結晶	温度の溶解度の差で析出させて分離
抽出	溶媒の溶解度の差で溶かし出して分離
昇華法	固体から直接気体になった物質を冷却して分離
クロマトグラフィー	吸着剤への移動速度の差を利用して分離

まとめ　水の状態変化

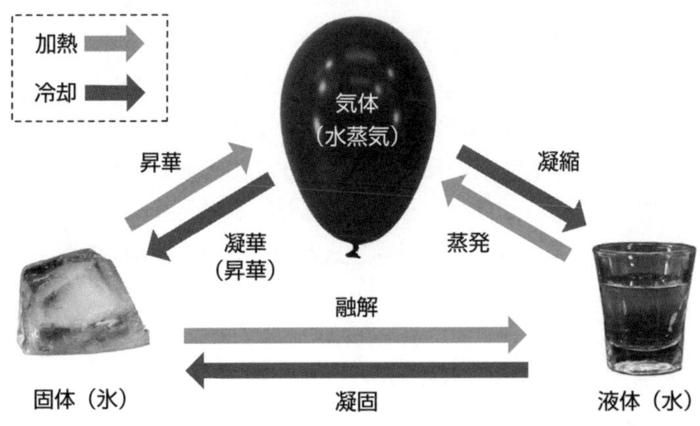

● 練習問題 ●

【1】次のうち、純物質であるものとして、正しいものはどれか。［東北R4］

☐ 1．エタノール　2．牛乳　3．食塩水　4．塩酸

【2】次のうち、クロマトグラフィーの説明として、正しいものはどれか。［愛知R4］

☐ 1．物質を作る粒子の大きさの違いを利用し、ろ紙などで液体とその液体に溶けない固体との混合物を分離する。

2．目的の物質をよく溶かす溶媒を使い、溶媒に対する溶解度の差を利用して、混合物から目的の成分を分離する。

3．固体が液体の状態を経ずに直接気体になる現象（昇華）を利用して、固体の混合物から昇華しやすい物質を分離する。

4．ろ紙などの吸着剤に対する物質の吸着されやすさの違いを利用して、混合物を分離する。

【3】物質の三態の変化に関する次の3つの記述について、（　）に入る語句を答えなさい。［三重R4］

☐ ・固体状態の物質が液体状態の物質になる変化を（A）という。
・液体状態の物質が固体状態の物質になる変化を（B）という。
・固体状態の物質が気体状態の物質になる変化を（C）という。

▶▶ 正解 ……………………………………………………………

【1】1　【2】4　【3】A…融解　B…凝固　C…昇華

2 物質の成分

● 元素と元素記号

物質を構成している基本的な成分を**元素**といいます。

各元素は、アルファベット1文字または2文字で示された**元素記号**を用いて表されます。元素記号は1文字目が大文字で、2字目が小文字であり、世界共通の記号です。元素をある規則に従って表にまとめたものを、**元素の周期表**❶といいます。

大文字　小文字
Na

▲ナトリウムの元素記号

❶62P～63P参照。

● 単体と化合物

ただ1種類の元素からなる純物質を**単体**といいます。気体の水素H_2、窒素N_2や金属の鉄Fe、アルミニウムAlは、いずれも1種類の元素からなる物質です。一方、水H_2O、塩化ナトリウムNaCl、メタンCH_4は、2種類以上の元素からなる純物質で、これらを**化合物**といいます。化合物の種類は、単体と比べるとはるかに多くなります。

混合物
純物質
単体　化合物

▲物質の分類

[同素体]

同じ種類の元素からなる単体の中には、性質が大きく異なるものがあります。例えば、**ダイヤモンド**と**黒鉛**はともに炭素**C**からなる単体ですが、全く異なった性質を示します。ダイヤモンドは無色透明で硬度が最も高く、電気の不導体です。しかし、黒鉛は黒色で柔らかく電気をよく通します。このように、同一元素からなるもので性質が異なる単体を、互いに**同素体**（どうそたい）といいます。

ダイヤモンドと黒鉛の他に、**酸素O_2**と**オゾンO_3**、**黄リン**（おう）と**赤リン**（せき）などの同素体があります。また、**硫黄S**（いおう）の同素体として、斜方硫黄（しゃほう）、単斜硫黄（たんしゃ）、ゴム状硫黄があります。

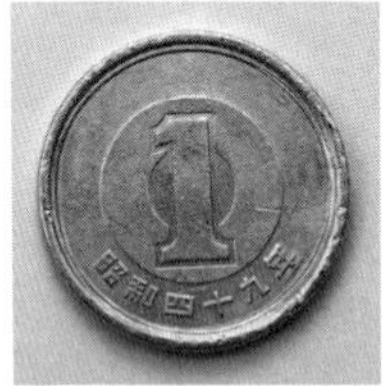

▲単体（アルミニウム）の例

▼ 同素体（炭素C）の性質の違い

ダイヤモンド	黒鉛
硬い	柔らかい
無色透明	黒色
電気を通さない	電気を通す

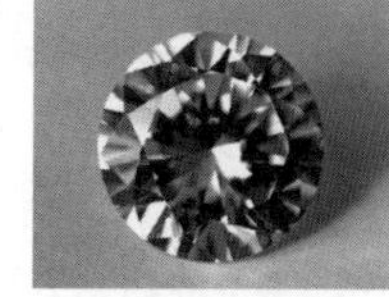
▲ダイヤモンド

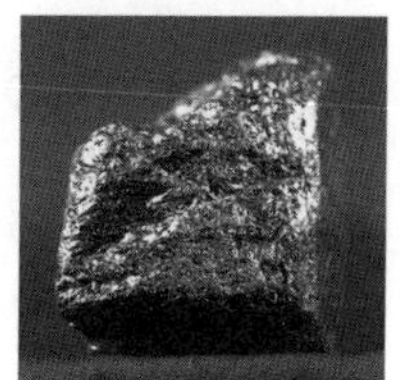
▲黒鉛

● 炎色反応

アルカリ金属やアルカリ土類金属などの比較的揮発しやすい化合物を無色の炎の中へ入れると、炎がその**金属元素特有の色**を示します。この反応を**炎色反応**といい、物質中の特定の元素の検出に利用されます。

▼ 元素と炎色反応

リチウム Li	ナトリウム Na	カリウム K	銅 Cu	カルシウム Ca	ストロンチウム Sr	バリウム Ba
赤	黄	赤紫	青緑	橙赤（とうせき）	紅（深赤）	黄緑

おぼえる！ポイント

- 元素と単体は同じ名称で呼ばれることが多いため、はっきりと区別ができるようにしましょう。
  《アンモニアの場合》
  元素…物質の構成成分（アンモニアは窒素と水素からなる化合物である）
  単体…実際に存在する物質（窒素と水素を反応させるとアンモニアが得られる）
- 同素体と同位体（71P参照）は名前も似ており、これらを混同させたひっかけ問題などで非常によく出題されます。本文にあるダイヤモンドと黒鉛、酸素とオゾン、黄リンと赤リン、そして硫黄の同素体については、すぐに答えられるようにしましょう。
- 炎色反応は、元素名 ＋ 元素記号 ＋ 炎の色 の3点セットで覚えましょう。

● 練習問題 ●

【1】次のうち、単体の組み合わせであるものには○を、そうでないものには×を選びなさい。［千葉R4］

☐ A．亜鉛、アンモニア　☐ B．水銀、ヘリウム　☐ C．水、氷
☐ D．塩化ナトリウム、銅　☐ E．アルゴン、二酸化炭素

【2】次の物質のうち、単体であるものはどれか。［北海道R3］

☐ 1．ガソリン　2．二酸化炭素
3．ドライアイス　4．ダイヤモンド

【3】次のうち、同素体の組み合わせであるものには○を、そうでないものには×を選びなさい。［富山R3］

☐ A．黒鉛とフラーレン　☐ B．赤リンと黄リン　☐ C．水素と酸素
☐ D．水と氷　☐ E．銅と酸化銅（Ⅱ）　☐ F．酸素とオゾン
☐ G．単斜硫黄と斜方硫黄　☐ H．石灰石と大理石

【4】下記の金属元素の塩化物を含む水溶液を白金線の先に付けてバーナーの炎のなかにいれるとき観察される炎の色をそれぞれ答えなさい。［香川R4］

☐ A．カルシウム　☐ B．ナトリウム　☐ C．銅
☐ D．リチウム　☐ E．カリウム

【5】次のうち、バリウムの炎色反応の色として、正しいものはどれか。［東北R3］

☐ 1．黄色　2．赤色
3．紫色　4．黄緑色

【6】希塩酸に大理石を溶解させた溶液は、橙赤色の炎色反応を示した。この操作で確認された元素はどれか。［富山R4］

☐ 1．Mg　2．Na　3．Sr
4．Ba　5．Ca

▶▶ 正解 ……………………………………………………………………

【1】A…×　B…○　C…×　D…×　E…×
【2】4
【3】A…○　B…○　C…×　D…×　E…×　F…○　G…○　H…○
【4】A…橙赤色　B…黄色　C…青緑色　D…赤色　E…赤紫色
【5】4
【6】5

3 原子の構造

● 原 子

物質を構成する基本的な成分を元素❶といいますが、物質を構成する基本的な粒子を**原子**といいます。

❶68P参照。

[原子の構造]

全ての原子の中心には**原子核**があり、正（＋）の電荷❷をもつ**陽子**と、電荷をもたない**中性子**からなります。また、原子核の周囲を負（−）の電荷をもつ**電子**が取り巻いています。

❷**電荷**…粒子がもつ電気の量。

原子を構成する陽子や中性子、電子には次のような特徴があります。

◎陽子１個がもつ電荷と電子１個がもつ電荷の大きさは等しく、＋−の符号が逆である。

◎全ての原子は陽子の数と電子の数が等しく、原子全体では**電気的に中性**である。

◎**陽子**と**中性子**の質量はほぼ**等しい**状態である。また、電子の質量は陽子の質量の約１/1840と小さいものである。

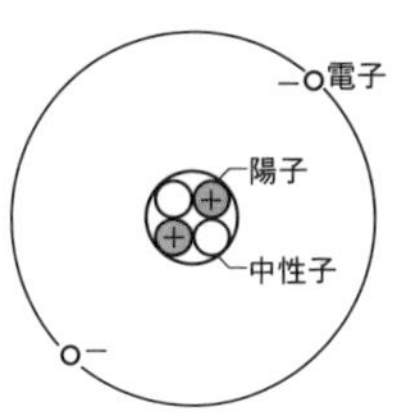

▲ヘリウム原子の構造モデル

[原子番号と質量数]

原子核中の陽子の数は、原子の種類ごとに定まっており、原子がもつ**陽子の数**を**原子番号**といいます。水素**H**は陽子が１個であるため、原子番号は１、炭素**C**は陽子が６個であるため、原子番号６となります。

陽子の数と**中性子**の数の和を、その原子の**質量数**といい、原子の質量とほぼ比例します。

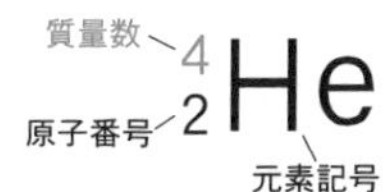

▲ヘリウム原子の原子番号と質量数の表し方

◎元素記号の左下に原子番号を、左上に質量数を書きます。

● 同位体

水素原子$_{1}$**H**には、質量数１の水素^{1}**H**の他に、質量数２の重水素^{2}**H**が微量に存在します。これらの原子は陽子と電子の数はいずれも同じですが、中性子の数がそれぞれ異なっています。

このように、原子番号（＝陽子の数）が同じでも、**中性子の数**が**異なる**ために**質量数**が**異なる原子**を、互いに**同位体**（**アイソトープ**）❸といいます。同位体は質量が異なるだけの原子どうしであり、**化学的性質は非常に似ています**。

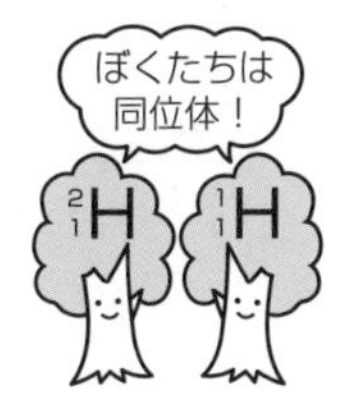

❸水素原子の他に、炭素$_{6}$Cの^{12}Cと^{13}C、酸素$_{8}$Oの^{16}Oと^{18}Oなどが知られている。

▼ 水素Hの同位体

同位体	陽子の数		中性子の数		質量数	電子の数
水素 ^{1}H	1	＋	0	＝	1	1
重水素 ^{2}H	1	＋	1	＝	2	1
三重水素 ^{3}H	1	＋	2	＝	3	1

おぼえる！ポイント

- 原子の構造は正誤問題で出題されることも多く、きちんと整理しておかなければ混乱する部分です。陽子、中性子、電子の違いは図で覚えながら、質量や電荷の正負などを迷わずに答えられるようにしましょう。
- 同位体と同素体（68P参照）は、はっきり区別ができるようにしましょう。

《炭素の場合》

同位体…原子番号が同じでも質量数が異なる（炭素Cの同位体は ^{12}C と ^{13}C）

同素体…元素が同じでも性質が異なる（炭素Cの同素体は黒鉛とダイヤモンド）

● 練習問題 ●

【1】次のA～Hの記述について、正しいものには○を、誤っているものには×を選びなさい。［群馬R4/奈良R3］

☐ A．原子核は、いくつかの陽子と電子からできている。
☐ B．質量数が等しく、原子番号の異なる原子を互いに同位体という。
☐ C．陽子と電子の質量は、ほぼ同じである。
☐ D．原子番号は、原子核中の陽子の数である。
☐ E．原子は、原子核と複数の中性子からできている。
☐ F．質量数は、陽子の数と中性子の数の和をいう。
☐ G．原子核に含まれる陽子の数を原子番号という。
☐ H．原子番号が同じで、電子数が異なる原子を互いに同位体という。

【2】次のうち、同位体である組み合わせとして、正しいものはどれか。［東北R3］

☐ 1．酸素とオゾン　　2．黄燐（りん）と赤燐（りん）
3．黒鉛とダイヤモンド　　4．水素と重水素

▶▶ 正解 ……………………………………

【1】A…×　B…×　C…×　D…○　E…×　F…○　G…○　H…×
【2】4

4 電子配置と周期表

● 電子殻と電子配置

原子の中の電子は、原子核の周囲にいくつかの層をなして存在します。これらの層を**電子殻**（かく）といいます。

電子殻は、原子核に近い内側から順に**K殻**、**L殻**、**M殻**、N殻…といい、それぞれに収容できる電子の最大数は、順に**2個**、**8個**、**18個**、32個…と定まっています。

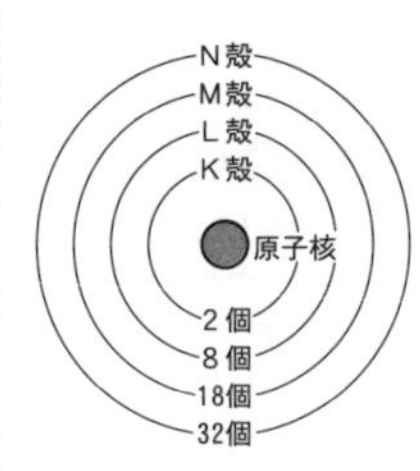

▲電子殻

［電子の配置］

電子殻に存在する電子は、原子核に近いものほどより強く引きつけられるため、安定した状態となります。このため、原子の中の電子は内側のK殻、L殻、M殻…の順に入っていきます。

例えば、ナトリウム$_{11}$**Na**は、K殻に2個、L殻に8個の電子が入り、残り1個の電子がM殻に入ります。このような電子殻への電子の配列を**電子配置**といいます。

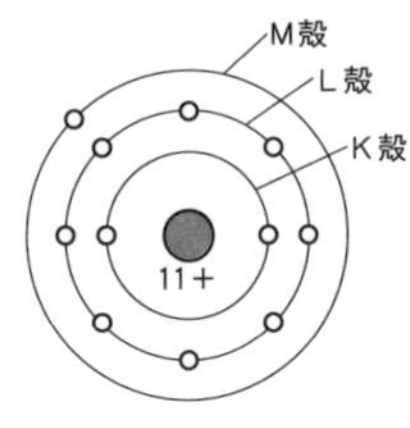

▲ナトリウムの電子配置

◎K殻に2個、L殻に8個、M殻に1個の電子が入っていることがわかります。

［価電子］

電子が電子殻に入っている状態で、最も外側の電子殻に入っている電子を**最外殻電子**（さいがいかく）といいます。

最外殻電子の数が8個を超えることはありません。最外殻電子の数が1～7個の場合、その電子を**価電子**といいます。価電子は原子がイオンとなったり、他の原子と結びつく際に重要な役割を果たします。

［ハロゲン］

周期表の17族に属する元素を**ハロゲン**といいます。ハロゲンは**7個の価電子**をもつため、1個の電子を得て1価の**陰イオン**❶になりやすい元素です。

❶78P参照。

▼ ハロゲンの電子配置

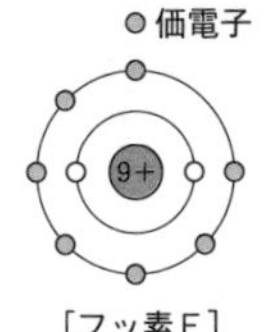

［フッ素F］

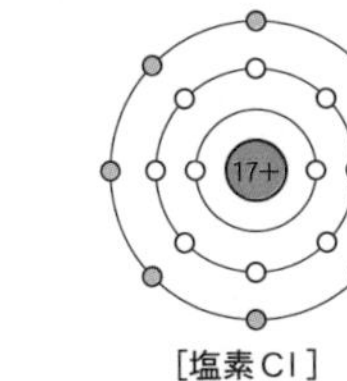

［塩素Cl］

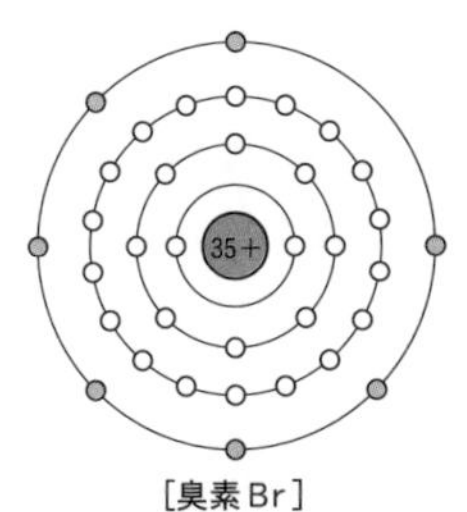

［臭素Br］

※いずれも価電子は7個

ハロゲンの**単体**は、いずれも他の物質から電子を奪う力（**酸化力**）があります。酸化力の強さは、原子番号が**小さいものほど強く**なります❷。

❷ハロゲンと水素の化合物であるハロゲン化水素の酸の強さは単体と異なり、原子番号が**大きいものほど強く**なります。
HI > HBr > HCl > HF

▼ ハロゲン単体の性質

単体	原子番号	分子式	色	状態（常温）	酸化力
フッ素	9	F_2	淡黄色	気体	強
塩素	17	Cl_2	黄緑色	気体	⬆
臭素	35	Br_2	赤褐色	液体	⬇
ヨウ素	53	I_2	黒紫色	固体	弱

［貴ガス］

周期表18族に属する６つの元素を**貴ガス**（希ガス）といいます。化合物をつくりにくく、**単原子分子**❸として存在しています。

❸**単原子分子**…原子１個の状態でも安定しているため、分子としてみなすことができるもの。

ヘリウムHe及びネオンNeは、それぞれ最外殻であるK殻及びL殻に最大数の電子が収容されている状態となります。この電子殻の状態を**閉殻**（へいかく）といいます。最外殻が閉殻になると、その電子配置は極めて安定となり、**化学的に不活発**で他の元素と化合する傾向をもちません。

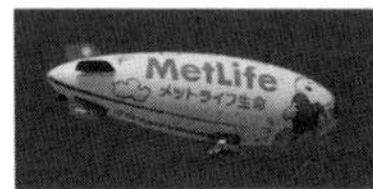

▲ヘリウム He
◎不燃性で軽いため、飛行船のガスに用いられます。

また、アルゴンAr、クリプトンKr、キセノンXe、ラドンRnは、いずれも最外殻電子の数が８個となり、その電子配置は閉殻と同じように安定しています。

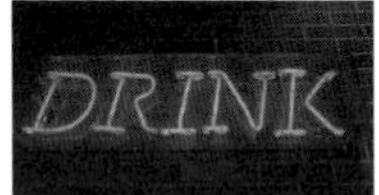

▲ネオン Ne
◎放電管では様々な色に発光します。

貴ガスの最外殻電子は原子間の結合にかかわらないため、**価電子の数**はいずれも**０個**とみなします。

▼ 主な原子の電子配置と価電子の数

		水素 $_1H$	ヘリウム $_2He$	炭素 $_6C$	フッ素 $_9F$	ネオン $_{10}Ne$	塩素 $_{17}Cl$	アルゴン $_{18}Ar$	カリウム $_{19}K$	クリプトン $_{36}Kr$
電子殻	K	1	2	2	2	2	2	2	2	2
	L			4	7	8	8	8	8	8
	M						7	8	8	18
	N								1	8
価電子		1	0	4	7	0	7	0	1	0

● 元素の周期表

元素を**原子番号**の順に並べていくと、価電子の数が周期的に変化するため、元素の性質も周期的に変化します。このような特性を**周期律**（しゅうきりつ）といい、周期律に基づいて、性質の類似した元素が同じ縦の列に並ぶように配列した表を**元素の周期表**といいます。

周期表の**横**の行を**周期**といい、**縦**の列を**族**といいます。同じ族に並ぶ元素を**同族元素**といいます。

［典型元素と遷移元素］

周期表の左側に位置する１族及び２族と、右側に位置する13～18族の元素を**典型**（てんけい）❹**元素**、その間に位置する３～12族の元素を**遷移**（せんい）❺**元素**といいます。

典型元素は同族である場合、**価電子の数が同じ**になるため、互いによく似た化学的性質を示します。これらのうち、特に似たものは名称が付けられています。

アルカリ金属	水素Hを除く１族元素（価電子１個） **１価の陽イオン**になりやすい
アルカリ土類（どるい）**金属**	２族元素（価電子２個） **２価の陽イオン**になりやすい
ハロゲン	17族元素（価電子７個） **１価の陰イオン**になりやすい
貴ガス	18族元素（価電子０・化学的に安定）

一方、**遷移元素**は、各族の縦の性質はあまり似ていませんが、隣り合った**横の性質が似ている**点が多くみられます。

［金属元素と非金属元素］

元素は金属元素と非金属元素という分類の方法もあります。

金属元素は全元素の約８割を占め、周期表の左下から中央付近にかけて位置します。遷移元素は全て金属元素に含まれます❻。単体は金属光沢があり、電気や熱をよく通します。また、水銀**Hg**を除いて常温では全て固体です。

一方、水素Hと周期表の右上にある典型元素を**非金属元素**といい、単体は電気や熱を通しにくいのが特徴です。

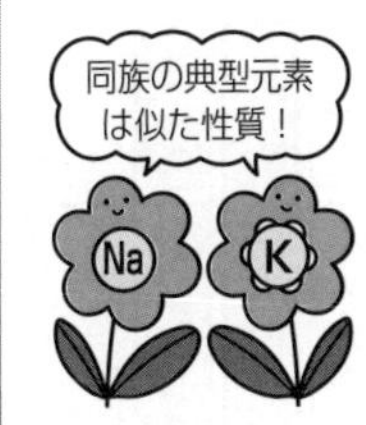

❹**典型**（てんけい）…同類のもののうち、その特徴を最もよく表しているもの。

❺**遷移**（せんい）…うつりかわること。

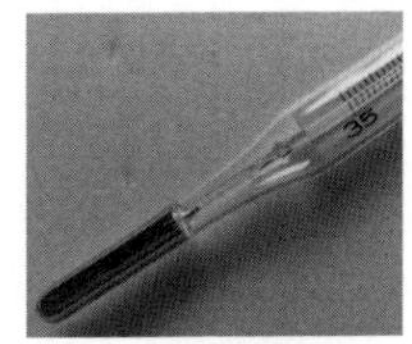

▲水銀体温計

◎水銀は金属中、唯一の液体です。

❻遷移元素は全て金属であるため、遷移金属元素ともいう。

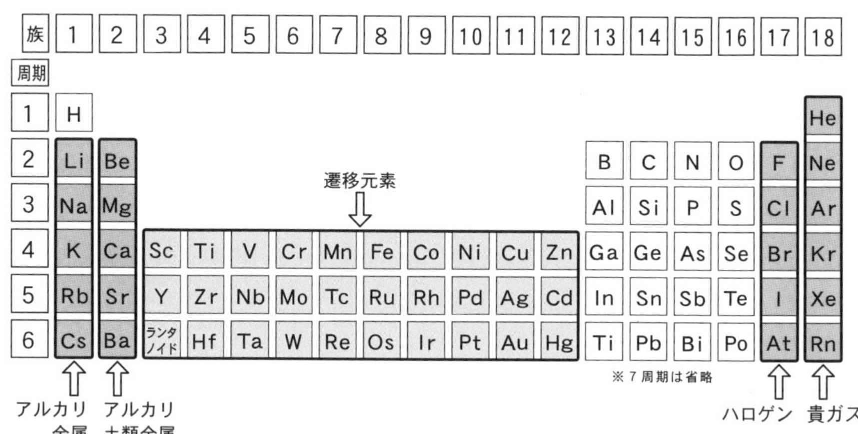

族／周期	1	2	3	4	5	6	7	8	9	10	11	12	13	14	15	16	17	18
1	H																	He
2	Li	Be											B	C	N	O	F	Ne
3	Na	Mg											Al	Si	P	S	Cl	Ar
4	K	Ca	Sc	Ti	V	Cr	Mn	Fe	Co	Ni	Cu	Zn	Ga	Ge	As	Se	Br	Kr
5	Rb	Sr	Y	Zr	Nb	Mo	Tc	Ru	Rh	Pd	Ag	Cd	In	Sn	Sb	Te	I	Xe
6	Cs	Ba	ランタノイド	Hf	Ta	W	Re	Os	Ir	Pt	Au	Hg	Ti	Pb	Bi	Po	At	Rn

おぼえる！ポイント

- 電子殻の順番と、収容できる電子の数はセットで覚えましょう。
- 最外殻電子が1～7個ある場合の電子を価電子といいます。ただし、貴ガスの価電子は0個です。閉殻の仕組みとセットで覚えるとわかりやすくなります。
- 原子番号1から20までの元素は、周期表を書けるようにしておくとよいでしょう。また、アルカリ金属、アルカリ土類金属、ハロゲン、貴ガスの元素を見分けられるようにしましょう。

● 練習問題 ●

【1】原子核のまわりの電子数のうち、L殻に収容できる電子の最大数について、正しいものはどれか。［北海道R3］

☑ 1．2個　　2．8個
3．18個　　4．32個

【2】次の記述は、原子の電子配置に関するものであるが、正しいものには○を、誤っているものには×を選びなさい。［愛知R4］

☑ A．原子核に最も近い電子殻はL殻である。
☑ B．ホウ素（$_5B$）の最外殻電子の数は3個である。
☑ C．ネオン（$_{10}Ne$）の価電子の数は8個である。

【3】フッ素原子の最外殻電子の数として、正しいものはどれか。［千葉R4］

☑ 1．1個　　2．2個　　3．5個
4．7個　　5．8個

【4】次の記述について、正しいものには○を、誤っているものには×を選びなさい。［岐阜R4］

☑ A．アルミニウムとマグネシウムは、同じ周期の元素である。
☑ B．酸素とリンは、同族元素である。
☑ C．カリウムとナトリウムは、同族元素である。

【5】次のうち、正しいものには○を、誤っているものには×を選びなさい。
［新潟R3］

☑ A．カリウムは、アルカリ金属元素である。
☑ B．アルゴンは、ハロゲン元素である。
☑ C．沃素（よう）は、貴ガス（希ガス）元素である。
☑ D．マグネシウムは、アルカリ土類金属元素である。

▶▶ 正解 ……………………………………………………

【1】2
【2】A…×　B…○　C…×
【3】4
【4】A…○　B…×　C…○
【5】A…○　B…×　C…×　D…○

5 イオンとイオン結合

❶イオン…電荷を帯びた粒子。

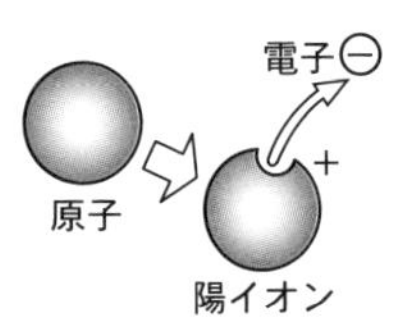

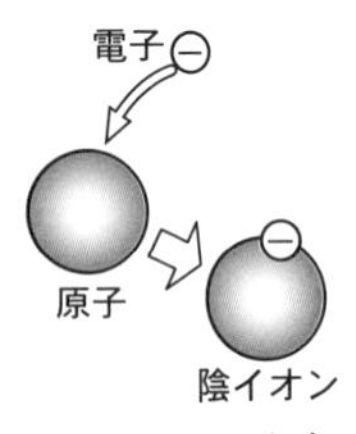

▲イオンのでき方

● イオン❶の分類

原子中の陽子と電子の数は等しいので、原子は電気的に中性です。しかし、原子は電子を失うと、負の電荷をもつ電子の数が正の電荷をもつ陽子の数より少なくなるため、全体が正（+）の電荷をもつ**陽イオン**になります。逆に電子を受け取ると、電子の数が陽子の数より多くなるため、全体が負（−）の電荷をもつ**陰イオン**になります。

原子がイオンになるとき、失ったり受け取ったりする電子の数を**イオンの価数**といい、価数の数によって、1価、2価、3価…に分類されます。

また、イオンには1つの原子が電荷をもつ**単原子イオン**と、いくつかの原子が結びついた原子団が電荷をもつ**多原子イオン**があります。

▼ 主なイオンの価数・イオンの化学式・名称

陽イオン			陰イオン		
価数	化学式	名称	価数	化学式	名称
1価	H^+	水素イオン	1価	F^-	フッ化物イオン
	Na^+	ナトリウムイオン		Cl^-	塩化物イオン
	K^+	カリウムイオン		OH^-	水酸化物イオン（※2）
	Cu^+	銅（Ⅰ）イオン（※1）		NO_3^-	硝酸イオン（※2）
	NH_4^+	アンモニウムイオン（※2）	2価	O^{2-}	酸化物イオン
2価	Mg^{2+}	マグネシウムイオン		S^{2-}	硫化物イオン
	Ca^{2+}	カルシウムイオン		CO_3^{2-}	炭酸イオン（※2）
	Fe^{2+}	鉄（Ⅱ）イオン（※1）		SO_4^{2-}	硫酸イオン（※2）
	Cu^{2+}	銅（Ⅱ）イオン（※1）	3価	PO_4^{3-}	リン酸イオン（※2）
	Zn^{2+}	亜鉛イオン			
3価	Al^{3+}	アルミニウムイオン			
	Fe^{3+}	鉄（Ⅲ）イオン（※1）			

※1：銅イオンや鉄イオンのような価数が異なるイオンが複数存在する場合、価数をローマ数字（Ⅰ、Ⅱ、Ⅲ…）で区別します。

※2：アンモニウムイオン、水酸化物イオン、硝酸イオン、炭酸イオン、硫酸イオン、リン酸イオンは多原子イオンです。

● イオンの生成とエネルギー

塩化ナトリウムNaClの水溶液中に陽極と陰極を差し込むと、電気をよく通します。これは、塩化ナトリウムがナトリウムイオンNa^+（**陽イオン**）と、塩化物イオン（**陰イオン**）に分かれて水溶液中を移動❷するためです。

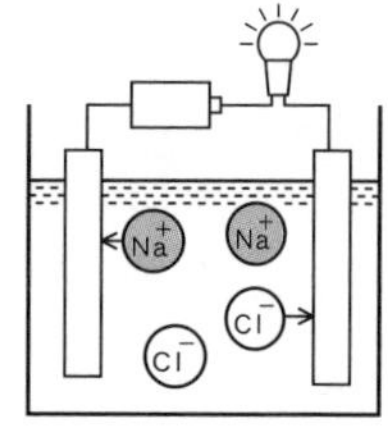

▲塩化ナトリウム水溶液が電気を通すようす。

❷物質が陽イオンと陰イオンに分かれる現象を**電離**という。また、水に溶けると電離する物質を**電解質**という。

［陽イオンの生成］

ナトリウム原子${}_{11}Na$は価電子を1個もちますが、この価電子を失ってナトリウムイオンNa^+になると、貴ガスのネオン原子${}_{10}Ne$と同じ安定した電子配置になります。陽子の数が電子の数より1個多いことで、**1価の陽イオン**となります。

$$Na \longrightarrow Na^+ + e^-$$

このように価電子が1～3個の原子は、価電子を失って陽イオンになりやすい特徴があります。

［陰イオンの生成］

塩素原子${}_{17}Cl$は価電子を7個もちますが、価電子を1個受け取り塩化物イオンCl^-になると、貴ガスのアルゴン原子${}_{18}Ar$と同じ安定した電子配置になります。電子の数が陽子の数より1個多いことで、**1価の陰イオン**となります。

$$Cl + e^- \longrightarrow Cl^-$$

価電子が8個に近い原子は、電子を受けとって陰イオンになりやすい特徴があります。

［イオン化エネルギー］

原子から電子を1個取り去って、1価の陽イオンにするために必要なエネルギーを**イオン化エネルギー**❸といいます。

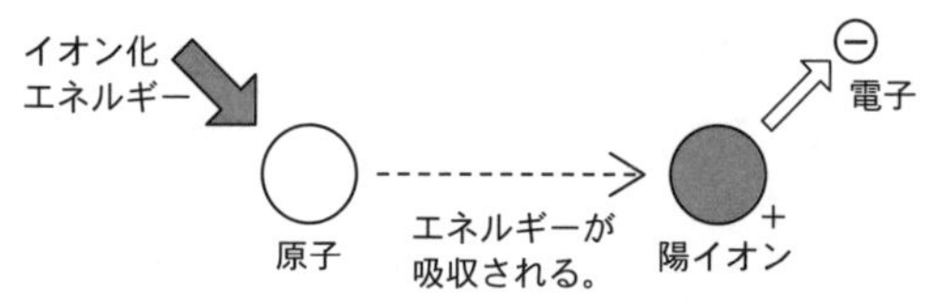

▲ 陽イオンの形成

❸原子から1個の電子を取り去るときのエネルギーを第一イオン化エネルギー、更にもう1個の電子を取り去るときのエネルギーを第二イオン化エネルギーという。単にイオン化エネルギーという場合、第一イオン化エネルギーを指す。

アルカリ金属（リチウムLi、ナトリウムNaなど）のように**価電子の数が少ない**原子ほど、**イオン化エネルギーが小さく**、容易に陽イオンとなります。

[電子親和力]

原子が電子を1個受け取って、1価の陰イオンになるときに放出されるエネルギーを**電子親和力**(しんわ)といいます。

ハロゲン（フッ素F、塩素Clなど）のように**価電子の数が8個に近い**原子ほど、**電子親和力が大きく**、容易に陰イオンとなります。

● イオン結合

ナトリウムNaと塩素Clが反応して塩化ナトリウムNaClを生成するとき、ナトリウムイオンNa^+（陽イオン）と塩化物イオンCl^-（陰イオン）は、互いに**静電気的な引力**❹で引き合い結合します。この結合を**イオン結合**❺といいます。

❹二つのイオン間ではたらく力。**クーロン力**(りょく)ともいう。

❺**イオン結合**…**金属元素**と**非金属元素**からなる化学結合のこと。

[組成式]

イオンからなる物質は、イオンの種類とその数の割合を最も簡単な整数比で示した**組成式**(そせい)で表されます。

例		
	塩化ナトリウム ………	1価の陽イオンNa^+ ＋ 1価の陰イオンCl^-
	NaCl	Na^+ : Cl^- ＝ 1 : 1
	水酸化カルシウム ……	2価の陽イオンCa^{2+} ＋ 1価の陰イオンOH^-
	$Ca(OH)_2$	Ca^{2+} : OH^- ＝ 1 : 2

組成式では、正負の電荷がつり合い、全体として**電気的に中性**となります。このため、次の関係式が成り立ちます。

陽イオンの正電荷の総和 ＝ 陰イオンの負電荷の総和

（陽イオンの価数）×（陽イオンの数）＝（陰イオンの価数）×（陰イオンの数）

● イオン結晶

陽イオンと陰イオンがイオン結合により規則正しく配列した結晶❻を**イオン結晶**といいます。イオン結晶には次のような特徴があります。

◎イオン結合の結合力が大きく**硬い**が、外部から強い力が加わると割れやすく**もろい**。

◎**融点**(ゆうてん)**が高い**ものが多く、**固体**の物質がほとんどである。

◎**固体状態**ではイオンが動けないため**電気を通さない**が、融解するとイオンが動けるようになるため、電気を通す。

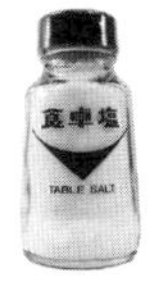

▲代表的なイオン結晶である食塩（塩化ナトリウム）

❻結晶…イオンの他、原子や分子が規則正しく配列している固体のこと。

おぼえる！ポイント

- 陽イオンは、電子を失い全体が正（＋）の電荷をもつイオンです。価電子の数が少ないほどイオン化エネルギーが小さく、陽イオンになりやすくなります。
- 陰イオンは、電子を受け取り全体が負（－）の電荷をもつイオンです。価電子の数が８個に近いほど電子親和力が大きく、陰イオンになりやすくなります。
- イオンは静電気的な引力（クーロン力）で結合し、できた結晶は硬くてもろく、融点が高いという特徴があります。

● 練習問題 ●

【１】次の記述の（　）に入る語句を答えなさい。［長野R3］

☐ 気体状態の原子から電子１個を引き離すために必要なエネルギーを（　）という。

【２】次のうち、ネオン（Ne）と同じ電子配置となるものはどれか。［東北R4］

☐ １．Cl^-　２．Ca^{2+}　３．O^{2-}　４．Be^{2+}

【３】次のうち、イオン化エネルギーの最も大きい元素はどれか。［長野R4］

☐ １．H　２．He　３．Li　４．C　５．Ar

【４】次のうち、正しいものには○を、誤っているものには×を選びなさい。

［千葉R4/新潟R3］

☐ A．分子間力による結晶であり、昇華しやすいものもある。
☐ B．結晶中では陽イオンと陰イオンが規則正しく並んでいる。
☐ C．自由電子をもち、展性、延性を示す。
☐ D．非常に硬い。水に溶けにくく電気を通す。
☐ E．陽イオンと陰イオンの間に、静電気力によって生じる結合を、共有結合という。
☐ F．イオン化エネルギーが大きい原子ほど、陽イオンになりやすい。

▶▶ 正解 ……………………………………………………………………

【１】イオン化エネルギー
【２】3
【３】2
【４】A…×　B…○　C…×　D…×　E…×　F…×

6 金属と金属結合

● 自由電子

金属は、多数の**原子が規則正しく配列**して結晶となっています。このとき、各金属原子の価電子は、もとの原子に固定されずに、金属中を自由に動き回っています。このような電子を**自由電子**といいます。

金属では、この自由電子が原子間を結びつけて共有する役割をしています。この結合を**金属結合**❶といいます。

金属は、鉄**Fe**、マグネシウム**Mg**のように、元素記号をそのまま用いた組成式で表します。

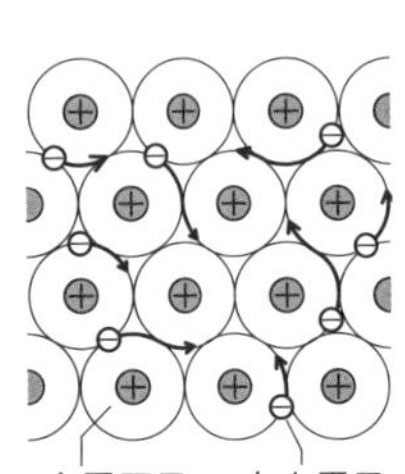

▲金属結合のモデル

❶**金属結合**…**金属元素のみ**からなる化学結合のこと。

● 金属の性質

金属は自由電子のはたらきにより、次のような特有の性質をもちます。

◎独特の光沢（**金属光沢**）を示す。

◎**電気伝導性**（電気を伝える性質）や**熱伝導性**（熱を伝える性質）が大きい（金属中の自由電子が移動するとき、電気や熱のエネルギーが運ばれるため）。

◎**展**（てん）**性**❷及び**延**（えん）**性**❸に優れているため、比較的自由に変形させることができる。

❷**展**（てん）**性**…たたいて薄く広げることができる性質のこと。

❸**延**（えん）**性**…引っ張って長く延ばすことができる性質。

▼ 主な金属の性質

物質	水銀　Hg	銅　Cu	アルミニウムAl	鉄　Fe
性質	融点が低い 常温で**液体**	電気を通しやすい	軽くて丈夫 電気を通しやすい 熱を通しやすい	硬くて丈夫

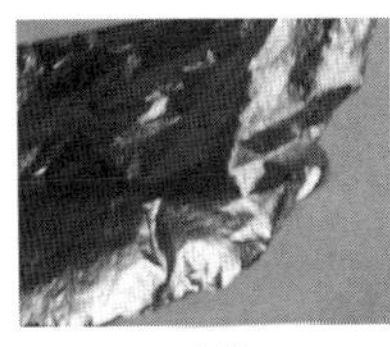
▲金箔

◎金Au、銀Ag、銅Cuなどは特に展性や延性に優れています。

● 金属結晶

金属結合により規則正しく配列した結晶を**金属結晶**といいます。主な構造として、次のような種類があります。

◎**体心**（たいしん）**立方格子**（ナトリウムNa、カリウムK、鉄Feなど）

◎**面心**（めいしん）**立方格子**（銅Cu、銀Ag、アルミニウムAlなど）

◎六方最密構造（ろっぽうさいみつこうぞう）

▼ 金属結晶の構造

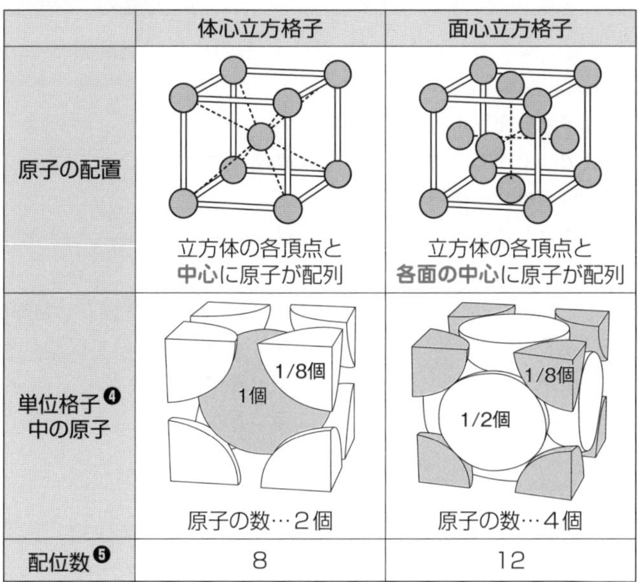

	体心立方格子	面心立方格子
原子の配置	立方体の各頂点と**中心**に原子が配列	立方体の各頂点と**各面の中心**に原子が配列
単位格子❹中の原子	1/8個 1個 原子の数…2個	1/8個 1/2個 原子の数…4個
配位数❺	8	12

❹単位格子…結晶内での配列構造で最小の繰り返し単位のことをいい、立方体や直方体で表される。

❺配位数…金属結晶中で、1個の原子に隣接する他の原子の数のこと。

●合 金

2種類以上の金属を溶かし合わせたもの、または金属に非金属を混ぜているが金属特性をもつものを、**合金**（ごうきん）といいます。

▼ 合金の組成とその特性

名称	組成	特性	用途
青銅（ブロンズ）	Cu－Sn	耐食性、加工性大	銅像、10円硬貨
黄銅（真ちゅう）	Cu－Zn	黄色、加工性大	金管楽器、5円硬貨
ステンレス鋼	Fe－Cr－Ni	さびにくい	調理器具、医療器具
ジュラルミン	Al－Cu－Mg－Mn	軽量で強度大	航空機、ケース

おぼえる！ポイント

- 金属の性質である、金属光沢、電気伝導性、熱伝導性、展性（てんせい）、延性（えんせい）については、名称と内容をセットで必ず覚えておくようにしましょう。
- 金属の性質や結合は、全て自由電子のはたらきによるものです。

● 練習問題 ●

【1】次のうち、金属の性質に関する記述として、正しいものには○を、誤っているものには×を選びなさい。［東北R4］

☐ A. 金属元素の原子は、イオン化エネルギーが大きい。
☐ B. 金属の単体は、常温ではすべて固体であり、金属結晶をつくっている。
☐ C. 金属の固体は、電気伝導性や熱伝導性が大きい。
☐ D. 薄く広げて箔（はく）にすることができる性質のことを延性という。

【2】次のうち、金属に関する記述として、誤っているものを選びなさい。［愛知R4］

☐ 1. 固体の金属原子の価電子は、特定の原子に留まらず、金属結晶中のすべての原子に共有されながら、結晶中を自由に移動することができる。
2. すべての金属の中で、最も熱伝導性が大きいのは銀である。
3. 金属をたたいて薄く広げることができる性質を弾性という。
4. 金属を引っ張って長く延ばすことができる性質を延性という。

▶▶ 正解 ……………………………………………………………………………………

【1】A…×　B…×　C…○　D…×
【2】3

7 分子と共有結合

●分 子

物質を構成する粒子の一つに、いくつかの非金属元素の原子が決まった数だけ結びついた**分子**があります。

[分子式]

分子からなる物質を表すときは、分子を構成している原子の種類を元素記号とその数を示した分子式を用います。

▼ 主な分子式

窒素	水	一酸化炭素	二酸化炭素	アンモニア	ネオン
N_2	H_2O	CO	CO_2	NH_3	Ne

[分子の分類]

分子は、次のような分類ができます。

◎ヘリウムHeなどの貴ガス

…原子1個が単独で分子のふるまいをする**単原子分子**

◎水素原子2個からなる水素分子H_2

…2個の原子からなる**二原子分子**

◎水素原子2個、酸素原子1個からなる水分子H_2O

…3個以上の原子からなる**多原子分子**

◆ H_2・2H・$2H_2$の違い

H_2 (H)(H)

◎水素分子は水素原子2個からなることを示します。

2H (H) (H)

◎水素原子が2個あることを示します。

$2H_2$ (H)(H) (H)(H)

◎水素分子が2個あることを示します。

● 共有結合

水素分子H_2では、2個の水素原子Hが1個ずつ価電子を出し合い、両原子間でその価電子を共有しています。このとき、各水素原子の電子殻(かく)は貴ガスのヘリウム原子Heと同じ電子配置となるため、化学的に安定した状態となります。

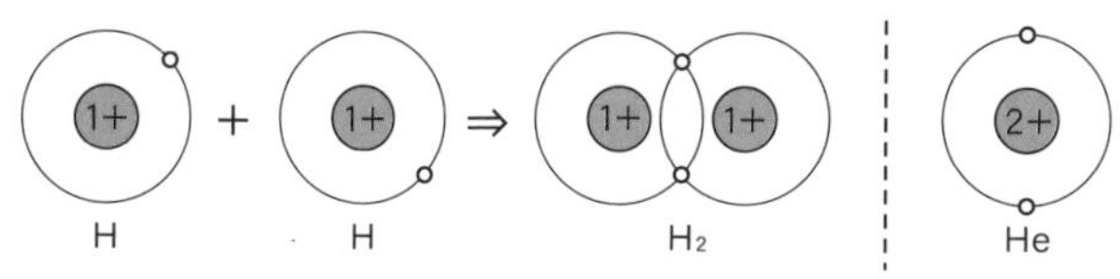

▲ 水素分子の形成

このように、**非金属元素の原子間**で複数の原子が互いに電子を共有してできる結合を、**共有結合**といいます。

◎電子式では最外殻電子を黒点で示します。
電子対は「:」「‥」、不対電子は「・」で表します。

［原子の電子式］

第2～3周期の原子では、最外殻電子が1～4個のときは電子殻中の電子は単独で存在します。最外殻電子が5個以上になると、2個で1組の対（**電子対**）をつくります。

最外殻には最大で4組の電子対が存在します。このときの最外殻電子は2個×4組＝8個となります。

また、対をつくっていない電子を**不対電子**といいます。不対電子をもつ原子は、不安定な状態にあります。

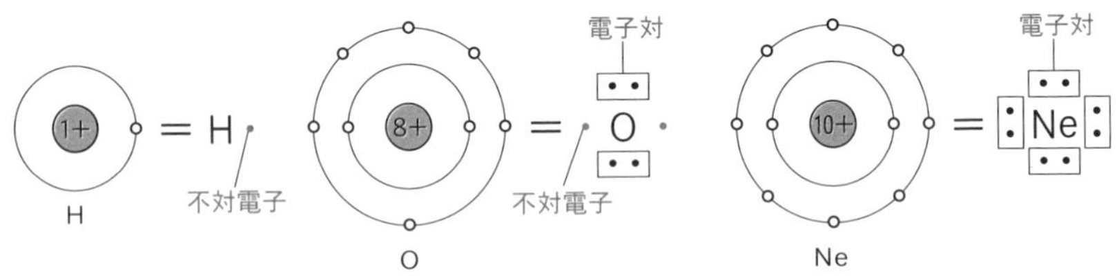

▲ 電子式の内容

◎塩化水素分子HClの最外殻は閉殻と同じ電子配置となるため、化学的に安定した状態となります。

［分子の電子式］

不対電子をもつ原子どうしは、互いに不対電子を共有して、安定した電子対をもつ分子になろうとします。

例えば、水素原子**H**と塩素原子**Cl**は1個ずつ不対電子をもっていて、互いに不対電子を出し合って共有結合をすると塩化水素分子**HCl**ができます。このとき、原子間で共有された電子対を**共有電子対**といいます。また、結合する前から対になっており、共有に関係しない電子対を**非共有電子対**（孤立電子対）といいます。

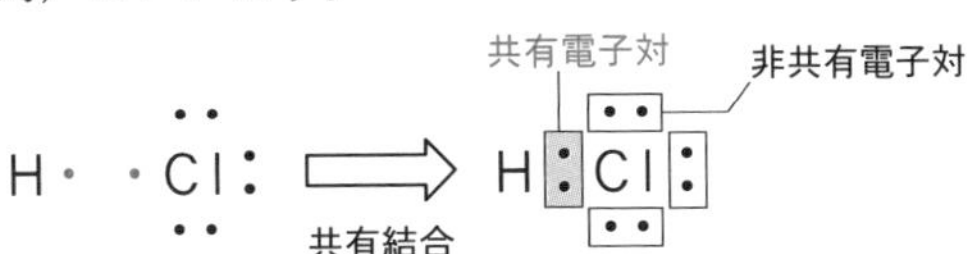

多原子分子でも同様の結合が起こります。

水分子H_2Oでは、2個の不対電子をもつ1個の酸素原子**O**が、1個の不対電子をもつ2個の水素原子**H**と、それぞれ共有電子対を1組ずつつくって結合します。

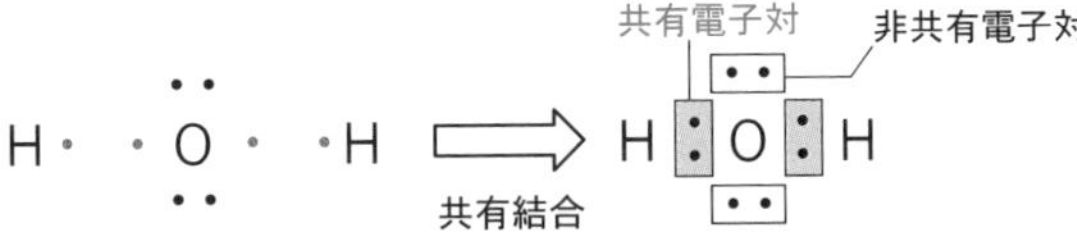

● 共有結合の表し方

分子中の各原子の共有結合の様子を示すために、原子間で共有された１組の共有電子対を１本の線❶で表した化学式を**構造式**といいます。このとき、各原子がつくることのできる共有結合の数（＝不対電子の数）を、その原子の**原子価**といいます。

❶価標ともいう。

［単結合・二重結合・三重結合］

共有結合において、１組の共有電子対による結合を**単結合**、２組の共有電子対による結合を**二重結合**、３組の共有電子対による結合を**三重結合**といいます。

◎単結合は「－」、二重結合は「＝」、三重結合は「≡」を使ってそれぞれ表します。

:Ö・ ・Ċ・ ・Ö: ⇒ :Ö::C::Ö:

二重結合

共有結合

二酸化炭素

▼ 原子の原子価とその電子式

	水素	フッ素	酸素	窒素	炭素
原子	H－	F－	－O－	－N－（下に｜）	－C－（上下に｜）
原子価	1価	1価	2価	3価	4価
電子式	H・	:F:・	・O・	・N・	・C・

▼ 分子の分子式・電子式・構造式の例

	水素	塩素	メタン	フッ化水素	二酸化炭素	窒素
分子式	H_2	Cl_2	CH_4	HF	CO_2	N_2
電子式	H:H	:Cl:Cl:	H:C:H（上下にH）	H:F:	:O::C::O:	:N⋮⋮N:
構造式	H－H	Cl－Cl	H－C－H（上下に｜H）	H－F	O＝C＝O	N≡N

● 配位結合

共有結合では、結合する原子どうしがそれぞれ不対電子を出し合って共有電子対をつくり、結合します。しかし、片方の原子から**非共有電子対が提供されて**、それを両方の原子が共有してできる結合もあります。これを**配位結合**といいます。

例えば、アンモニウムイオン**NH_4^+**は、アンモニア**NH_3**に水素イオン**H^+**が結合することによりつくられます。このとき、アンモニアの窒素原子**N**は水素イオンに非共有電子対を一方的に提供して結びついています。

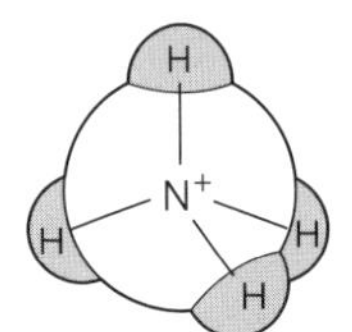

▲アンモニウムイオンの模型

$$\mathrm{H:\overset{..}{N}:H} \ \ + \ \ \mathrm{H^+} \ \Longrightarrow \ \left[\begin{array}{c}\mathrm{H}\\ \mathrm{H:\overset{..}{N}:H}\\ \mathrm{H}\end{array}\right]^+$$

（H:N:H の下に H）

アンモニア　　水素イオン　　アンモニウムイオン

配位結合は結合のできる過程が異なるだけで、結合そのものは通常の共有結合と全く同じものであるため、区別することはできません❷。

❷例えば、アンモニウムイオンNH_4^+の４本のN－H結合は、通常の共有結合でできたものといずれも同じ性質を持つので、どの結合が配位結合であるかが区別できない。

● 電気陰性度

塩化水素分子**HCl**のように、異なる種類の原子が結合した二原子分子では、**共有電子対**がどちらか一方の原子に強く引きつけられ、電荷の偏りが生じます。これは、原子の種類によって電子を引きつける強さに違いがあるためです。

原子が共有電子対を引きつける強さを、**電気陰性度**といいます。電気陰性度は数値で表され、その値が大きい原子ほど電子を引きつける力が強くなります。周期表上で**貴ガスを除く**❸と、電気陰性度は**右上**のフッ素に向かって大きくなります。**フッ素**は電気陰性度が最も大きい原子です。

❸貴ガスは最外殻が満たされているため、電子を外から取り込む必要がない。従って、電子を引きつける強さである電気陰性度は定義できない。

▼ 主な非金属元素の電気陰性度の大きさ

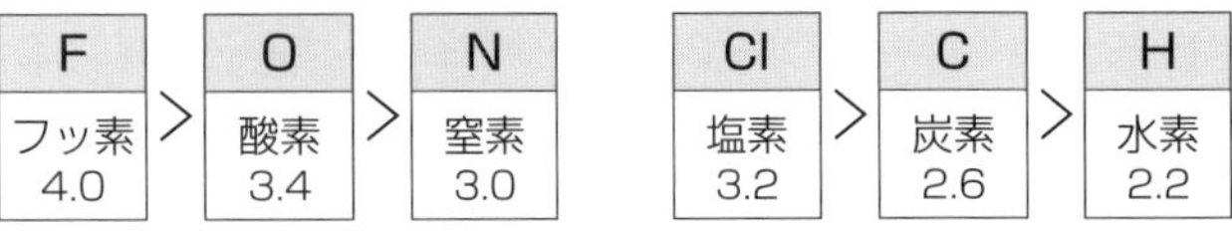

F		O		N		Cl		C		H
フッ素 4.0	＞	酸素 3.4	＞	窒素 3.0		塩素 3.2	＞	炭素 2.6	＞	水素 2.2

※酸素はフッ素に次いで電気陰性度が大きい原子となる。

● 分子の極性

塩化水素分子**HCl**では、電気陰性度の大きい塩素原子Clの方に共有電子対が引きつけられています。このため、**塩素原子Cl**はわずかに**負の電荷**を、水素原子Hはわずかに正の電荷を帯びています。このように、共有結合している2原子間に見られる電荷の偏りを結合の**極性**といいます。

電気陰性度が異なる原子間で結合ができるときは、必ず結合に極性が生じます。

[無極性分子と極性分子]

水素分子**H－H**や塩素分子**Cl－Cl**のように、極性のない分子を**無極性分子**といい、塩化水素分子**H－Cl**のように極性のある分子を**極性分子**といいます。

例えば、直線形の二酸化炭素分子**O＝C＝O**では、左右のC＝O結合自体には極性があるものの、正反対の方向を向いているため、分子全体では極性を打ち消し合って無極性分子となります。同様に、正四面体形のメタン分子も無極性分子です。

一方、折れ線形の水分子**H－O－H**では、左右のO－H結合の極性が同一直線上にないため、分子全体では極性のある極性分子となります。同様に、三角錐形のアンモニア分子も極性分子です。

H:H

▲無極性分子の結合

◎共有電子対は均等に分布します。

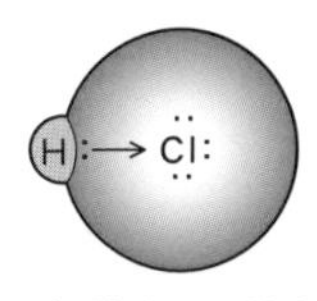

▲極性分子の結合

◎共有電子対は塩素原子の方に偏ります。

▼ 主な無極性分子と極性分子

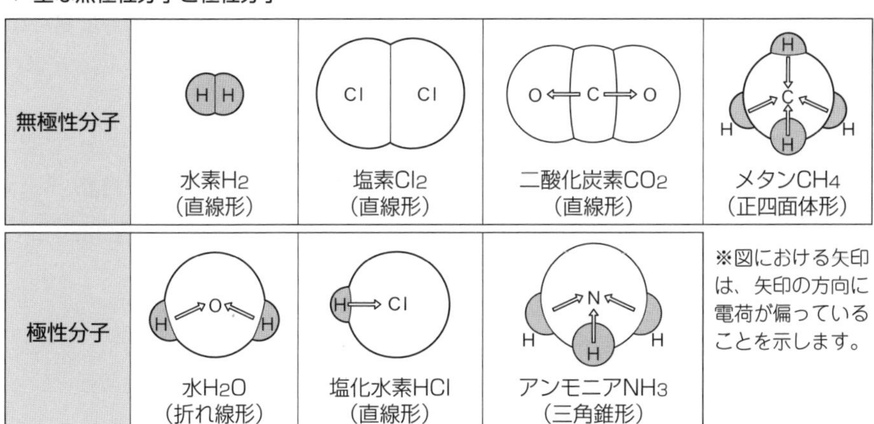

※図における矢印は、矢印の方向に電荷が偏っていることを示します。

● 分子からなる物質と分子間力

分子からなる物質には、常温・常圧[4]で**気体**の状態のもの（酸素O_2、二酸化炭素CO_2など）や、**液体**の状態のもの（水H_2O、エタノールC_2H_5OHなど）が多くあります。これは、分子間に共有結合やイオン結合よりも**はるかに弱い力**（**分子間力**）しかはたらかないためです。

また、極性分子と無極性分子では分子の質量が同程度であっても、極性分子のほうが分子間に静電気的な引力がはたらくため、**融点**（ゆうてん）や**沸点**（ふってん）は**高くなります**。

[4] 常温は25℃、常圧は1.0×10^5Pa。

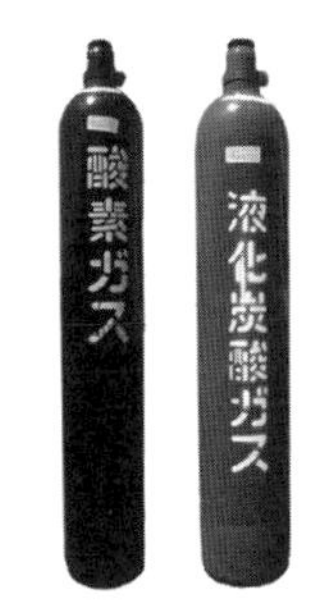

▲酸素と二酸化炭素の例

［水素結合］

分子間力の一つである**水素結合**は、電気陰性度の大きい原子（フッ素F、酸素O、窒素N）の間に水素原子Hが仲立ちして、隣接する分子同士を引き合わせる結合をいいます。水素結合は、無極性分子間にはたらく分子間力より、約10倍程度強いのが特徴です。

水H_2Oの沸点が100℃と、他の水素化合物よりも著しく高い理由は、酸素Oの電気陰性度が非常に大きく、分子間で水素結合によるHの結びつきが生じるためです。

◎水素結合は共有結合やイオン結合より弱く、ファンデルワールス力より強い力です。

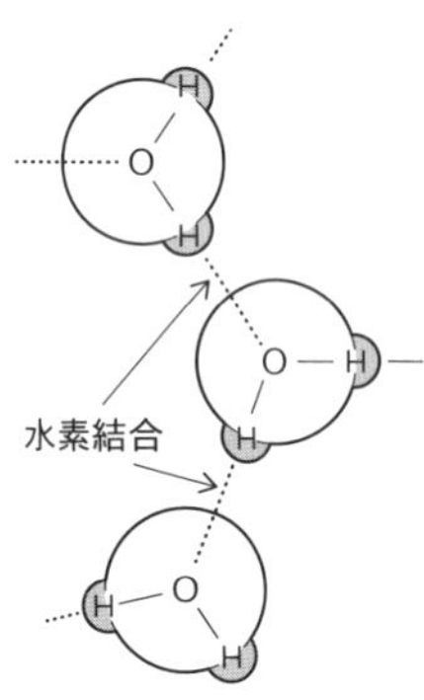

▲水の水素結合

［ファンデルワールス力］

ファンデルワールス力（りょく）も分子間力の一つで、全ての分子間にはたらく弱い引力をいいます。水素結合で結びついたものを除く、一般的に分子構造が似た物質では、分子量が大きいほどファンデルワールス力が強くなり、**融点**や**沸点**は**高くなります**。

● 分子結晶

分子間力により規則正しく配列した結晶を**分子結晶**といい、次のような特徴があります。

◎融点（ゆうてん）が低く、**軟らかくてもろい**。

◎**昇華しやすい**（しょうか）もの[5]が多くみられる。

◎電気を通さない。

[5] 二酸化炭素（ドライアイス）CO_2、ヨウ素I_2など。

● 共有結合の結晶

非金属元素の原子どうしが共有結合すると、通常は分子ができます。しかし、14族の**炭素C**や**ケイ素Si**のように4個の価電子をもつ原子は、多数の原子が次々に共有結合によって結びつきます。このように、共有結合のみでできた結晶を**共有結合結晶**（共有結合の結晶）といいます。

共有結合結晶には、ダイヤモンドC、黒鉛C、ケイ素Si、二酸化ケイ素SiO_2などがあり、次のような特徴があります。

◎化学的に**安定**している。

◎**硬くて融点（ゆうてん）が高い**。

◎水に溶けにくく、電気を通しにくい。

［炭素Cを含む共有結合結晶］

ダイヤモンドは、各炭素原子の4個の価電子全てが、隣り合う4個の炭素原子と共有結合しています。このため、非常に**硬く**、**融点が極めて高い**ことに加え、**電気を通さない**特徴があります。

黒鉛（グラファイト）は、各炭素原子の3個の価電子が、隣り合う3個の炭素原子と層状に共有結合しています。このため、**はがれやすく軟らかい**ことに加え、残る1個の価電子が層状構造に沿って自由に移動するため、**電気をよく通す**特徴があります。

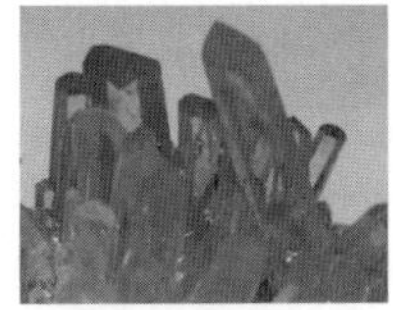

▲石英（二酸化ケイ素）の結晶

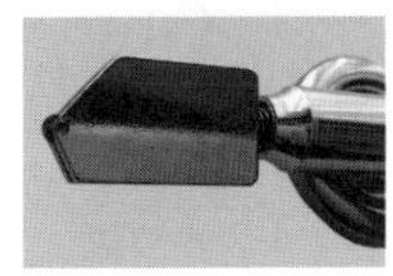

▲ガラスカッター

◎歯先にダイヤモンドが埋め込んであります。

◎ダイヤモンドと黒鉛は互いに同素体（68P参照）です。

おぼえる！ポイント

- 化学結合については、それぞれしっかり区別できるようにしましょう。
  また、代表的な化学結合の強さは迷わず答えられるようにしましょう。
  共有結合 ＞ イオン結合 ＞ 金属結合 ＞ 分子間力（水素結合 ＞ ファンデルワールス力）
- 単結合、二重結合、三重結合を見分ける問題がよく出題されます。また、無極性分子と極性分子を見分ける問題は非常によく出題されますが、パターン化されていることがほとんどです。89Pにある「主な無極性分子と極性分子」は必ず覚えて、それぞれの原子や分子の構造式や極性の形をセットで理解しておきましょう。
- 電気陰性度が最も大きい元素はフッ素です。周期表上で貴ガスを除いた右上の元素ほど、電気陰性度が大きくなります。

● 練習問題 ●

【1】次のうち、非金属元素の原子からなる物質で共有結合のみからなる結晶として、正しいものを選びなさい。［埼玉R3］

☐ 1．ヨウ素　2．アルミニウム
3．塩化ナトリウム　4．ダイヤモンド

【2】次のうち、三重結合をもつものはどれか。［北海道R4］

☐ 1．C_2H_4　2．O_2　3．N_2　4．Cl_2

【3】次のうち、電気陰性度が最も大きいものはどれか。［東北R4］

☐ 1．ホウ素　2．フッ素　3．ケイ素　4．ヨウ素

【4】次のうち、極性分子はどれか。［埼玉R4］

☐ 1．二酸化炭素　2．塩素　3．ベンゼン　4．メタノール

【5】次の分子のうち、無極性分子は1を、極性分子は2を選びなさい。
［千葉R4/三重R4/岐阜R4/東京R4］

☐ A．H_2　☐ B．Cl_2　☐ C．H_2O
☐ D．CO_2　☐ E．NH_3　☐ F．HCl
☐ G．CH_4　☐ H．N_2　☐ I．SO_2

【6】次の分子結晶に関する記述について、正しいものには○を、誤っているものには×を選びなさい。［関西R4］

☐ A．分子が分子間力によって規則的に配列した結晶である。
☐ B．氷は分子結晶である。
☐ C．ヨウ素は分子結晶である。
☐ D．融解すると電気を通す。
☐ E．昇華性を持つものが多い。

▶▶ 正解 ……………………………………

【1】4
【2】3
【3】2
【4】4
【5】A…1　B…1　C…2　D…1　E…2　F…2　G…1　H…1　I…2
【6】A…○　B…○　C…○　D…×　E…○

8 原子量と分子量

● 原子の相対質量

原子１個の質量は非常に小さく、扱いにくいものです。例えば、最も小さい水素原子^{1}Hは1.67×10^{-24}gです。そこで、原子の質量を表すために「質量数12の炭素原子^{12}C １個の質量を12」とした相対値（原子の**相対質量**）が用いられます。

炭素原子^{12}C １個の質量を12とすると、水素原子^{1}H １個の質量はちょうど1.0、酸素原子^{16}O １個の質量はちょうど16.0となります❶。

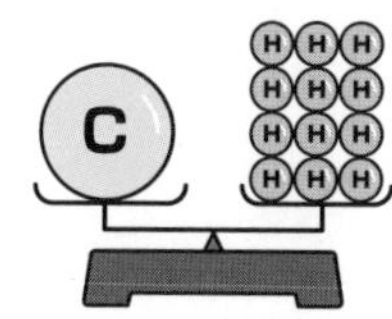

❶相対質量は質量の比であるため、単位をつけない。

▼ 原子の質量と相対質量

原子	^{1}H	^{4}He	^{12}C	^{16}O	^{23}Na
質量（g）	1.67×10^{-24}	6.64×10^{-24}	1.99×10^{-23}	2.66×10^{-23}	3.82×10^{-23}
相対質量	**1.0**	**4.0**	**12（基準）**	**16.0**	**23.0**

● 原子量

自然界に存在する多くの元素は、相対質量が異なるいくつかの同位体が存在し、その存在比はほぼ一定です。例えば、炭素は^{12}C原子（相対質量12）と^{13}C原子（相対質量13）という質量数の異なる同位体が天然に存在しています❷。

原子量は、その元素を構成する同位体の相対質量を、その存在比から平均化した値です❸。

本書では、原子量の使用に当たり、計算が複雑とならないようにするため、次に示す概数値❹を用いています。

❷炭素の存在比は、^{12}C原子が98.9%、^{13}C原子が1.1%。

❸原子量も相対質量と同様に質量の比であるため、単位をつけない。

❹概数値…おおよその値のこと。

▼ 元素の原子量の概数値

元素	H	C	N	O	Na	Mg	Al	S	Cl	K	Ca	Fe	Cu
原子量	1.0	12	14	16	23	24	27	32	35.5	39	40	56	63.5

● 分子量・式量

原子量の考え方は、分子や組成式、イオンに対しても用いることができます。いずれも原子量と同じように^{12}C＝12を基準とした相対質量で表し、単位をつけません。

◆分子量の求め方

水素分子　H_2

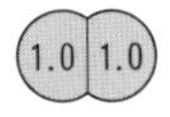

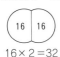

1.0×2=2.0

酸素分子　O_2

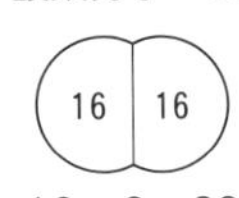

16×2=32

水分子　H_2O

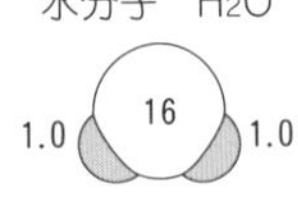

1.0×2+16=18

[分子量]

分子量は、分子式を構成する元素の原子量の総和で求めることができます。

例　二酸化炭素CO_2の分子量

分子量 ＝（Cの原子量）×1＋（Oの原子量）×2
＝12×1 ＋16×2
＝44

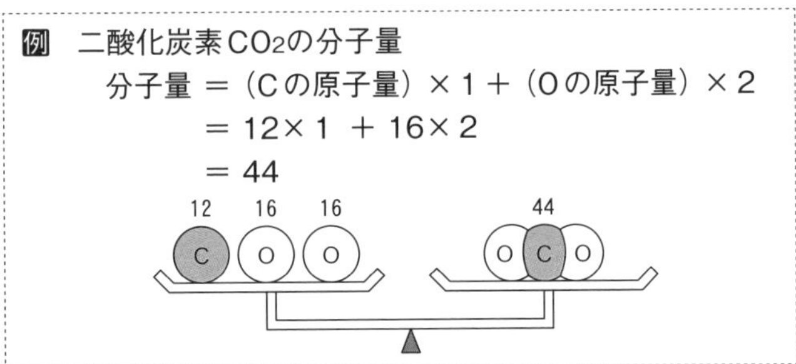

[式量]

塩化ナトリウムNaClやアルミニウムAlなどの組成式や、硫酸イオンSO_4^{2-}などのイオン式で表される物質は、**式量**を用います。式量は、組成式やイオン式を構成する元素の原子量の総和で求めることができます。

例　塩化ナトリウムNaClの式量

式量 ＝（Naの原子量）×1＋（Clの原子量）×1
＝23×1 ＋35.5×1
＝58.5

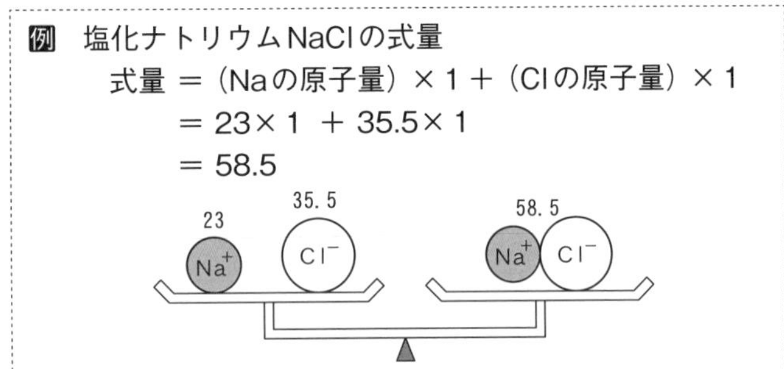

おぼえる！ポイント

- 例えば、炭素原子「^{12}C」×1個分の質量は、水素原子「^{1}H」×12個分と同じ質量である…というように、相対質量の考え方はきちんとおさえておきましょう。
- イオンの化学式の質量（式量）を求めるとき、電荷は無視してかまいません。これは、体重を量るときにコンタクトレンズを外さなくても体重が変わらないことと同じで、イオンや電子の質量が全体に影響しないほどに非常に軽いものだからです。

● 練習問題 ●

【1】次の化学式で表される物質の分子量、式量の値が最も大きいのはどれか。ただし、原子量をH＝1.0、C＝12、N＝14、O＝16とする。［富山R4］

☑ 1．N_2　　2．NH_4^+　　3．H_2O_2
4．CN^-　　5．C_2H_4

【2】次のうち、アセトニトリルの分子量として、正しいものはどれか。ただし、原子量を、H＝1、C＝12、N＝14、O＝16とする。［静岡R4］

☑ 1．32　　2．41
3．46　　4．60

【3】次のうち、分子量が最も大きいものはどれか。正しいものを一つ選びなさい。ただし、原子量をH＝1、C＝12、O＝16、S＝32とする。［千葉R4］

☑ 1．ホルムアルデヒド　　2．フェノール　　3．硫化水素
4．酢酸エチル　　5．硫酸

▶▶ 正解 ……………………………………………

【1】3
【2】2
〔解説〕アセトニトリルの化学式はCH_3CNである。分子量は次のとおり。
12＋（1×3）＋12＋14 ＝ 12＋3＋12＋14 ＝ 41
【3】5
〔解説〕1．ホルムアルデヒド$HCHO$ …1＋12＋1＋16＝30
2．フェノールC_6H_5OH …（12×6）＋（1×5）＋16＋1＝94
3．硫（りゅう）化水素H_2S …（1×2）＋32＝34
4．酢酸エチル$CH_3COOC_2H_5$
…12＋（1×3）＋12＋16＋16＋（12×2）＋（1×5）＝88
5．硫酸H_2SO_4 …（1×2）＋32＋（16×4）＝98

9 物質量（mol）

● 物質量の定義

❶65P参照。

❷物質量の単位がモルであり、「物質量＝モル」ではないことに注意。

化学反応❶は、物質を構成する原子・分子・イオンなどの粒子の組み合わせの変化ですが、反応にかかわる粒子の数は膨大です。そこで、物質の量の関係を考えるときは、同じ粒子を**6.0×10²³**個集めた集団を**1 mol（モル）**と定義し、多数の粒子を一定数の集団として考えるようにするとわかりやすくなります。また、**mol（モル）**を単位として表す粒子の量を**物質量**❷といいます。

例 「1個の水分子H_2Oには1個の酸素原子Oと2個の水素原子Hが含まれる」を物質量で表すと次のとおり。
⇒1 molの水分子（6.0×10^{23}個）には1 molの酸素原子（6.0×10^{23}個）と2 mol（12.0×10^{23}個）の水素原子が含まれる。

［アボガドロ定数］

アボガドロ定数とは、6.0×10^{23}個に単位をつけた1 molあたりの粒子の数6.0×10^{23}/molをいい、このアボガドロ定数を用いると、物質量は次のように表すことができます。

$$\textbf{物質量}\ (\text{mol}) = \frac{\textbf{粒子の数}}{6.0\times10^{23}/\text{mol}}$$

❸例えば、炭素原子Cと水素原子Hの粒子の数が、いずれも同じ6.0×10^{23}個で同じ1 molであったとしても、原子量が異なる（93P参照）ため、質量は異なる。

どの物質においても、6.0×10^{23}個の粒子の集団を1 molとしますが、原子の種類によって1個あたりの質量が異なるため、物質によって1 mol分の質量も異なります❸。

また、分子の個数と、その分子を構成する原子の数は、必ずしも同じ数になるわけではありません。

● モル質量

❹炭素Cの原子量は12なので、モル質量は12g/mol。水H_2Oの分子量は18なので、モル質量は18g/mol。

物質1 molあたりの質量gを**モル質量**といい、原子量、分子量、式量の値に単位**g/mol**をつけたものをいいます❹。モル質量を用いると、物質量は次のように表すことができます。

$$\textbf{物質量}\ (\text{mol}) = \frac{\textbf{物質の質量}\ (\text{g})}{\textbf{モル質量}\ (\text{g/mol})}$$

● 気体 1 mol の体積

▣ アボガドロの法則

同温・同圧で同体積の気体の中には、気体の種類によらず同じ数の分子が含まれる。

全ての気体の体積は物質量に比例します。これらは混合気体においても同様です。

物質 1 mol が占める体積を**モル体積**といい、単位は**L/mol**で表します。ほとんどの気体のモル体積はその種類に関係なく、温度 0 ℃・1 気圧❺のとき**22.4L/mol**です。気体の物質量はモル体積を用いると、次のように表すことができます。

$$\text{物質量 (mol)} = \frac{\text{温度 0 ℃・1 気圧での気体の体積 (L)}}{22.4\text{L/mol}}$$

❺気体の体積は温度や圧力によって変化するため、温度 0 ℃、1 気圧（1.013×10^5 Pa）の状態を基準にすることが多い。この状態を「標準状態」と呼ぶことがある。

◎二酸化炭素 CO_2 が温度 0 ℃、1 気圧で 22.4L あるとすると、その二酸化炭素の質量は、(C) 12＋(O) 16 ×2＝44g となります。

まとめ　物質量の関係

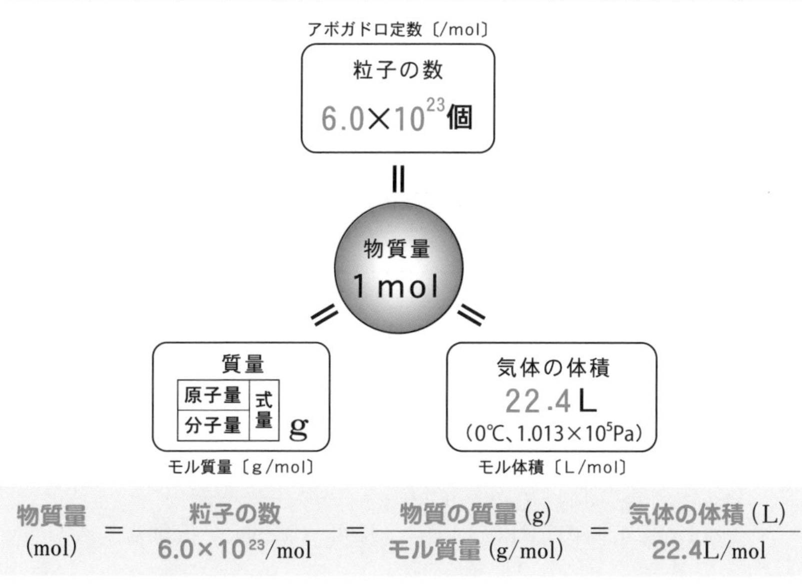

$$\frac{\text{物質量}}{\text{(mol)}} = \frac{\text{粒子の数}}{6.0\times10^{23}/\text{mol}} = \frac{\text{物質の質量 (g)}}{\text{モル質量 (g/mol)}} = \frac{\text{気体の体積 (L)}}{22.4\text{L/mol}}$$

● 練習問題 ●

【1】アルミニウム原子1.2×10^{23}個の質量はどれか。ただし、アルミニウムの原子量は27、アボガドロ定数は6.0×10^{23}/molとする。［茨城R4］

☐ 1．1.2 g　2．2.7 g　3．5.4 g
4．6.0 g　5．8.1 g

【2】「すべての気体は、同温・同圧のもとでは、同体積中に同数の分子を含む。」に該当する化学の法則はどれか。［栃木R4］

☐ 1．アボガドロの法則　2．ボイルの法則
3．シャルルの法則　4．ヘンリーの法則

【3】次のうち、二酸化炭素11gの標準状態における体積として、最も適当なものはどれか。ただし、原子量はC＝12、O＝16とし、標準状態での1 molの気体は22.4 Lとする。［東北R4］

☐ 1．0.49 L　2．1.96 L　3．5.6 L　4．22.4 L

【4】気体と物質量に関する以下の記述のうち、正しいものには○を、誤っているものには×を選びなさい。ただし、気体は理想気体とする。［中国R3］

☐ A．同温・同圧の気体の密度は、分子量に比例する。
☐ B．100℃、1気圧を標準状態という。
☐ C．標準状態で1 molの気体の体積は33.4Lである。
☐ D．標準状態で1 molの気体の質量は気体の種類に関係なく同じである。

▶▶ 正解 ……………………………………………………

【1】3
〔解説〕アボガドロ定数6.0×10^{23}個＝1 molより、アルミニウムAl原子1.2×10^{23}個＝0.2mol。アルミニウム1 mol＝27gなので、27g×0.2mol＝5.4g。
【2】1
【3】3
〔解説〕二酸化炭素CO_2の分子量は12＋（16×2）＝44なので1 mol＝44g。
11gでは11g／44g＝0.25molとなる。
1 mol＝22.4Lなので0.25molでは、22.4L×0.25mol＝5.6L。
【4】A…○　B…×　C…×　D…×

10 溶液の濃度と性質

●溶液

水に少量の塩化ナトリウムNaClを加えてかき混ぜると、塩化ナトリウムが溶けて均一な液体（食塩水）ができます。

この現象を**溶解**といい、溶けている物質（塩化ナトリウム）を**溶質**、溶かしている液体（水）を**溶媒**❶、得られる混合物（食塩水）を**溶液**❷といいます。

❶媒（ばい）…なかだちをする・仲介するという意味。

❷溶媒が水である溶液を、特に水溶液ということが多い。

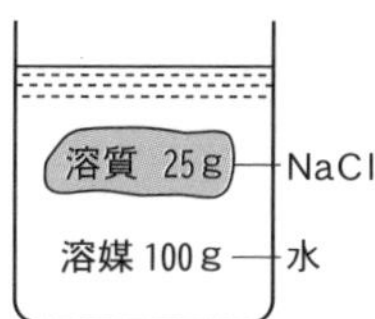

▲溶質・溶媒・溶液

●濃度❸

[質量パーセント濃度]

溶液中に溶けている溶質の質量の割合を百分率（%）で表した濃度を**質量パーセント濃度**といいます。

$$質量パーセント濃度（\%）= \frac{溶質の質量（g）}{溶液の質量（g）} \times 100$$

例　水100gに塩化ナトリウム25gを溶かした水溶液の質量パーセント濃度は、次のとおり。

$$質量パーセント濃度（\%）= \frac{25g}{(100+25)\,g} \times 100 = 20\%$$

❸濃度…溶液に含まれる溶質の割合のこと。

[モル濃度]

溶液1L中に溶けている溶質の物質量（mol）を表した濃度を**モル濃度**といい、単位はmol/L❹を用います。

$$モル濃度（mol/L）= \frac{溶質の物質量（mol）}{溶液の体積（L）}$$

例　式量40の水酸化ナトリウム10gを水に溶かして500mL（0.5L）とした水溶液のモル濃度は、次のとおり。

$$溶質の物質量（mol）= \frac{10g}{40} = 0.25mol$$

$$モル濃度（mol/L）= \frac{0.25mol}{0.5L} = 0.5mol/L$$

❹「モルパーリットル」または「モル毎（まい）リットル」と読む。

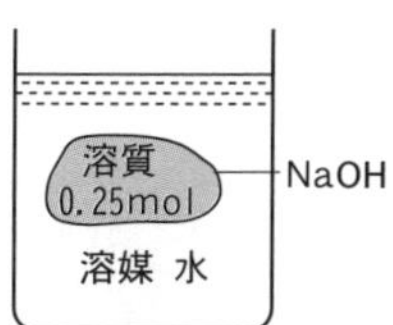

▲モル濃度と溶質の物質量との関係

◎水溶液の体積の単位がmLの場合は、1L=1000mLより $1\,mL = \frac{1}{1000}$ を用いて換算し、式に代入します。

[質量モル濃度]

溶媒1kg中に溶けている溶質の物質量(mol)を表した濃度を**質量モル濃度**といい、単位はmol/kg❺を用います。

$$\textbf{質量モル濃度}\ (\text{mol/kg}) = \frac{\textbf{溶質の物質量}\ (\text{mol})}{\textbf{溶媒の質量}\ (\text{kg})}$$

例 1.0molの塩化カリウムを2.0kgの水に溶かした水溶液の質量モル濃度は、次のとおり。

$$\text{質量モル濃度 (mol/kg)} = \frac{1.0\text{mol}}{2.0\text{kg}}$$
$$= 0.5\text{mol/kg}$$

❺「モルパーキログラム」または「モル毎(まい)キログラム」と読む。

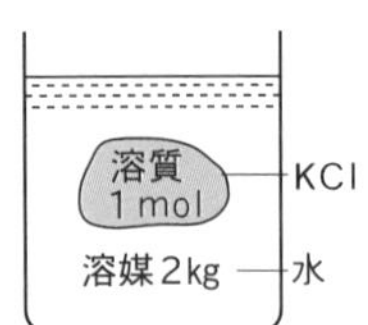

▲質量モル濃度

◎質量モル濃度を求めるときは、**溶媒**の質量を扱うことに注意。

● 固体の溶解度

ある温度において一定量の溶媒に溶質を溶かしていくと、そのうち溶質が溶けきれずに残るようになります。このような溶解の限度量を**溶解度**❻といい、溶解度まで溶質を溶かした溶液を**飽和(ほうわ)溶液**といいます。溶解度は温度によって変化し、多くの固体では高温ほど溶解度は大きくなります。

また、飽和溶液中に溶け残った溶質が共存するとき、溶質が溶液中に溶け出す速さと溶液中から析出する速さとが等しいため、見かけ上は新たな溶解も析出も起こっていないように見えます。このような状態を**溶解平衡(へいこう)**といいます。

❻溶質が固体や液体の場合の溶解度は一般に、溶媒100gに溶ける溶質の質量(g)で表すことが多い。

◎溶解度を用いて物質を精製する操作に、**再結晶**(64P参照)があります。

● 気体の溶解度

水に対する気体の溶解度は、固体の溶解の場合とは逆に、高温ほど溶解度は小さくなります。また、溶媒に接していた気体の圧力が低いほど、溶解度は小さくなります。

例えば、炭酸飲料の容器を開封すると一気に二酸化炭素CO_2の泡が発生するのは、高圧で水に溶けていたCO_2が開封により圧力が低下し、水に溶けきれなくなり気体となって出てくるためです。

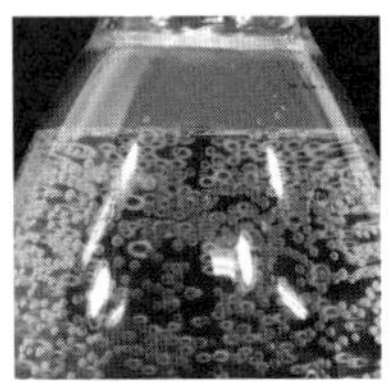

▲炭酸飲料の開封直後

▣ ヘンリーの法則❼

一定温度で一定量の溶媒に溶ける気体の質量(物質量)は、その気体の圧力に比例する。

❼この法則は、アンモニアNH_3や塩化水素HClなどの溶解度が大きい気体では成り立たない。

● 希薄溶液❽の性質

［蒸気圧降下・沸点上昇］

海水で濡れた水着は乾きにくいことが知られています。これは、塩化ナトリウムNaClのような不揮発性物質❾を溶かした希薄溶液の蒸気圧が純溶媒である真水より低いためであり、このような現象を**蒸気圧降下**といいます。

不揮発性物質を溶かした希薄溶液では蒸気圧降下のために、100℃より高い温度にならなければ沸騰しません。溶液の沸点が純溶媒の沸点より高くなる現象を**沸点上昇**といいます。

［凝固点降下］

純水は０℃で凝固しますが、海水はおよそ−1.8℃以下にならなければ凝固し始めません。このように、溶液の凝固点が純溶媒の凝固点よりも低くなる現象を**凝固点降下**といいます。凝固点降下は、エンジンの不凍液や路面の融雪剤などに利用されています。

● 電解質溶液の性質

イオン結晶などの**電解質が溶質の溶液**では、沸点上昇や凝固点降下は存在する全ての溶質粒子（分子や電離しているイオン）の**質量モル濃度に比例**します。

例えば、0.10mol/kgの塩化ナトリウムNaClの水溶液では、全ての塩化ナトリウムが次のように電離します。

$$NaCl \longrightarrow Na^{+} + Cl^{-}$$

このとき溶質粒子（イオン）であるNa^{+}とCl^{-}の総濃度は0.10×２＝0.20mol/kgとなり、溶質NaClの濃度の２倍となるため、沸点上昇や凝固点降下も２倍となります。

これは質量モル濃度が同じ0.10mol/kgで、電解質を持たないショ糖水溶液（砂糖水）と比べても同様で、電解質をもつ塩化ナトリウム水溶液のほうが、ショ糖水溶液の約２倍の沸点上昇や凝固点降下を示します。

❽希薄溶液…溶媒の量に対して溶質の量が極めて少なく、**濃度が小さい溶液**のこと。

❾不揮発性物質…ほとんど蒸発しない物質のこと。

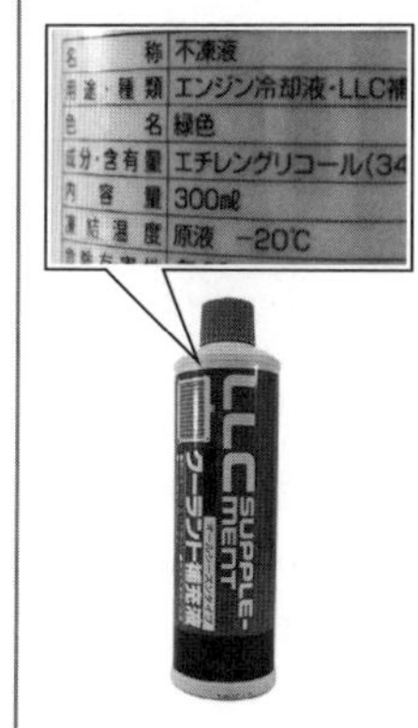

▲エンジンの不凍液

◎エンジンの冷却水は、凍結しないようにエチレングリコールを主成分とする不凍液を加え、凝固点を下げています。

おぼえる！ポイント

- 溶液とは、溶質（溶かされた物質）と、溶媒（溶かしている液体）を足したものをいいます。
- 計算をするときは、溶液・溶質・溶媒の違いを理解しておくことが重要です。問題文が求めているものが、質量なのか濃度なのかをきちんと読み取りましょう。
- モル濃度は1Lあたりの物質量、質量モル濃度は1kgあたりの物質量です。問題文で提示されている単位が異なる場合は、換算を忘れずに行いましょう。

● 練習問題 ●

【1】水660gに塩化ナトリウムを加えると、質量パーセント濃度が12%の塩化ナトリウム水溶液ができた。このとき加えた塩化ナトリウムの量として正しいものはどれか。［三重R4］

☐ 1．12g　2．79g
3．90g　4．180g

【2】以下のうち、質量パーセント濃度20%塩化ナトリウム水溶液120gをつくるのに、必要な塩化ナトリウムの量として適当なものはどれか。［九州R4］

☐ 1．20g　2．22g
3．24g　4．26g

【3】水100gに塩化ナトリウム20gを加えて溶かした塩化ナトリウム水溶液の質量パーセント濃度は何%か。次のうち最も近い値を選びなさい。［栃木R4］

☐ 1．12.5　2．14.3
3．16.7　4．20.0

【4】水酸化ナトリウム4.0gを少量の水で溶かした後、水を加えて200mLの水溶液にした。この水溶液のモル濃度は何mol/Lか。ただし、質量数はH＝1、He＝2、C＝12、O＝16、Na＝23、S＝32とする。［神奈川R4］

☐ 1．0.2mol/L　2．0.5mol/L　3．1.0mol/L
4．1.5mol/L　5．2.0mol/L

【5】水酸化ナトリウム2.0gに水を加えて、200mLの水溶液をつくった場合、生じた水溶液のモル濃度として最も適当なものはどれか。なお、原子量はH＝1、O＝16、Na＝23とする。［九州R3］

☐ 1．0.025mol/L　2．0.05mol/L
3．0.25mol/L　4．0.5mol/L

【6】塩化ナトリウム234.0gを水に溶かして2.0Lの水溶液をつくった。この溶液のモル濃度は何mol/Lか。ただし、Naの原子量を23.0、Clの原子量を35.5とする。［関西R3］

☐ 1．1.0　2．2.0　3．3.0
4．4.0　5．5.0

【7】質量パーセント濃度20%、密度1.2g/mLの水酸化ナトリウムNaOH水溶液がある。この水溶液のモル濃度（mol/L）として、正しいものはどれか。ただし、原子量は、水素＝1、酸素＝16、ナトリウム＝23とする。［東京R4］

☐ 1．4.0mol/L　2．5.0mol/L
3．6.0mol/L　4．7.0mol/L

【8】100gに塩化ナトリウム1.17gを溶かした水溶液の質量モル濃度を一つ選びなさい。ただし、質量数は、H＝1、C＝12、O＝16、Na＝23、S＝32、Cl＝35.5とする。［岐阜R4］

☐ 1．0.1mol/kg　2．0.2mol/kg　3．0.5mol/kg
4．1.0mol/kg　5．2.0mol/kg

【9】純水に不揮発性の溶質を溶かした希薄溶液について、正しいものには○を、誤っているものには×を選びなさい。［千葉R4］

☐ A．希薄溶液の蒸気圧は、純水の蒸気圧より上昇する。
☐ B．希薄溶液の沸点は、純水の沸点より上昇する。
☐ C．希薄溶液の凝固点は、純水の凝固点より上昇する。

▶▶ 正解 ……………………………………………………………………

【1】3

〔解説〕加えた塩化ナトリウムの質量を x とすると、次の等式が成り立つ。

$$12\% = \frac{x\text{g}}{660\text{g} + x\text{g}} \times 100 \quad \Rightarrow \quad (660 + x) \times 12 = 100x \quad \Rightarrow \quad x = 90\text{g}$$

【2】3

〔解説〕加える塩化ナトリウムの質量を x とすると、次の等式が成り立つ。

$$20\% = \frac{x\text{g}}{120\text{g}} \times 100 \quad \Rightarrow \quad 100x = 2400 \quad \Rightarrow \quad x = 24\text{g}$$

【3】3

〔解説〕加える塩化ナトリウムの濃度を x とすると、次の等式が成り立つ。

$$x\% = \frac{20\text{g}}{100\text{g} + 20\text{g}} \times 100 \quad \Rightarrow \quad x\% = \frac{1}{6} \times 100 \quad \Rightarrow \quad x = 16.666\cdots$$

【4】2

〔解説〕水酸化ナトリウムNaOHの式量23＋16＋1＝40。4.0gは4.0／40＝0.1mol。水溶液200mLを0.2L、モル濃度を x とすると、次の等式が成り立つ。

$$x\,\text{mol/L} = \frac{0.1\text{mol}}{0.2\text{L}} \quad \Rightarrow \quad x = 0.5\text{mol/L}$$

【5】3

〔解説〕**【4】**参照。NaOHの式量は40、2.0gは2.0／40＝0.05mol。水溶液200mLを0.2L、モル濃度を x とすると、次の等式が成り立つ。

$$x\,\text{mol/L} = \frac{0.05\text{mol}}{0.2\text{L}} \quad \Rightarrow \quad x = 0.25\text{mol/L}$$

【6】2

〔解説〕塩化ナトリウムNaClの式量23＋35.5＝58.5。234.0gは234.0／58.5＝4.0mol。モル濃度を x とすると、次の等式が成り立つ。

$$x\,\text{mol/L} = \frac{4.0\text{mol}}{2.0\text{L}} \quad \Rightarrow \quad x = 2.0\text{mol/L}$$

【7】3

〔解説〕この水溶液の質量は、1.2g/mL×1,000mL＝1,200g。質量パーセント濃度20%より、0.2×1,200g＝240gのNaOHが含まれる。
NaOHの式量23＋16＋1＝40。240gは240／40＝6mol。従って、この水溶液のモル濃度は6.0mol/Lとなる。

【8】2

〔解説〕**【6】**参照。NaClの式量は58.5。1.17gは1.17／58.5＝0.02mol。水溶液100gを0.1kg、モル濃度を x とすると、次の等式が成り立つ。

$$x\,\text{mol/kg} = \frac{0.02\text{mol}}{0.1\text{kg}} \quad \Rightarrow \quad x = 0.2\text{mol/kg}$$

【9】A…×　B…○　C…×

11 化学反応式

● 化学反応式

化学変化において、反応前の物質（**反応物**）と反応後の物質（**生成物**）の量的な関係を化学式を用いて表した式を、**化学反応式**といいます。

[化学反応式の書き方]

メタンCH_4を酸素O_2中で燃焼させ、二酸化炭素CO_2と水H_2Oを生成する化学変化を、化学反応式で表してみます。

◎反応物…メタンCH_4、酸素O_2

◎生成物…二酸化炭素CO_2、水H_2O

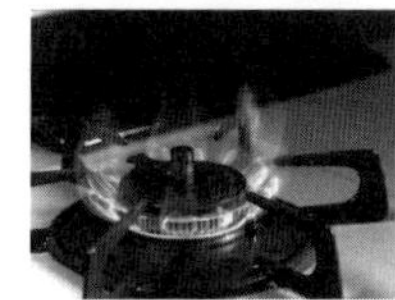

▲都市ガスの燃焼

◎都市ガスはメタンを主成分としています。メタンは完全燃焼すると二酸化炭素と水が生じます。ただし、酸素が不足すると不完全燃焼し、一酸化炭素COが発生します。

1 左辺に反応物の化学式を、右辺に生成物の化学式を書き、両辺を ⟶ で結びます。

$$CH_4 + O_2 \longrightarrow CO_2 + H_2O$$

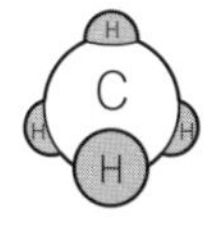

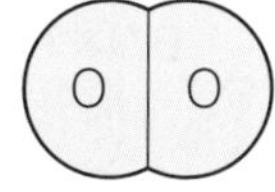

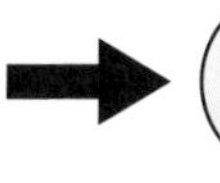
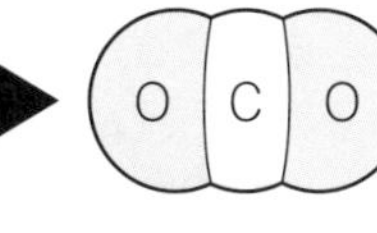

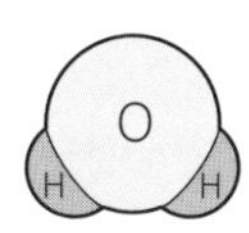

2 化学反応式では、両辺の原子の個数がそろうように、各物質に係数をつける必要があります。

$$[\ \ ]CH_4 + [\ \ ]O_2 \longrightarrow [\ \ ]CO_2 + [\ \ ]H_2O$$

この係数の決定は、はじめに**最も複雑な化学式の係数を1と仮定**します。この場合CH_4の係数を1とすると、左辺の炭素原子Cの数は1になり、右辺の炭素原子の数となるCO_2の係数も1とします❶。

$$[1]CH_4 + [\ \ ]O_2 \longrightarrow [1]CO_2 + [\ \ ]H_2O$$

❶

	左辺	右辺
C	1個	1個
H	4個	
O		2個

3 左辺の水素原子Hの数は4です。右辺の水素原子の数をそろえるためH_2Oの係数を2とすると、右辺の酸素原子Oの数は4になります。左辺の酸素原子の数をそろえると、O_2の係数は2となります❷。

$$1CH_4 + [2]O_2 \longrightarrow 1CO_2 + [2]H_2O$$

❷

	左辺	右辺
C	1個	1個
H	4個	4個
O	4個	4個

❸

	左辺	右辺
C	1個（省略）	
H	4個	
O	4個	

④ 最後に**係数の1を省略**し、両辺の各原子の数が等しいことを再確認します❸。係数の比は**最も簡単な整数の比**にします。

$$CH_4 + 2O_2 \longrightarrow CO_2 + 2H_2O$$

● 化学反応式の量的関係

化学反応式において、各物質につけられた係数は、反応物と生成物の量的関係も示しています。水素 H_2 を酸素 O_2 中で燃焼させ、水 H_2O を生成する化学変化を例にとってみます。

▼ 化学反応の量的関係

化学反応式	$2H_2$	+	O_2	$\longrightarrow$	$2H_2O$
反応式の係数	2		1		2
分子の数	水素分子 H_2 2個		酸素分子 O_2 1個	$\longrightarrow$	水分子 H_2O 2個
物質量（粒子の数）	H_2…2mol 6.0×10^{23} 個×2		O_2…1mol 6.0×10^{23} 個×1	$\longrightarrow$	H_2O…2mol 6.0×10^{23} 個×2
気体の体積（同温・同圧❹）	H_2…2mol分 22.4L×2		O_2…1mol分 22.4L×1	$\longrightarrow$	H_2O…2mol分 22.4L×2
質量	2g/mol×2mol $2H_2$…4g		32g/mol×1mol O_2…32g		18g/mol×2mol $2H_2O$…36g

❹温度0℃、1気圧（1.013×10^5Pa）の状態。

◎物質の種類が異なる場合でも1molあたりの物質量と気体の体積は同じであることに注意しましょう。

以上から、次のことがわかります。

◎反応式の**係数の比**は**分子の数の比**、**物質量**（mol）**の比**、**気体の体積の比**とそれぞれ等しい。

◎物質1molの質量が物質の種類によって異なるため、反応式の係数の比と質量は同一の比にはならないが、反応物の質量（4g＋32g＝36g）と生成物の質量（36g）は等しいため、質量保存の法則が成り立つ。

▣ **質量保存の法則**

化学変化の前後で物質の質量の総和は変化しない。

おぼえる！ポイント

- 化学反応式の係数は、両辺の原子の数をそろえることを常に意識しましょう。
- 係数の比は「最も簡単な整数の比」にするため、分数を使うことがないようにします。
- 1 molあたりの物質量（粒子の数）と気体の体積は、物質が異なっても全て同じですが、1 molあたりの質量（原子量・分子量・式量）は物質によって異なることを、しっかりと理解しましょう。

● 練習問題 ●

【1】以下の化学反応式について、（　）の中に入れるべき係数を答えなさい。
［九州R4］

☐ $3Cu +$（A）$HNO_3 \longrightarrow$（B）$Cu(NO_3)_2 +$（C）$H_2O +$（D）NO

【2】次のうち、過酸化水素（H_2O_2）に触媒を加え、水と酸素が生成する化学反応式として、正しいものはどれか。［埼玉R4］

☐ 1．$H_2O_2 \longrightarrow H_2O + O_2$
2．$H_2O_2 \longrightarrow H_2O + 2O_2$
3．$2H_2O_2 \longrightarrow 2H_2O + O_2$
4．$2H_2O_2 \longrightarrow 2H_2O + 2O_2$

【3】次の化学反応式は、プロパンの燃焼を表したものである。標準状態で1.0Lのプロパンを使用したとき、二酸化炭素は何L生成するか。［北海道R4］

$C_3H_8 + 5O_2 \longrightarrow 3CO_2 + 4H_2O$

☐ 1．2.0L　　2．3.0L
3．5.0L　　4．6.0L

【4】アルミニウムに塩酸を加えたときの、化学反応式は次のようになる。アルミニウム5.4gを完全に反応させたとき生成する水素の体積は標準状態で何Lか。標準状態（0℃、1気圧）の気体の体積は22.4L/molとし、原子量はH＝1.0、Al＝27、Cl＝35.5とする。［富山R4］

$2Al + 6HCl \longrightarrow 2AlCl_3 + 3H_2$

☐ 1．2.24L　　2．4.48L　　3．6.72L
4．8.96L　　5．11.2L

▶▶ 正解 ……………………………………………………………………

【1】A…8　B…3　C…4　D…2

〔解説〕$3Cu$ ＋（A：8）HNO_3

⟶（B：3）$Cu(NO_3)_2$ ＋（C：4）H_2O ＋（D：2）NO

まずCuの数に着目すると左辺は3個であるため、右辺の（B）は「3」となる。同様に残りも左辺と右辺の原子数が等しくなるように求めていくと以下の表のとおりとなる。

	左辺		右辺		
	3Cu	$8HNO_3$	$3Cu(NO_3)_2$	$4H_2O$	2NO
Cu	3	-	3	-	-
H	-	8	-	8	-
N	-	8	6	-	2
O	-	24	18	4	2

【2】3

【3】2

〔解説〕化学反応式よりC_3H_8とCO_2の比は1：3。

C_3H_8を1.0L使用した場合、CO_2は3.0L生成される。

【4】3

〔解説〕化学反応式よりAlとH_2の比は2：3。

Al 5.4gでは5.4／27＝0.2molになるので、H_2の物質量をxとすると、

0.2mol：x＝2：3　⇒　x＝0.3molとなる。

気体の体積22.4L/molより、22.4L/mol×0.3mol＝6.72L。

12 酸と塩基

● 酸

塩酸 HCl ❶、硝酸 HNO_3、硫酸 H_2SO_4 などの水溶液は、次のような共通の性質があります。

◎薄い水溶液は酸味を示す。
◎青色リトマス紙を赤色に変える。
◎BTB溶液を黄色に変える。
◎亜鉛などの金属を溶かし、水素を生じさせる。

このような水溶液の性質を**酸性**といい、酸性を示す物質を**酸**といいます。

❶塩酸…気体である塩化水素の水溶液。

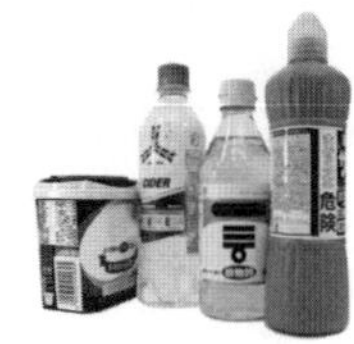

▲酸を含んだ身近な製品

● 塩 基

水酸化ナトリウム $NaOH$ や水酸化カルシウム $Ca(OH)_2$ の水溶液（石灰水）は、次のような共通の性質があります。

◎薄い水溶液は苦みがある。
◎赤色リトマス紙を青色に変える。
◎BTB溶液を青色に変える。

このような水溶液の性質を**塩基性**といい、塩基性を示す物質を**塩基**といいます。なお、水に溶けやすい塩基を**アルカリ**といい、その水溶液の性質を**アルカリ性**ともいいます。

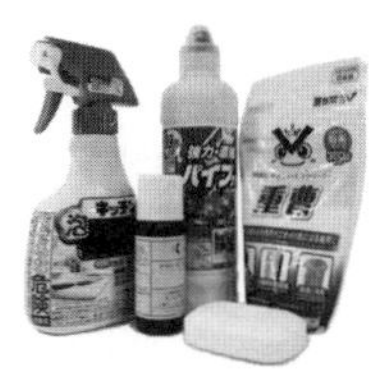

▲塩基を含んだ身近な製品

● 酸と塩基の定義

［アレニウスの定義］

▣ アレニウスの酸の定義

酸とは、水に溶けて水素イオン H^+ を生じる物質である。

酸は**水溶液中**で次のように電離して、**水素イオン H^+** を生じます。

$$HCl \longrightarrow H^+ + Cl^-$$
$$HNO_3 \longrightarrow H^+ + NO_3^-$$
$$H_2SO_4 \longrightarrow 2H^+ + SO_4^{2-}$$

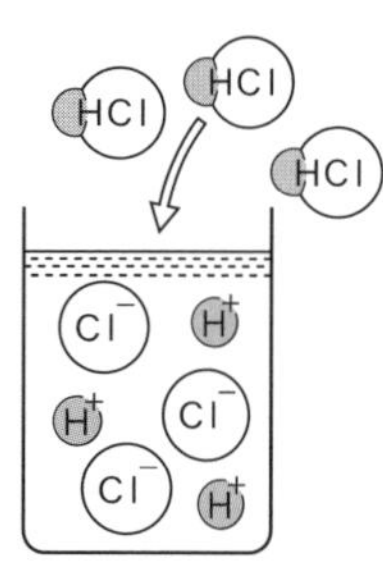

▲水溶液中での酸の電離

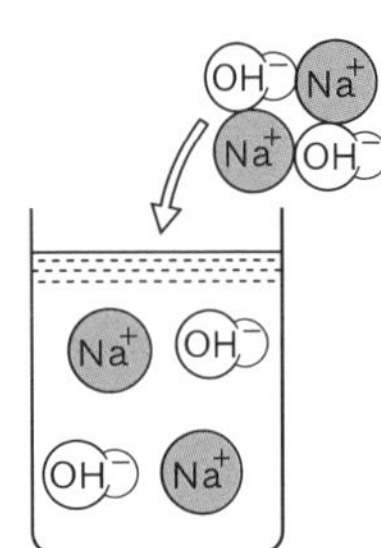

▲水溶液中での塩基の電離

■ アレニウスの塩基の定義

塩基とは、水に溶けて水酸化物イオンOH^-を生じる物質である。

塩基は**水溶液中**で次のように電離して、**水酸化物イオンOH^-**を生じます。

$$NaOH \longrightarrow Na^+ + OH^-$$
$$Ca(OH)_2 \longrightarrow Ca^{2+} + 2OH^-$$

アンモニアNH_3は分子中にOH^-を含みませんが、水に溶けると一部のNH_3が水と反応してOH^-を生じるため、塩基にあてはまります❷。

$$NH_3 + H_2O \rightleftarrows NH_4^+ + OH^-$$

❷アンモニアの水溶液では、一部だけが電離する。このとき、反応は右方向にも左方向にも進むため、矢印は ⇄ で表す。

[ブレンステッド・ローリーの定義]

■ ブレンステッド・ローリーの酸・塩基の定義

酸は**水素イオンH^+を与える分子やイオン**であり、塩基は**H^+を受け取る分子やイオン**である。

この定義に従うとアレニウスの定義では説明できない反応も説明できるようになります。

塩化水素HClは水に溶解して電離すると、水素イオンH^+と塩素イオンCl^-に分かれます❸。

$$HCl + H_2O \longrightarrow Cl^- + H_3O^+$$

◎HClがH_2Oに**H^+を与えている**………酸のはたらき
◎H_2Oは**H^+を受け取っている**…………塩基のはたらき

❸このとき水素イオンH^+は、水溶液中で水分子H_2Oと配位結合(88P参照)し、オキソニウムイオンH_3O^+となります。

$$H_2O + H^+ \longrightarrow H_3O^+$$

また、アンモニアNH_3の反応についてはアレニウスの定義だけでなく、ブレンステッド・ローリーの定義でも説明することができます。

$$NH_3 + H_2O \rightleftarrows NH_4^+ + OH^-$$

◎H_2OがNH_3に**H^+を与えている**
　NH_4^+がOH^-に**H^+を与えている**……酸のはたらき
◎NH_3は**H^+を受け取っている**
　OH^-は**H^+を受け取っている** ………塩基のはたらき

◎水H_2Oは反応する相手に応じて、**酸と塩基のどちらにもなります。**

● 酸と塩基の価数

酸１分子に含まれる水素原子Hのうち、水素イオンH^+として放出することができる数を、**酸の価数**といいます。

> 例　塩酸HCl ………H^+を１個放出できるので１価の酸
> 硫酸(りゅう)H_2SO_4……H^+を２個放出できるので２価の酸

塩基では組成式に含まれる水酸化物イオンOH^-の数を**塩基の価数**といいます。

> 例　水酸化ナトリウムNaOH…………１価の塩基
> 水酸化カルシウム$Ca(OH)_2$ ……２価の塩基

アンモニアNH_3は化学式にOHを含みませんが、水と反応して１個のOH^-を生じるため、１価の塩基です。

● 酸と塩基の強さ

［電離度］

同じモル濃度で同じ１価の酸であっても、塩酸HClと酢酸CH_3COOHでは、塩酸の方が電気をよく導きます。これは、塩酸はほぼ全てのHCl分子が電離して多くの水素イオンH^+が存在するのに対して、酢酸は水溶液中で一部の分子しか電離せず、大部分が分子のまま存在しているからです。

酸や塩基のような電解質❹が水溶液中で電離している割合を**電離度**といい、記号αで表されます。

$$\text{電離度}\alpha = \frac{\text{電離している酸（塩基）の物質量（mol）}}{\text{溶解した酸（塩基）の物質量（mol）}}$$

電離度は物質によって異なり、塩酸の電離度は１に近く、酢酸の電離度は１よりも著しく小さくなります。

［酸と塩基の強弱］

塩酸や水酸化ナトリウムのように、水溶液中でほぼ全ての分子が電離し、電離度が限りなく１に近い酸を**強酸**、塩基を**強塩基**といいます。

$$HCl \longrightarrow H^+ + Cl^-$$
$$NaOH \longrightarrow Na^+ + OH^-$$

◎酢酸CH_3COOHは水素原子Hが４つ含まれていますが、４価ではなく１価の酸です。
これは、酢酸が水溶液中で酢酸イオンCH_3COO^-と水素イオンH^+に電離するためです。

$$CH_3COOH \rightleftarrows CH_3COO^- + H^+$$

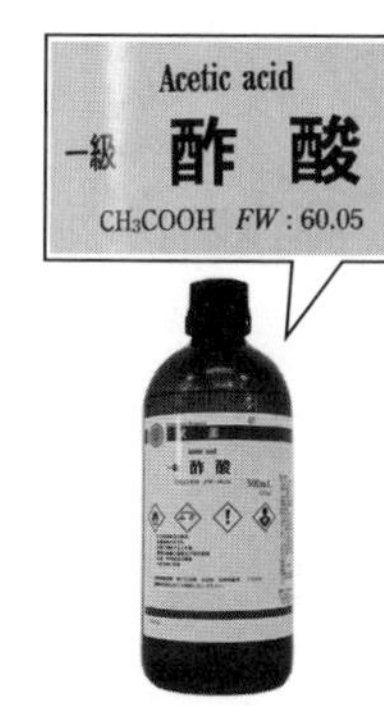

▲酢酸（弱酸）

❹電解質…水に溶けると電離する物質のこと。

◎酢酸の電離度αは、0.1mol/L水溶液（25℃）において、0.017となります。

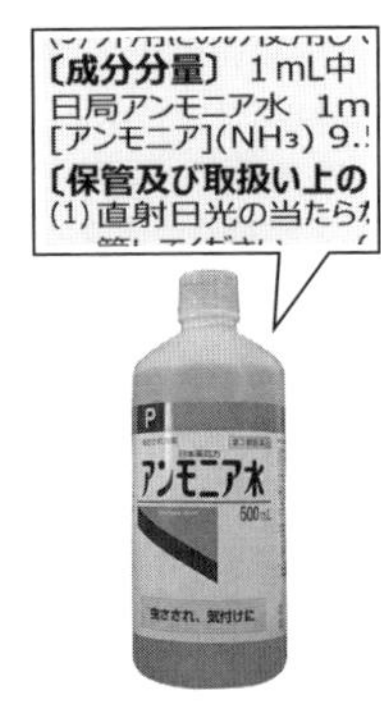

▲アンモニア水（弱塩基）

一方、酢酸やアンモニアのように水溶液中で一部の分子しか電離せず、電離度が小さい酸を**弱酸**、塩基を**弱塩基**といいます。

$$CH_3COOH \rightleftarrows H^+ + CH_3COO^-$$
$$NH_3 + H_2O \rightleftarrows NH_4^+ + OH^-$$

酸や塩基の強弱は**電離度の大小に関係**し、価数の大小は関係しません。また、同じ物質であっても、電離度は温度や濃度によっても変化します。

強電解質をもつ強酸や強塩基では、濃度に関係なく電離度はほぼ1となりますが、弱電解質をもつ弱酸や弱塩基では、濃度が小さいほど電離度は大きくなります。

まとめ　主な強酸・弱酸と強塩基・弱塩基一覧

強酸	弱酸	価数	弱塩基	強塩基
塩酸 HCl **硝酸** HNO_3	**酢酸** CH_3COOH フッ化水素 HF	1価	**アンモニア** NH_3	**水酸化ナトリウム** $NaOH$ **水酸化カリウム** KOH
硫酸 H_2SO_4	炭酸 H_2CO_3 シュウ酸 $(COOH)_2$	2価	水酸化マグネシウム $Mg(OH)_2$ 水酸化銅（Ⅱ）$Cu(OH)_2$	**水酸化カルシウム** $Ca(OH)_2$ **水酸化バリウム** $Ba(OH)_2$
−	リン酸 H_3PO_4	3価	水酸化アルミニウム $Al(OH)_3$	−

※炭酸は二酸化炭素CO_2の水溶液。
※シュウ酸及びリン酸は、弱酸の中でも比較的酸性が強い。

● 練習問題 ●

【1】酸と塩基に関する次の記述のうち、正しいものには○を、誤っているものには×を選びなさい。［長野R4］

☐ A．他の物質にO^{2-}を与えるものを酸という。
☐ B．他の物質にH^+を与えるものを塩基という。
☐ C．塩化水素は、2価の酸である。
☐ D．水酸化カルシウムは2価の塩基である。
☐ E．アンモニア水は、青色リトマス紙を赤変させる。

▶▶ 正解 ……………………………………………………

【1】A…×　B…×　C…×　D…○　E…×

13 水素イオン濃度とpH

● 水素イオン濃度

純水では水分子の一部が電離して、わずかに水素イオンH^+と水酸化物イオンOH^-を生じています。

$$H_2O \rightleftarrows H^+ + OH^-$$

水素イオンH^+のモル濃度を**水素イオン濃度**といい、$[H^+]$で表します。また、水酸化物イオンOH^-のモル濃度を**水酸化物イオン濃度**といい、$[OH^-]$で表します。

純水の水素イオン濃度$[H^+]$と水酸化物イオン$[OH^-]$は等しく、**25℃**では次の値となります。

$$[H^+] = [OH^-] = 1.0 \times 10^{-7} \text{mol/L}$$

このように$[H^+] = [OH^-]$の関係が成立している水溶液の性質を、**中性**といいます。

［水素イオン濃度で表す酸性と塩基性］

水溶液中で、H^+とOH^-は常に存在しています。$[H^+]$と$[OH^-]$は反比例の関係にあるため、水溶液の酸性と塩基性は水素イオン濃度$[H^+]$の大小だけで表すことができます。

◎**酸性**❶…… $[H^+]$が1.0×10^{-7}mol/Lより多い
$[OH^-]$が1.0×10^{-7}mol/Lよりも少ない

◎**塩基性**❷… $[H^+]$が1.0×10^{-7}mol/Lよりも少ない
$[OH^-]$が1.0×10^{-7}mol/Lよりも多い

◎**中性**❸…… $[H^+]$と$[OH^-]$が1.0×10^{-7}mol/Lと等しい

❶
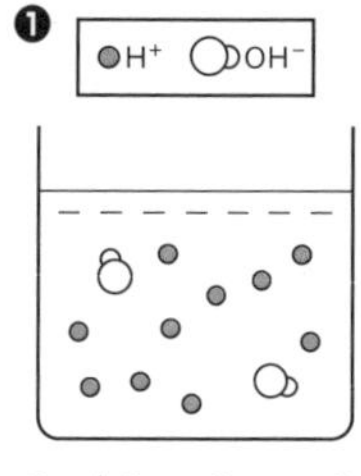

$[H^+] > [OH^-]$
▲酸性の水溶液

❷
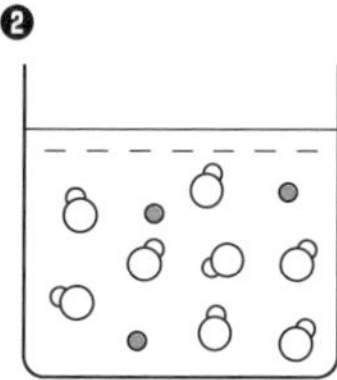
$[H^+] < [OH^-]$
▲塩基性の水溶液

❸
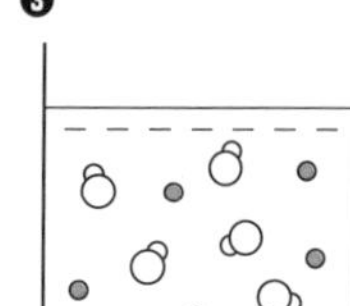
$[H^+] = [OH^-]$
▲中性の水溶液

● 水素イオン指数pH

水溶液中の$[H^+]$は、通常1.0mol/L～1.0×10^{-14}mol/Lと非常に幅広い値をとるため、酸性と塩基性の強弱を簡単な数値で表すために、**pH**❹（**水素イオン指数**）を用います。モル濃度と**pH**の関係は次のとおりです。

$[H^+] = 1.0 \times 10^{-n}$ mol/Lのとき ⇒ pH＝n

例 $[H^+]$＝1.0×10^{-3}mol/Lのとき…… pH3（酸性）
$[H^+]$＝1.0×10^{-7}mol/Lのとき…… pH7（中性）

❹「ピーエイチ」と読む。

[水のイオン積]

水溶液では、酸性、中性、塩基性にかかわらず、温度が一定（25℃）であれば水溶液中の水素イオン濃度 $[H^+]$ と水酸化物イオン濃度 $[OH^-]$ の積は一定の値になります。この値を**水のイオン積**[5]といい、次の式が成り立ちます

$$K_W = [H^+] \times [OH^-] = 1.0 \times 10^{-14}\,(\mathrm{mol/L})^2$$

水のイオン積を用いると $[OH^-]$ の値しかわからない場合でも、$[H^+]$ とpHの値を求めることができます。

例 $[OH^-] = 1.0 \times 10^{-3}$ mol/Lのとき

$$[H^+] = \frac{K_W}{[OH^-]} = \frac{1.0 \times 10^{-14}\,(\mathrm{mol/L})^2}{1.0 \times 10^{-3}\,\mathrm{mol/L}}$$

$$= 1.0 \times 10^{-11}\,\mathrm{mol/L}$$ …… pH11（塩基性）

pHにおいて中性は7です。この7より小さくなるほど酸性は強くなり、7より大きくなるほど塩基性が強くなります。

[5] 水のイオン積は記号 K_W で表す。wは、water（水）を意味する。

pH	$[H^+]$	$[OH^-]$
0	10^0	10^{-14}
1	10^{-1}	10^{-13}
2	10^{-2}	10^{-12}
3	10^{-3}	10^{-11}
⋮	⋮	⋮

◎指数部分を合計すると－14。

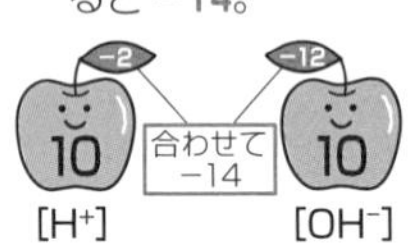

酸性 pH＜7	中性 pH＝7	塩基性 7＜pH

▼ pHと $[H^+]$ $[OH^-]$ の関係

pH	0	1	2	3	4	5	6	7
$[H^+]$ mol/L	10^0	10^{-1}	10^{-2}	10^{-3}	10^{-4}	10^{-5}	10^{-6}	10^{-7}
$[OH^-]$ mol/L	10^{-14}	10^{-13}	10^{-12}	10^{-11}	10^{-10}	10^{-9}	10^{-8}	10^{-7}
水溶液	酸性 ⬅	⬅	⬅	⬅	⬅	⬅	⬅	中性

pH	7	8	9	10	11	12	13	14
$[H^+]$ mol/L	10^{-7}	10^{-8}	10^{-9}	10^{-10}	10^{-11}	10^{-12}	10^{-13}	10^{-14}
$[OH^-]$ mol/L	10^{-7}	10^{-6}	10^{-5}	10^{-4}	10^{-3}	10^{-2}	10^{-1}	10^0
水溶液	中性	➡	➡	➡	➡	➡	➡	➡ 塩基性

[pHの求め方]

水素イオン濃度 $[H^+]$ と水酸化物イオン濃度 $[OH^-]$ の大きさは、それぞれ水溶液中での価数、モル濃度、電離度をかけると求めることができます[6]。

$[H^+]$ ＝ 酸の価数 × 酸の濃度（mol/L）× 電離度 α

$[OH^-]$ ＝ 塩基の価数 × 塩基の濃度（mol/L）× 電離度 α

例 0.10mol/Lの塩酸（電離度1.0）のpHは次のとおり。

$[H^+] = 1 \times 0.10\,\mathrm{mol/L} \times 1.0$

$= 1.0 \times 10^{-1}\,\mathrm{mol/L}$ ……… pH 1

[6] 価数と電離度については、111P参照。

◎塩酸HClは1価の酸です。

> 例　0.050mol/Lの水酸化バリウム（電離度1.0）のpHは次のとおり。
>
> $$[\mathrm{OH^-}] = 2\times 0.050\,\mathrm{mol/L}\times 1.0 = 1.0\times10^{-1}\,\mathrm{mol/L}$$
>
> $$[\mathrm{H^+}] = \frac{K\mathrm{w}}{[\mathrm{OH^-}]} = \frac{1.0\times10^{-14}\,(\mathrm{mol/L})^2}{1.0\times10^{-1}\,\mathrm{mol/L}} = 1.0\times10^{-13}\,\mathrm{mol/L}\ \cdots\cdots\cdots\ \mathrm{pH}13$$

◎水酸化バリウム$Ba(OH)_2$は2価の塩基です。また、$[OH^-]$は水のイオン積を用いて求めます。

● 水溶液の希釈とpH指示薬

pH1の強酸を水で10倍に薄めると、水素イオン濃度$[H^+]$は1/10となり、pHは1増加してpH2となります❼。

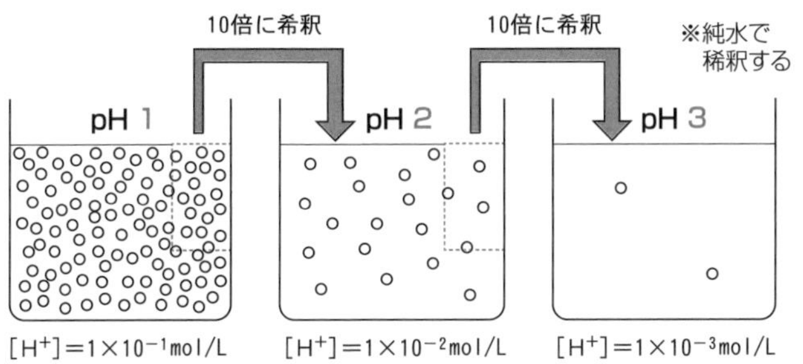

一方、pH13の強塩基を水で10倍に薄めると、水酸化物イオン濃度$[OH^-]$が1/10となり、pHは1減少してpH12となります❽。

❼強酸の水溶液は、希釈するほどpHが**大きくなる**。逆に濃度が10倍になると、pHは**1減少**する。

❽強塩基の水溶液は、希釈するほどpHが**小さくなる**。逆に濃度が10倍になると、pHは**1増加**する。

◎水でいくら薄めても、酸の水溶液のpHは7より大きくならず、塩基の水溶液のpHは7より小さくなりません。

[pH指示薬とpH測定]

水溶液のおおまかなpHの値は、狭いpH範囲（変色域）で色を変える**pH指示薬**を用いて測定することができます。

▼ 主なpH指示薬の変色域（⇔）と色の変化

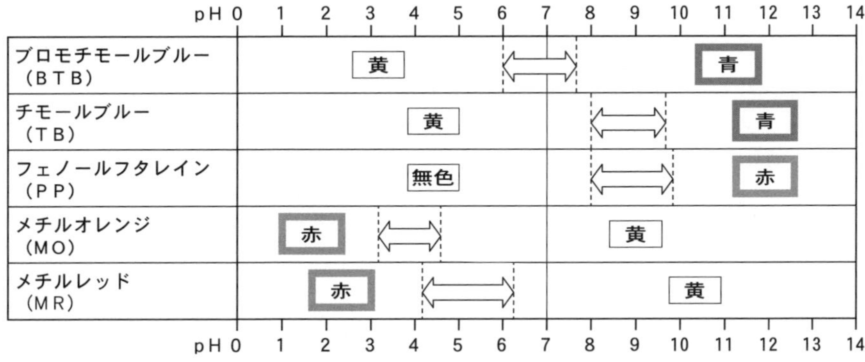

おぼえる！ポイント

- 水素イオン濃度［H^+］と水酸化物イオン濃度［OH^-］は、反比例の関係にあります。水で薄めたり濃度を上げた場合、強酸と強塩基ではpHの増減が逆の動きをします。
- pHを求めるには、①価数 ②濃度 ③電離度 が必ず必要となります。また、［OH^-］を求めるには水のイオン積を用いることを忘れないようにしましょう。
- 主なpH指示薬の種類と、変色域が酸性と塩基性のどちらに偏っているかは、頭に入れておきましょう。

● 練習問題 ●

【1】次のうち、正しいものには○を、誤っているものには×を選びなさい。
［新潟R4/東京R4］

□ A．水酸化ナトリウム水溶液は、青色リトマス紙を赤色に変える。

□ B．電離度が1に近い酸を強酸という。

□ C．pH指示薬であるフェノールフタレインは、酸性側に変色域がある。

□ D．塩基性では、pHは7より小さくなる。

□ E．水に塩基を溶かすと、水酸化物イオン濃度が減少し、水素イオン濃度が増加する。

□ F．水溶液中で溶質のほとんどが電離している塩基を、強塩基という。

□ G．温度が25℃で、水溶液がpH7を示すとき、溶液中の水素イオンと水酸化物イオンの濃度は一致する。

□ H．温度が一定のとき、酢酸の電離度は濃度が大きくなるほど大きくなる。

【2】次のうち、0.10mol/L塩酸のpHとして、正しいものを選びなさい。なお、温度は25℃、電離度は1.0とする。［埼玉R4］

□ 1．pH1　2．pH2　3．pH3　4．pH4

【3】pH3の酢酸水溶液のモル濃度は何mol/Lになるか。ただし、この溶液の温度は25℃、この濃度における酢酸の電離度は0.020とする。［関西R4］

□ 1．0.50　2．0.10　3．0.050
4．0.010　5．0.0010

【4】0.1mol/Lのアンモニア水溶液（電離度＝0.01）のpH（水素イオン指数）はいくらか、最も適当なものを一つ選びなさい。［中国R4］

□ 1．pH10　2．pH11　3．pH12　4．pH13

【5】1.0×10^{-2}mol/Lの塩酸10mLに水を加えて100mLにした水溶液のpHの値はいくらか。［香川R4］

□ 1．pH1　2．pH1.5　3．pH2　4．pH2.5　5．pH3

【6】酸性域では無色であるが、pH10付近で赤色を呈する指示薬はどれか。［三重R4］

□ 1．リトマス　2．フェノールフタレイン
3．メチルオレンジ　4．メチルレッド

▶▶ 正解 ……………………………………………

【1】A…×　B…○　C…×　D…×　E…×　F…○　G…○　H…×

【2】1

〔解説〕塩酸HClは１価の酸。電離度は1.0なので、水素イオン濃度［H^+］は
$[H^+] = 1 \times 0.10\text{mol/L} \times 1.0 \Rightarrow [H^+] = 1.0\times10^{-1}\text{mol/L} \Rightarrow$ pH1

【3】3

〔解説〕酢酸CH_3COOHは１価の酸。pH3より、水素イオン濃度は1.0×10^{-3}mol/L。
電離度0.020、求める濃度をx mol/Lとすると、次の式が成り立つ。
$1.0\times10^{-3}\text{mol/L} = 1 \times x\ \text{mol/L} \times 0.020$
$0.001 = 0.020x$
$x = 0.050\text{mol/L}$

【4】2

〔解説〕アンモニアNH_3水溶液は１価の塩基。電離度は0.01なので、水酸化物イオン濃度［OH^-］は次のとおり。
$[OH^-] = 1 \times 0.1\text{mol/L} \times 0.01 \Rightarrow [OH^-] = 1.0\times10^{-3}\text{mol/L}$
水のイオン積 $[H^+][OH^-] = 1.0\times10^{-14}(\text{mol/L})^2$より、
$[H^+] \times 1.0\times10^{-3}\text{mol/L} = 1.0\times10^{-14}(\text{mol/L})^2$
$\Rightarrow [H^+] = 1.0\times10^{-11}\text{mol/L} \Rightarrow$ pH11

【5】5

〔解説〕1.0×10^{-2}mol/Lの塩酸HClはpH2。10mLに10倍の水を加え100mLにしたこの塩酸のpHは、１増加してpH3となる。

【6】2

14 中和反応

● 酸と塩基の中和

塩酸HClに水酸化ナトリウムNaOHの水溶液を少しずつ加えていくと、塩酸の酸性がしだいに弱くなります。このように、酸と塩基が反応して、互いの性質を打ち消し合う反応を**中和反応**または**中和**といいます。

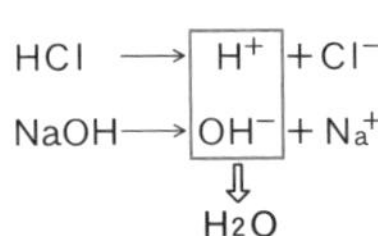

▲中和反応

◎H^+とOH^-から、水H_2Oが生成されます。

$$HCl + NaOH \longrightarrow NaCl + H_2O$$

HClとNaOH、生成された塩化ナトリウムNaClは、水溶液中で完全に電離しているため、次のようなイオンの化学式で表すこともできます。

$$H^+ + Cl^- + Na^+ + OH^- \longrightarrow Na^+ + Cl^- + H_2O$$

すると、Na^+とCl^-が反応の前後で変化していないことがわかります。これらは反応式から取り除くことができます。

$$H^+ + OH^- \longrightarrow H_2O$$

以上より中和反応とは、酸から生じるH^+と塩基から生じるOH^-が結合し、水H_2Oが生じる反応といえます❶。

❶水を生じない中和反応もある。気体の塩化水素HClと気体のアンモニアNH_3の反応は中和だが、塩基がOH^-をもたないため、水が生じない。

$$HCl + NH_3 \longrightarrow NH_4Cl$$

● 塩

中和反応で水とともに生成される物質を塩(えん)といい、HClとNaOHの反応では塩化ナトリウムNaClが塩にあたります。

酸(HCl) ＋ 塩基❷(NaOH) ⟶ 塩(NaCl) ＋ 水(H_2O)

❷塩基…「酸と反応して**塩をつくるもと**になる」という意味。

塩は**酸の陰イオン**と**塩基の陽イオン**からなり、NaClでは酸の陰イオンCl^-と塩基の陽イオンNa^+が結びついています。

例 硫酸(りゅう)H_2SO_4と水酸化カリウムKOHの中和反応

$$H_2SO_4 + 2KOH \longrightarrow K_2SO_4 + 2H_2O$$

塩…硫酸カリウムK_2SO_4

(酸の陰イオンSO_4^{2-}＋塩基の陽イオンK^+)

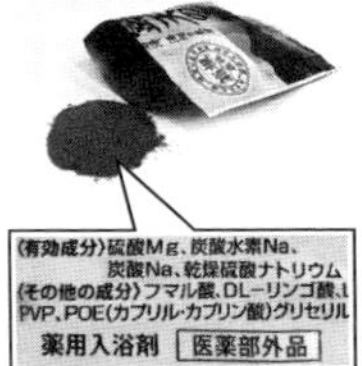

(有効成分)硫酸Mg、炭酸水素Na、
炭酸Na、乾燥硫酸ナトリウム
(その他の成分)フマル酸、DL−リンゴ酸、
PVP、POE(カプリル・カプリン酸)グリセリル
薬用入浴剤 医薬部外品

◎入浴剤には炭酸水素ナトリウムや炭酸ナトリウムなどの塩が含まれています。

［塩の分類］

塩は、酸の**H**と塩基の**OH**が残っているかどうかで、大きく３つに分類することができます。ただし、これらは塩の**水溶液の性質とは関係しません**。

◎酸の**H**も塩基の**OH**も残っていない塩 …… **正塩**

例：塩化ナトリウム$NaCl$、塩化アンモニウムNH_4Cl

◎酸の**H**が残っている塩 …………………………… **酸性塩**

例：炭酸水素ナトリウム$NaHCO_3$

硫(りゅう)酸水素ナトリウム$NaHSO_4$❸

◎塩基の**OH**が残っている塩 ……………………… **塩基性塩**❹

例：塩化水酸化マグネシウム$MgCl(OH)$

塩化水酸化銅$CuCl(OH)$

❸硫(りゅう)酸水素ナトリウムは水に溶けると、次のように電離する。

$$NaHSO_4 \longrightarrow Na^+ + HSO_4^-$$
$$HSO_4^- \rightleftarrows H^+ + SO_4^{2-}$$

❹一般に、塩基性塩は水に溶けにくい。

［塩の水溶液の性質］

酸の**H**も塩基の**OH**も残っていない正塩の水溶液は、必ずしも中性とは限りません。正塩の水溶液の性質は、塩を構成する酸と塩基の強弱の組み合わせによって変化します。

▼ 正塩の水溶液の性質のまとめ❺

	水溶液	もとの酸	+	もとの塩基	⟶	正塩
強酸 + 強塩基からなる正塩	**中性**	塩酸 HCl	+	水酸化ナトリウム $NaOH$	⟶	塩化ナトリウム $NaCl$
強酸 + 弱塩基からなる正塩	**酸性**	塩酸 HCl	+	アンモニア NH_3	⟶	塩化アンモニウム NH_4Cl
弱酸 + 強塩基からなる正塩	**塩基性**	酢酸 CH_3COOH	+	水酸化ナトリウム $NaOH$	⟶	酢酸ナトリウム CH_3COONa

［塩の加水分解］

酢酸CH_3COOHと水酸化ナトリウム$NaOH$の塩である酢酸ナトリウムCH_3COONaは、水に溶かすと水溶液中でほぼ完全に電離します。

$$CH_3COONa \longrightarrow CH_3COO^- + Na^+$$

生じた酢酸イオンCH_3COO^-は電離度が小さいため、一部が水H_2Oと反応して酢酸CH_3COOHに戻ってしまいます。

$$CH_3COO^- + H_2O \rightleftarrows CH_3COOH + OH^-$$

このとき同時に水酸化物イオンOH^-を生じるため、水溶液は弱い塩基性を示します。

❺弱酸＋弱塩基の中和からなる正塩の水溶液の性質は、多くは中性を示すが、物質によって異なる。

同様に、塩酸HClとアンモニアNH_3の塩である塩化アンモニウムNH_4Clも、水に溶かすとほぼ完全に電離します。生じたアンモニウムイオンNH_4^+の一部が水H_2Oと反応してアンモニアNH_3に戻ります。

$$NH_4Cl \longrightarrow NH_4^+ + Cl^-$$
$$NH_4^+ + H_2O \rightleftarrows NH_3 + H_3O^+$$

このとき同時にオキソニウムイオンH_3O^+を生じるため、水溶液は弱い酸性を示します。

このように、弱酸の陰イオンや弱塩基の陽イオンが水と反応して、もとの弱酸や弱塩基を生じる反応を**塩の加水分解**といいます。なお、**強酸と強塩基の中和**で生じた塩は、**加水分解しません**。

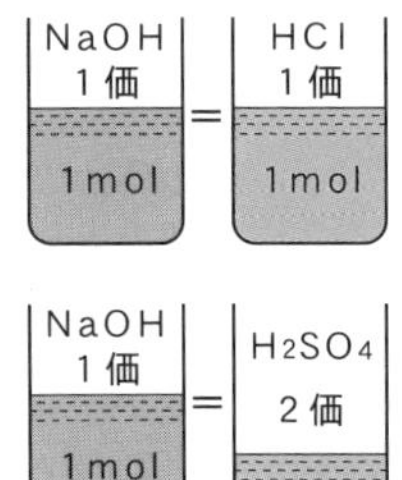

▲中和の関係

◎水酸化ナトリウムは、同じ１価の塩酸では同じ濃度で中和しますが、硫酸は２価なので半分の濃度で中和できます。

● 中和反応の量的関係

中和反応において、酸から生じるH^+の物質量と、塩基から生じるOH^-の物質量❻が等しいとき、酸と塩基は過不足なく中和します。この過不足なく中和する点を**中和点**といい、次の等式が成り立ちます。

❻ または塩基が受け取るH^+の物質量。

酸から生じるH^+の物質量	=	塩基から生じるOH^-の物質量
（酸の価数）×（酸の物質量）	=	（塩基の価数）×（塩基の物質量）

● 中和滴定

中和反応の量的関係を利用すると、濃度不明の酸または塩基の水溶液濃度を調べることができます。この操作を**中和滴定**（てきてい）❼といいます。

中和滴定では、濃度が正確に判明している酸または塩基の水溶液を**標準溶液**とし、これに濃度不明の塩基または酸の試料溶液を反応させます。中和反応に要する両水溶液の体積を正確に測定することで、試料溶液の濃度を計算から求めることができます。

❼**滴定**（てきてい）…反応溶液の一方をビュレットから少しずつ滴下して、試料溶液の濃度を測定する操作。

酸から生じるH^+の物質量	=	塩基から生じるOH^-の物質量
価数×モル濃度（mol/L）×体積（L）	=	価数×モル濃度（mol/L）×体積（L）

例　0.25mol/Lの硫酸（りゅう）30mLを過不足なく中和するために、必要な水酸化ナトリウム水溶液150mLの濃度は、次のとおり。

◎硫酸H_2SO_4は２価の酸、水酸化ナトリウムNaOHは１価の塩基。求める水溶液の濃度をx mol/Lとすると、次の等式が成り立つ。

$$2\times0.25\text{mol/L}\times\frac{30}{1000}\text{L}=1\times x\ \text{mol/L}\times\frac{150}{1000}\text{L}$$

◎両辺に1000をかけて等式を整理する。

$$2\times0.25\times30=1\times x\times150$$
$$150x=15$$
$$x=0.10\text{mol/L}$$

◎水溶液の体積の単位がmLの場合は、1L=1000mLより $1\text{mL}=\frac{1}{1000}$ を用いて換算し、式に代入します。

［中和滴定の手順］

① 濃度不明の試料水溶液[8]を、ホールピペットで一定の体積を量り取り、コニカルビーカーに入れる。

② pH指示薬を試料水溶液に加える。

③ ビュレットに入れてある標準溶液を少しずつ滴下（てきか）する。

④ 滴下のたびにコニカルビーカーを**振って混ぜる**。混合水溶液の色の変化で中和点に達したら、滴下した標準溶液の体積を読み取る。

[8] 濃度不明の試料水溶液を希釈する場合は、ホールピペットで一定の体積を量り取り、メスフラスコに入れる。次いで純水を加え適当な体積にし、よく混合する。

▼ 中和滴定に使用する器具

ホールピペット（独語）	一定体積の液体を正確に量り取るためのガラス管（ピペット）。管の中ほどに膨大部があり、その上部に１本の目盛線（標線）が引かれている。ホールは「全量」の意。
安全ピペッター	溶液をガラス管（ピペット）に吸い上げる器具。口で溶液を吸い上げることもできるが、安全のために使用する。弁の操作で吸い上げ、流し出しができる。
メスフラスコ（独語）	全量フラスコ。溶液を一定の割合で希釈するときなどに使用する器具。胴体部は平底の球体で長い首が付いている。首の開口部は栓ができる。首部には水位を示す輪（標線）が１カ所付けられている。
ビュレット（独語）	滴下（てきか）した液体の体積を量る器具。滴下量を測定するため、目盛りは上のほうが0点となっている。
コニカルビーカー	口がやや細く、振り混ぜやすい形状になっているビーカー。

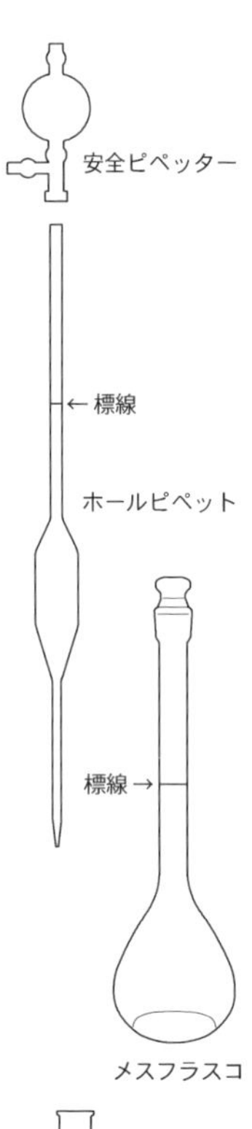

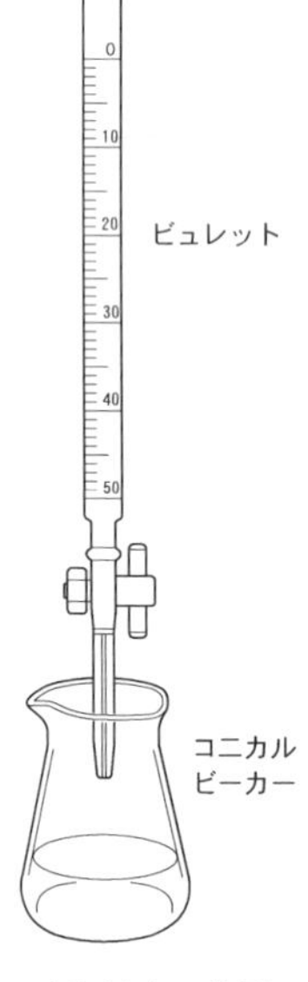

▲中和滴定に使用する道具

● 滴定曲線

中和滴定(てきてい)では、滴定が進むにつれて混合水溶液のpHが変化します。中和滴定で加えた酸または塩基の体積と、混合水溶液のpH変化の関係を表した曲線を、**滴定曲線**といいます。

中和滴定を進めていくと、pHは中和が完了する点（**中和点**）付近で急激に変化します。中和点のpHは、中和で生じる**塩**(えん)の水溶液の性質によって決まるため、**必ずしも中性のpH７になるとは限りません**。

［中和点の偏りと指示薬］

中和点付近でpHが急激に変化することから、pH指示薬を用いて中和点を知ることができます。このとき使用する指示薬は、**塩基性側**に変色域をもつ**フェノールフタレイン**と、**酸性側**に変色域をもつ**メチルオレンジ**です。

◎強酸＋強塩基

塩酸HCl ＋ 水酸化ナトリウム水溶液NaOH

中和点 …… **pH＝７**（水溶液が中性）

指示薬 …… フェノールフタレインとメチルオレンジのどちらを用いてもよい

◎弱酸＋強塩基

酢酸CH_3COOH ＋ 水酸化ナトリウム水溶液NaOH

中和点 …… **pH＞７**（水溶液が塩基性）

指示薬 …… フェノールフタレイン

◎強酸＋弱塩基

塩酸HCl ＋ アンモニア水NH_3

中和点 …… **pH＜７**（水溶液が酸性）

指示薬 …… メチルオレンジ

◎弱酸＋弱塩基

酢酸CH_3COOH ＋ アンモニア水NH_3

中和点 …… **pH７付近**

指示薬 …… 使用できない

弱酸と弱塩基の中和滴定では、中和点前後のpHの変化が緩やかなため指示薬の変色域と一致しません。従って、いずれの指示薬も使用することができません。

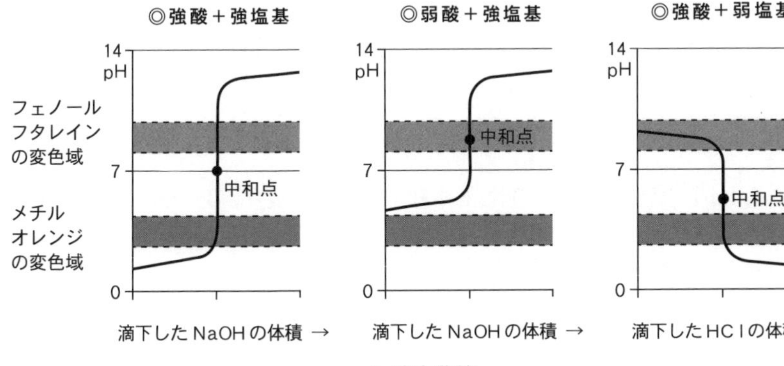

▲ 滴定曲線

おぼえる！ポイント

- 塩（えん）と塩の水溶液の性質の違いは非常に間違えやすい部分です。「中性」と「中和」の違いとあわせてしっかりおさえましょう。
  中性…水溶液中で水素イオン［H^+］と水酸化物イオン濃度［OH^-］が等しく存在するときの液性。
  中和…酸と塩基の互いの性質を打ち消し合い、水H_2Oを生じる反応。
- 中和反応を用いた計算は、試験によく出題される部分です。価数がわからなければ解けない問題が多いので、改めて112Pのまとめで確認しましょう。
- 中和滴定に使用する器具の名称と、簡単な特徴はセットで覚えておきましょう。

● 練習問題 ●

【1】次のうち、正塩に分類される塩として、誤っているものはどれか。［愛知R4］

☐ 1．硫酸ナトリウム（Na_2SO_4）　2．炭酸水素ナトリウム（$NaHCO_3$）
3．塩化アンモニウム（NH_4Cl）　4．酢酸ナトリウム（CH_3COONa）

【2】次の物質を水に溶かした場合に、酸性を示すものには○を、示さないものには×を選びなさい。［関西R4］

☐ A．CH_3COONa
☐ B．NH_4Cl
☐ C．K_2SO_4
☐ D．$CuSO_4$

【3】0.3mol/Lの水酸化ナトリウム水溶液40mLを中和するために必要な硫酸20mLのモル濃度はいくらか、最も適当なものを一つ選びなさい。［中国R4］

☐ 1．0.3mol/L　　2．0.6mol/L
3．0.9mol/L　　4．1.2mol/L

【4】0.1mol/Lの硫酸水溶液10mLを中和するのに必要な0.05mol/Lの水酸化ナトリウム水溶液は何mLか。［栃木R4］

☐ 1．4　　2．10　　3．20　　4．40

【5】ある重量の水酸化ナトリウムを水に溶かして100mLにした水溶液を過不足なく中和するのに0.5mol/Lの希硫酸が50mL必要であった。使用した水酸化ナトリウムは何gか。ただし、質量数はH＝1、C＝12、O＝16、Na＝23、Cl＝35.5とする。［神奈川R3］

☐ 1．1g　　2．2g　　3．4g
4．10g　　5．20g

【6】下図の器具の名称はどれか。［茨城R4］

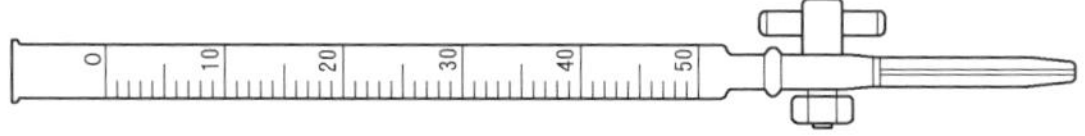

☐ 1．ホールピペット　　2．ビュレット　　3．メスシリンダー
4．メスフラスコ　　5．デシケーター

【7】右の図は0.1mol/Lの酸の水溶液に0.1mol/Lの塩基の水溶液を加えたときの滴定曲線である。酸・塩基の種類と中和点を判断するための指示薬の組み合わせとして正しいものはどれか。［富山R4］

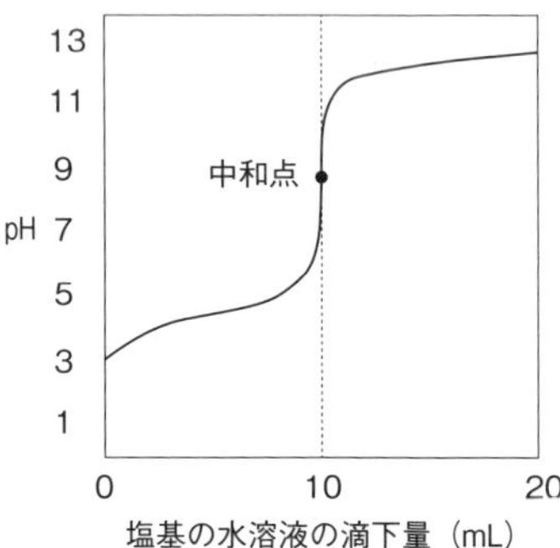

	酸	塩基	指示薬
☐ 1．	塩酸	NH_3水	メチルオレンジ
2．	塩酸	NH_3水	フェノールフタレイン
3．	塩酸	NaOH水溶液	メチルオレンジ
4．	酢酸	NaOH水溶液	フェノールフタレイン
5．	酢酸	NaOH水溶液	メチルオレンジ

▶▶ 正解 ……………………………………………………………………………

【1】2

〔解説〕2．炭酸水素ナトリウム$NaHCO_3$は、Na^+、H^+、CO_3^{2-}に電離し、H^+が残る酸性塩。

【2】A…×　B…○　C…×　D…○

〔解説〕C．硫酸カリウムK_2SO_4は強酸と強塩基からなる塩。水溶液中で加水分解せずH^+やOH^-を生じないので、水溶液は中性を示す。

D．硫酸銅（Ⅱ）$CuSO_4$は、強酸H_2SO_4と弱塩基$Cu(OH)_2$からなる塩。水に溶かすと銅（Ⅱ）イオンCu^{2+}と水分子が配位結合してテトラアクア銅（Ⅱ）イオンとなり、オキソニウムイオンH_3O^+を生じるので水溶液は酸性を示す。

$$[Cu(H_2O)_4]^{2+} + H_2O \rightleftarrows [Cu(OH)(H_2O)_3]^+ + H_3O^+$$

【3】1

〔解説〕中和反応式：$2NaOH + H_2SO_4 \longrightarrow Na_2SO_4 + 2H_2O$

水酸化ナトリウム$NaOH$は1価の塩基、硫酸H_2SO_4は2価の酸。求める濃度をx mol/Lとすると、次の等式が成り立つ。

$$1 \times 0.3\text{mol/L} \times \frac{40}{1000}\text{L} = 2 \times x\ \text{mol/L} \times \frac{20}{1000}\text{L}$$

両辺に1000をかけて等式を整理する。

$12 = x \times 40 \Rightarrow x = 0.3\text{mol/L}$

【4】4

〔解説〕【3】の中和反応式・価数を参照。求める値をx mLとすると、次の等式が成り立つ。

$$2 \times 0.1\text{mol/L} \times \frac{10}{1000}\text{L} = 1 \times 0.05\text{mol/L} \times \frac{x}{1000}\text{L}$$

両辺に1000をかけて等式を整理する。$0.2 \times 10 = 0.05 \times x \Rightarrow x = 40\text{mL}$

【5】2

〔解説〕【3】の中和反応式・価数を参照。はじめに、求める水酸化ナトリウムの濃度をx mol/Lとすると、次の等式が成り立つ。

$$2 \times 0.5\text{mol/L} \times \frac{50}{1000}\text{L} = 1 \times x\ \text{mol/L} \times \frac{100}{1000}\text{L}$$

両辺に1000をかけて等式を整理する。

$1 \times 50 = x \times 100 \Rightarrow x = 0.5\text{mol/L}$

$NaOH$の式量は23+16+1＝40なので、水溶液100mL（0.1L）中の$NaOH$は、$40 \times 0.5\text{mol/L} \times 0.1\text{L} = 2\text{g}$となる。

【6】2

【7】4

15 酸化と還元

● 酸素の授受[1]

赤色の銅Cuを空気中で熱すると、表面が酸素O_2と反応して、黒色の酸化銅（Ⅱ）CuO[2]になります。

$2Cu + O_2 \longrightarrow 2CuO$ （Cuが酸素を受け取りCuOになる）

このように、ある物質が酸素と化合したときその物質は**酸化された**[3]といい、その反応を**酸化**といいます。

また、黒く変色した酸化銅（Ⅱ）CuOを、高温のうちに水素H_2と反応させると、元の赤色の銅Cuに戻ると同時に、水H_2Oが生じます。

$CuO + H_2 \longrightarrow Cu + H_2O$
（CuOが酸素を失いCuになる／H_2が酸素を受け取りH_2Oになる）

このように、ある物質が酸素を失ったときその物質は**還元された**[3]といい、その反応を**還元**といいます。

酸化銅（Ⅱ）CuOが銅Cuに戻る反応では、CuOが還元されてCuになります。同時に、H_2は酸化されて水H_2Oになります。このように**酸化**と**還元**は常に**同時**に起こるため、まとめて**酸化還元反応**といいます。

❶酸素の授受
酸化…酸素を受け取る。
還元…酸素を失う。

❷銅イオンは1価のものと2価のものがある。銅を含む化合物はこれらを区別するため、価数をローマ数字で示す。
酸化銅（Ⅰ）Cu_2O
酸化銅（Ⅱ）CuO

❸酸化と還元は多くの場合、「～が酸化された」「～が還元された」という受け身で表現する。

● 水素の授受[4]

無色透明の硫化水素H_2Sの水溶液に、酸素O_2を気泡にして吹き込むと、硫黄Sが生じて水溶液はしだいに白濁していきます。この反応では、H_2Sが水素Hを失ってSになります。

$2H_2S + O_2 \longrightarrow 2S + 2H_2O$
（H_2Sが水素を失いSになる／O_2が水素を受け取りH_2Oになる）

このように、ある水素を含む物質が水素を失ったとき、その物質は**酸化された**といい、その反応を**酸化**といいます。

同時に、O_2は水素と化合してH_2Oになります。このように、ある物質が水素と化合したときその物質は**還元された**といい、その反応を**還元**といいます。

❹水素の授受
酸化…水素を失う。
還元…水素を受け取る。

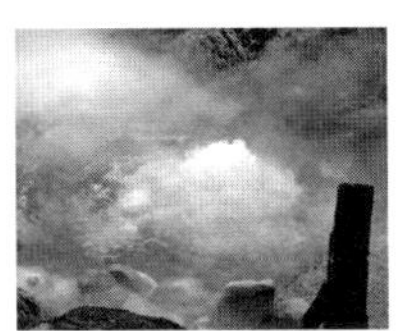

▲硫化水素 H_2S
◎無色の気体で腐った卵のような臭いがします。

● 電子の授受❺

酸素の授受で生じた酸化銅（Ⅱ）CuOは、銅（Ⅱ）イオンCu^{2+}と、酸化物イオンO^{2-}がイオン結合した物質です。Cu及びO_2は、次のようにイオンとなります。

$2Cu \longrightarrow 2Cu^{2+} + 4e^-$ （Cuが電子を失いCu^{2+}になる）

$O_2 + 4e^- \longrightarrow 2O^{2-}$ （O_2が電子を受け取りO^{2-}になる）

Cuのように、ある原子が電子e^-を失ったとき、その物質は**酸化された**といい、その反応を**酸化**といいます。

同時に、Cuから放出された電子e^-は、別の原子O_2が受け取って$2O^{2-}$になります。このように、ある物質が電子e^-を受け取ったときその物質は**還元された**といい、その反応を**還元**といいます。

❺電子の授受
酸化…電子を失う。
還元…電子を受け取る。

［酸素や水素が関与しない電子の授受］

電子の授受の考え方を用いると、酸素や水素が関与しない化学式も、電子の移動によって酸化還元反応として説明ができます。例えば、気体塩素Cl_2中に熱した銅Cuを入れると、激しく反応して塩化銅（Ⅱ）$CuCl_2$を生じます。

$Cu + Cl_2 \longrightarrow CuCl_2$

$CuCl_2$は銅（Ⅱ）イオンCu^{2+}と塩化物イオンCl^-がイオン結合した物質で、Cu及びCl_2は次のようにイオンとなります。

$Cu \longrightarrow Cu^{2+} + 2e^-$ （Cuが電子を失いCu^{2+}になる）

$Cl_2 + 2e^- \longrightarrow 2Cl^-$ （Cl_2が電子を受け取りCl^-になる）

電子の移動に従うと、Cuは**酸化された（酸化）**といい、Cl_2は**還元された（酸化）**といいます。

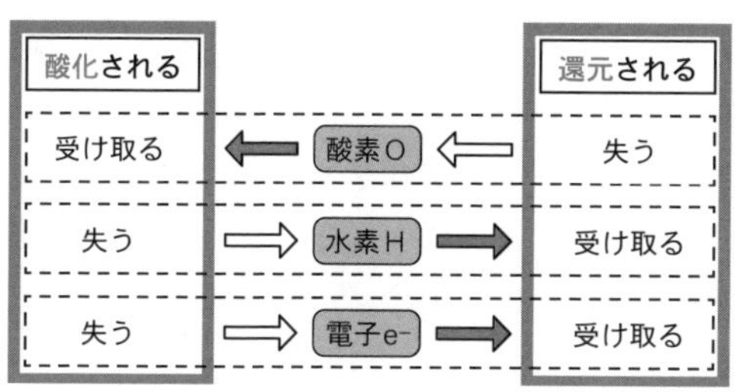

▲ 酸化と還元のまとめ

● 酸化数

イオン結合でできた物質と異なり、共有結合でできた分子の反応では電子の授受がはっきりとしません。そこで分子がかかわる酸化還元(かんげん)反応では、**酸化数**という数値を利用して酸化と還元を区分します。

▼ 酸化数の数え方のルール

①符号	0(ゼロ)以外は、必ず「+」または「−」の**符号**を付ける。
②単体	**単体中の原子**の酸化数は「0」とする。 例 H_2…「0」 O_2…「0」 Fe…「0」
③単原子イオン	**単原子イオン**の酸化数はその「**イオンの電荷**」とする。 例 Cu^{2+}…「+2」 Cl^-…「−1」 K…「+1」
④化合物	化合物中の**水素原子H**の酸化数は「+1」、**酸素原子O**の酸化数は「−2」とする❻。 例 H_2O…(H…「+1」、O…「−2」) CO_2…(O…「−2」)
⑤電気的に中性の化合物	電気的に中性となる**化合物**中の原子の酸化数の**総和**は、「0」とする。 例 HNO_3…(+1)+(+5)+(−2)×3 =「0」 $FeCl_3$…(+3)+(−1)×3 =「0」 SO_2…(+4)+(−2)×2 =「0」 H_2SO_4…(+1)×2+(+6)+(−2)×4 =「0」
⑥多原子イオン	**多原子イオン**中の原子の酸化数の**総和**は、その「**イオンの電荷**」とする。 例 SO_4^{2-}…(+6)+(−2)×4 =「−2」 NH_4^+…(+3)+(+1)×4 =「+1」

[酸化数の増減❼と酸化・還元]

高温の酸化銅(Ⅱ)CuOが水素H_2と反応する場合、水素原子Hは「0」から「+1」に増加しています。

$$CuO + H_2 \longrightarrow Cu + H_2O$$

原子の酸化数　「+2」「−2」「0」 ⟶ 「0」「+1」「−2」

このように、ある原子の酸化数が反応の前後で**増加**したときその物質は**酸化(さんか)された**といい、その反応を**酸化**といいます。

同時に、銅原子Cuの酸化数は、「+2」から「0」に減少しています。このように、ある原子の酸化数が反応の前後で**減少**した場合、その原子は**還元(かんげん)された**といい、その反応を**還元**といいます。

❻ **過酸化水素H_2O_2**はOの酸化数を「−1」、**水素化ナトリウムNaH**などの金属の水素化物ではHの酸化数を「−1」とする例外がある。

❼酸化数の増減
酸化…酸化数が増える。
還元…酸化数が減る。

また、ある原子が酸化または還元されている場合、**その原子を含む物質全体**が酸化または還元されたといいます。従って、酸化銅（Ⅱ）の反応は「酸化銅（Ⅱ）**CuO**が還元されて、水素**H_2**が酸化された」とあらわすことができます。

> 例　亜鉛Znと硫酸（りゅう）H_2SO_4の酸化数の増減
>
> $Zn + H_2SO_4 \longrightarrow ZnSO_4 + H_2$
>
> 「0」「+1」「−2」 ⟶ 「+2」「−2」「0」
>
> ◎亜鉛Zn ……… Znが「0」から「＋2」に増加
> ⇒ 酸化されている
>
> ◎硫酸（りゅう）H_2SO_4 … H_2が「＋1」から「0」に減少
> ⇒ 還元されている

● **酸化剤と還元剤**

酸化還元反応において、相手の物質を酸化して自身は**還元**される物質を**酸化剤**[8]といい、相手の物質を還元して自身は**酸化**される物質を**還元剤**[9]といいます。

❽酸化剤
◎相手を酸化する。
◎自身は還元される。
◎電子を受け取る。

❾還元剤
◎相手を還元する。
◎自身は酸化される。
◎電子を失う。

▼ 主な酸化剤・還元剤

酸化剤	過マンガン酸カリウム　$KMnO_4$	還元剤	金属　Na・Mg・Alなど
	ハロゲン各種　Cl_2・Br_2・I_2		硫化水素　H_2S
	硝酸（希硝酸・濃硝酸）　HNO_3		ヨウ化カリウム　KI
	熱濃硫酸　H_2SO_4		シュウ酸　$(COOH)_2$

※ハロゲンは電子を受け取りやすいため、酸化剤となる。
※アルカリ金属及びアルカリ土類金属は電子を失いやすいため、還元剤となる。

［酸化剤にも還元剤にもなる性質］

一般に、相手の物質から電子を奪うはたらきの強いものが酸化剤、相手の物質に電子を与えるはたらきが強いものが還元剤です。

ところが、通常は酸化剤としてはたらく**過酸化水素H_2O_2**は、過マンガン酸カリウム**$KMnO_4$**のような強い酸化剤に対しては還元剤としてはたらきます。同様に、**二酸化硫黄SO_2**も**反応する相手の物質によって**、酸化剤としても還元剤としてもはたらきます。

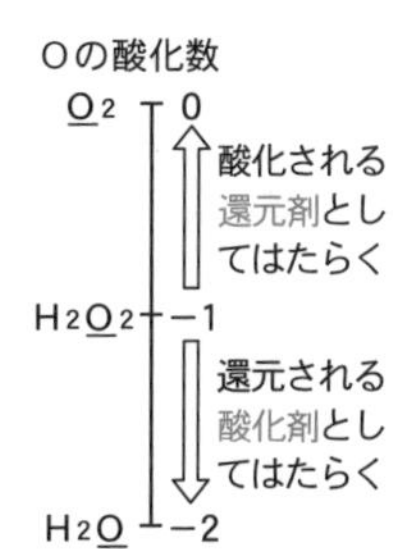

▲過酸化水素の酸化数

おぼえる！ポイント

- 酸素・水素・電子の授受、酸化数の増減における、酸化と還元の区別は必ず理解しましょう。
- 酸化数の数え方のルールはとても重要です。特に化合物中の水素原子Hは、過酸化水素と金属の水素化物においてのみ、酸化数が異なります。
- 酸化剤は「相手を酸化」し「自身は還元」され、還元剤は「相手を還元」し「自身は酸化」されます。この特徴は正誤問題でもよく出題される部分です。

● 練習問題 ●

【１】次の文は、酸化還元反応について記述したものである。正しいものには○を、誤っているものには×を選びなさい。［群馬R4］

☑ A．還元剤は、反応相手の物質より還元されやすい物質である。
☑ B．物質が水素を失ったとき、その物質は酸化されたという。
☑ C．過酸化水素水は、必ず酸化剤として働き、還元剤として働くことはない。
☑ D．物質が酸素と化合したとき、その物質は酸化されたという。

【２】次のうち、正しいものには○を、誤っているものには×を選びなさい。
［新潟R3］

☑ A．物質が水素を失ったとき、還元されたという。
☑ B．物質が電子を失ったとき、還元されたという。
☑ C．還元剤は、相手より酸化されやすい物質である。
☑ D．酸化数は、原子が酸化された場合は減少する。

【３】次の反応のうち、酸化還元反応であるものはどれか。［富山R3］

☑ 1．$CH_3COONa + HCl \longrightarrow CH_3COOH + NaCl$
2．$2CO + O_2 \longrightarrow 2CO_2$
3．$Cu(OH)_2 + H_2SO_4 \longrightarrow CuSO_4 + 2H_2O$
4．$SO_2 + H_2O \rightleftarrows H_2SO_3$
5．$NH_3 + HNO_3 \longrightarrow NH_4NO_3$

【４】次の化学式の下線を引いた原子の酸化数を答えなさい。［東京R4］

☑ A．$\underline{S}O_4^{2-}$
☑ B．$H\underline{N}O_3$
☑ C．$\underline{H}_2$

【5】次の変化において、Mn原子の酸化数の変化として、正しいものを一つ選びなさい。［千葉R3］

$MnO_2 \longrightarrow MnCl_2$

☐ 1．＋1 ⟶ ＋2　　2．−1 ⟶ ＋4　　3．＋2 ⟶ −4
4．−2 ⟶ −1　　5．＋4 ⟶ ＋2

【6】以下の物質の下線をつけた原子のうち、酸化数が最も大きいものを一つ選びなさい。［九州R3］

☐ 1．$\underline{Mg}SO_4$　　2．$\underline{Al}_2O_3$　　3．$\underline{Fe}Cl_3$　　4．$K\underline{Mn}O_4$

▶▶ 正解 ……………………………………………………………………………

【1】A…×　B…○　C…×　D…○
【2】A…×　B…×　C…○　D…×
【3】2
〔解説〕2．$2CO + O_2 \longrightarrow 2CO_2$
炭素原子Cの酸化数…＋2 ⟶ ＋4　増加しているため酸化。
酸素原子Oの酸化数…0 ⟶ −4　減少しているため還元。
1．弱酸遊離反応。　3＆5．中和反応。　4．可逆反応。
【4】A…＋6　B…＋5　C…0
〔解説〕A．硫酸イオンSO_4^{2-}は多原子イオンなので、酸化数の総和は−2。
SO_4^{2-}：［S酸化数］＋（−2）×4＝−2　⇒［S酸化数］＝＋6
B．硝酸HNO_3は化合物なので、原子の酸化数の総和は0。
HNO_3：（＋1）＋［N酸化数］＋（−2）×3＝0　⇒［N酸化数］＝＋5
C．水素H_2は単体なので、酸化数は0。［H酸化数］＝0
【5】5
〔解説〕酸化マンガン（Ⅳ）（二酸化マンガン）MnO_2、塩化マンガン（Ⅱ）$MnCl_2$はいずれも化合物なので、酸化数の総和は0。
MnO_2：［Mn酸化数］＋（−2）×2＝0　⇒［Mn酸化数］＝＋4
$MnCl_2$：マンガンMnと塩化物イオンCl^-がイオン結合している化合物なので、Cl_2の酸化数は（−1）×2と計算する。
［Mn酸化数］＋（−1）×2＝0　⇒［Mn酸化数］＝＋2
【6】4
〔解説〕1．硫酸マグネシウム$MgSO_4$はマグネシウムイオンMg^{2+}と硫酸イオンSO_4^{2-}がイオン結合している化合物。［Mg酸化数］＝＋2
2．酸化アルミニウムAl_2O_3は化合物なので、原子の酸化数の総和は0。
Al_2O_3：［Al酸化数］×2＋（−2）×3＝0　⇒［Al酸化数］＝＋3
3．塩化鉄（Ⅲ）$FeCl_3$は、鉄（Ⅲ）イオンFe^{3+}と塩化物イオンCl^-がイオン結合している化合物。［Fe酸化数］＝＋3
4．過マンガン酸カリウム$KMnO_4$は化合物なので、原子の酸化数の総和は0。カリウムイオンK^+と過マンガン酸イオンMnO_4^-がイオン結合している化合物なので、Kの酸化数は＋1。
$KMnO_4$：（＋1）＋［Mn酸化数］＋（−2）×4＝0　⇒［Mn酸化数］＝＋7

16 金属のイオン化傾向と反応性

● イオン化傾向

金属の単体が水溶液中で**電子e⁻**を失って**陽イオン**になろうとする性質を、**金属のイオン化傾向**といいます。イオン化傾向の大きな金属ほど、相手の物質に**電子e⁻**を与えて陽イオンになりやすい特徴があります。

例えば、硫(りゅう)酸銅(Ⅱ) $CuSO_4$の水溶液に鉄**Fe**を入れると、鉄の表面に樹枝状の銅が析出(せきしゅつ)❶します。このとき、次のイオン反応式で表される酸化還元(かんげん)反応が起こっています。

$$Fe + Cu^{2+} \longrightarrow Fe^{2+} + Cu$$

Feは電子を失い、酸化されてFe^{2+}となります。同時に、Cu^{2+}は電子を受け取り、還元されて**Cu**となります。

ところが、硫酸鉄(Ⅱ) $FeSO_4$の水溶液に銅線**Cu**を入れても化学変化は起こりません。これは、銅**Cu**より鉄**Fe**の方が陽イオンになりやすく、イオン化傾向が大きいためです。

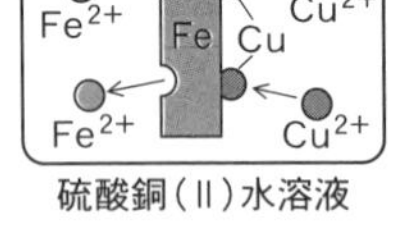

硫酸銅(Ⅱ)水溶液

▲鉄と硫酸銅の反応

❶**析出(せきしゅつ)**…溶液から結晶が分離して出てくること(64P参照)。また、電気分解のとき金属が電極に出てくること。

◎鉄Feや亜鉛Znを酸に溶かしたとき、水溶液から水素ガスが発生するのは、鉄や亜鉛が水素H_2よりイオン化傾向が大きく、水素イオンが原子に戻るためです。

● 金属のイオン化列

代表的な金属をイオン化傾向の大きいものから順に並べたものを、**イオン化列**といいます。

金属のイオン化傾向は、水溶液中での金属の電子の失いやすさ、すなわち、**酸化されやすさ**を表しています。一般に、イオン化傾向が**大きい金属ほど反応性が大きく**、様々な物質と反応して**陽イオンになりやすい**性質をもちます。逆に、イオン化傾向が小さい金属ほど反応性が小さくなります。

▼ 金属のイオン化列

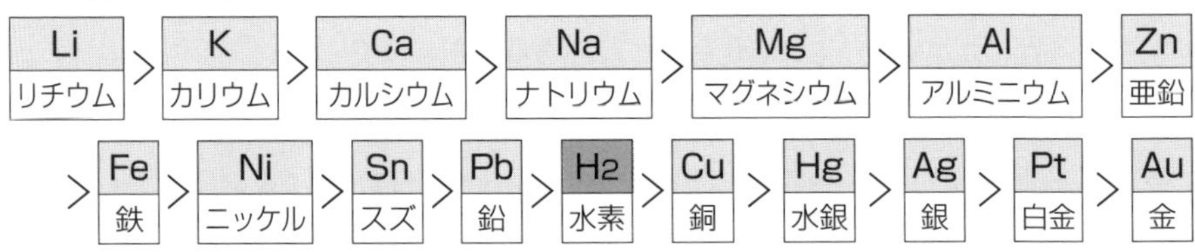

Li	>	K	>	Ca	>	Na	>	Mg	>	Al	>	Zn
リチウム		カリウム		カルシウム		ナトリウム		マグネシウム		アルミニウム		亜鉛

>	Fe	>	Ni	>	Sn	>	Pb	>	H_2	>	Cu	>	Hg	>	Ag	>	Pt	>	Au
	鉄		ニッケル		スズ		鉛		水素		銅		水銀		銀		白金		金

※**水素H_2**は金属ではないが金属と同じく陽イオンになるため、イオン化列に組み入れることが多い。
※イオン化列の大きいものは、**アルカリ金属**及び**アルカリ土類金属**で占められている。

● 金属と水の反応

イオン化傾向が極めて大きいカリウムK、カルシウムCa、ナトリウムNaなどは、常温でも水と激しく反応して水酸化物と水素H_2を生じます。

$$2Na + 2H_2O \longrightarrow 2NaOH + H_2$$

一方、常温の水とは反応しないマグネシウムMgは、熱水と反応して水酸化物と水素を生じます。

$$Mg + 2H_2O \longrightarrow Mg(OH)_2 + H_2$$

同様に常温の水とは反応しないアルミニウムAl、亜鉛Zn、鉄Feは、高温の水蒸気と反応して酸化物と水素を生じます。

● 金属と酸の反応

水素H_2よりイオン化傾向の大きい金属は、一般に塩酸HClや希硫酸(きりゅう)H_2SO_4などの酸と反応し、水素を生じます。

$$Zn + 2HCl \longrightarrow ZnCl_2 + H_2$$

水素よりイオン化傾向の小さい銅Cuなどの金属は、塩酸や希硫酸とは反応しませんが、酸化力の強い硝酸(しょう)HNO_3や熱濃硫酸H_2SO_4などと反応し、水素以外の気体を生じます。

$$3Cu + 8HNO_3\ (希硝酸) \longrightarrow 3Cu(NO_3)_2 + 2NO + 4H_2O$$

$$Cu + 4HNO_3\ (濃硝酸) \longrightarrow Cu(NO_3)_2 + 2NO_2 + 2H_2O$$

$$Cu + 2H_2SO_4\ (熱濃硫酸) \longrightarrow CuSO_4 + SO_2 + 2H_2O$$

イオン化傾向がさらに小さい白金Ptや金Auは、化学的に極めて安定しており、硝酸や熱濃硫酸とも反応しませんが、王水(おうすい)❷には溶けます。

[不動態]

アルミニウムAl、鉄Fe、ニッケルNiは、濃硝酸に浸しても溶けません。これは表面に緻(ち)密な**酸化物の被膜**ができて、内部を保護する状態（**不動態**）になっているからです。

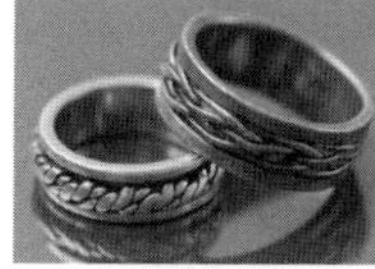

▲貴金属

◎金、銀、白金を貴金属といいます。貴金属は腐食しにくく、美しい金属光沢を保ち続けます。

❷**王水(おうすい)**…濃塩酸と濃硝酸の体積比３：１の混合水溶液で、酸化力が非常に強い。

❸両性を示す金属単体を**両性金属**と呼ぶことがある。また、両性の酸化物を**両性酸化物**、両性の水酸化物を**両性水酸化物**という。

[両性]

アルミニウムAl、亜鉛Zn、スズSn、鉛Pbの4種類は、酸にも強塩基にも反応する性質（**両性**❸）をもちます。

$$2Al + 6HCl \longrightarrow 2AlCl_3 + 3H_2$$

$$2Al + 2NaOH + 6H_2O \longrightarrow 2Na[Al(OH)_4] + 3H_2$$

● 金属と空気の反応

◎カリウムKは、酸素との接触による反応熱で自然発火することがあります。

イオン化傾向が極めて大きいリチウムLi、カリウムK、ナトリウムNaなどは、常温の空気中でもすみやかに内部まで酸化され、酸化物になります。

$$4Na + O_2 \longrightarrow 2Na_2O$$

マグネシウムMg、鉄Fe、スズSnなどは、湿った空気中で表面が徐々に酸化され、酸化物になります。アルミニウムAl、亜鉛Zn、鉛Pbは、常温の空気中では**酸化物の被膜**（ひまく）を生じるためそれ以上は酸化されませんが、強熱すると内部まで酸化され、酸化物になります。

まとめ　イオン化列と金属の特性

イオン化傾向	大 ←																小
イオン化列	Li	K	Ca	Na	Mg	Al	Zn	Fe	Ni	Sn	Pb	H_2	Cu	Hg	Ag	Pt	Au
水との反応	常温で反応				熱水と反応	高温の水蒸気と反応			反応しない								
酸との反応	塩酸・希硫酸と反応し、水素を生じる（※）											硝酸・熱濃硫酸に溶ける				王水に溶ける	
空気中の反応	すみやかに酸化				徐々に酸化・加熱と強熱により酸化物の被膜を生じる										反応しない		

※ Pbは、塩酸や希硫酸にほとんど溶けない。

● 練習問題 ●

【1】次のうち、金属元素をイオン化傾向の大きい順に並べたものとして、正しいものはどれか。［静岡R4］

大　　　　　小

☐ 1．Na ＞ Sn ＞ Al ＞ Pt
2．Mg ＞ Ca ＞ Pb ＞ Au
3．K ＞ Fe ＞ Cu ＞ Pt
4．Li ＞ Ca ＞ Ag ＞ Pb

【2】次のうち、Ag（銀）、Fe（鉄）、K（カリウム）をイオン化傾向の大きい順に並べると正しいものはどれか。［新潟R4］

☐ 1．K ＞ Fe ＞ Ag　　2．K ＞ Ag ＞ Fe
　3．Ag ＞ K ＞ Fe　　4．Fe ＞ K ＞ Ag

【3】金属のイオン化傾向に関する記述の正誤について、正しいものには○を、誤っているものには×を選びなさい。［東京R4］

☐ A．金属の単体が水溶液中で陰イオンになろうとする性質を、金属のイオン化傾向という。

☐ B．イオン化傾向の大きい金属は、電子を受け取りやすい。

☐ C．イオン化傾向の大きい金属は、酸化されやすい。

☐ D．イオン化傾向の大きいカルシウムCaやナトリウムNaは、常温の水と反応して水素を発生する。

【4】塩酸にも水酸化ナトリウム水溶液にも溶ける金属はどれか。［茨城R4］

☐ 1．銅　　2．銀　　3．鉄
　4．アルミニウム　　5．金

【5】金属の反応に関する記述について、正しいものには○を、誤っているものには×を選びなさい。［岐阜R4］

☐ A．亜鉛に塩酸を加えると、水素を発生する。

☐ B．銅に希塩酸を加えると、水素を発生する。

☐ C．カルシウムは、水と反応して水素を発生する。

☐ D．金は、熱濃硫酸と反応して溶ける。

【6】次のうち、白金に関する記述として、最も適当なものはどれか。［東北R3］

☐ 1．イオン化傾向が非常に小さく安定な金属で、王水と反応して溶解する。
　2．イオン化傾向が小さく硫酸とは反応しないが、硝酸とは反応して溶解する。
　3．イオン化傾向は中程度で、希硫酸と反応して溶解するが、濃硝酸とは反応しない。
　4．イオン化傾向が非常に大きく反応しやすい金属で、水と反応して溶解する。

▶▶ 正解 ……………………………………………………………

【1】3　　【2】1
【3】A…×　B…×　C…○　D…○　　【4】4
【5】A…○　B…×　C…○　D…×　　【6】1

17 酸化還元反応の応用

❶126P参照。

◎電池は酸化と還元を別の場所で行わせ、それらの間で授受する電子を電流として取り出しています。

●電池

酸化還元反応❶を利用して、化学エネルギーを電気エネルギーに変換して取り出す装置を**電池**（**化学電池**）といいます。例えば、イオン化傾向の異なる2種類の金属（**電極**）を電解質の水溶液（**電解液**）に浸して導線でつなぐと、電流が流れ出して電池となります。

このとき、イオン化傾向の大きい金属では、

◎電子e^-を失って（**酸化**）、陽イオンとなって溶け出す

◎電子e^-は導線を通り、イオン化傾向の小さい金属に移動する

という反応が起こり、イオン化傾向の小さい金属では、

◎電解質中に溶けていた金属イオンや水素イオンH^+が、イオン化傾向の大きい金属から移動してきた電子e^-を受け取る（**還元**）

という反応が起こります。2つの電極のうち、電子が流れ出して酸化反応が起こる電極を**負極**（ふきょく）、電子が流れ込んで還元反応が起こる電極を**正極**（せいきょく）といいます。

◎負極で酸化される物質（還元剤）を負極活物質、正極で還元される物質（酸化剤）を正極活物質といいます。

なお、電子e^-は負極から正極に流れますが、電流は正極から負極に流れます。正極の電位❷は負極の電位よりも高く、負極と正極の間に生じる電位差（電圧）の最大値を**起電力**といいます。

❷電位…電圧を高さの位置のように表したもの。

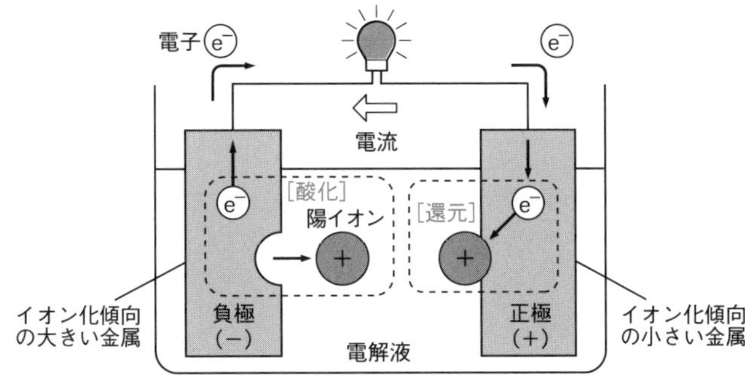

▲ 電池の仕組み

[一次電池と二次電池]

電池から電流を取り出すことを**放電**といいます。一方、放電後にその電池の起電力よりも大きい電圧をかけ、放電と逆向きの電流を外部から流すことで、放電と逆の反応を起こすことを**充電**といいます。

充電によって繰り返し使うことができる電池を**二次電池**または蓄(ちく)電池といい、逆反応が起こりにくく充電ができない電池を**一次電池**といいます。

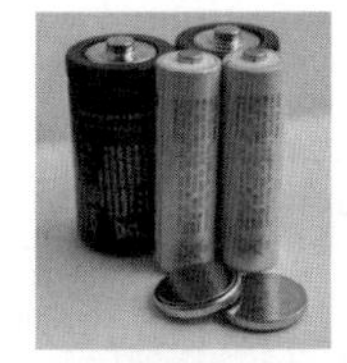

▲一次電池(アルカリマンガン乾電池、ボタン形リチウム電池)

[鉛蓄電池]

鉛蓄電池(なまりちくでんち)❸は代表的な二次電池で、負極に鉛Pb、正極に酸化鉛(Ⅳ) PbO_2、電解液に希硫酸(きりゅうさん)H_2SO_4を用いています。

放電時は次の反応が起きています。

[負極] $Pb + SO_4^{2-} \longrightarrow PbSO_4 + 2e^-$ (酸化)

[正極] $PbO_2 + 4H^+ + SO_4^{2-} + 2e^- \longrightarrow PbSO_4 + 2H_2O$ (還元)

負極では、Pbが酸化されて電子e^-が電気回路に向かって流れます。正極では、PbO_2がe^-を受け取って還元(かんげん)されます。電解液H_2SO_4は消費されて水H_2Oが生じるため、硫酸の濃度が低下して電圧が低下します。

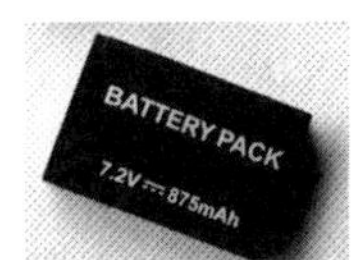

▲二次電池(リチウムイオン電池)

そこで、鉛蓄電池の負極と正極を外部電源の負極と正極にそれぞれ接続して充電すると、上記の式の逆反応が起こるため電極と電解液は元の状態に戻り、起電力が回復します。

$$Pb + PbO_2 + 2H_2SO_4 \underset{(充電)}{\overset{(放電)}{\rightleftarrows}} 2PbSO_4 + 2H_2O$$

❸自動車用電源などに用いられる。

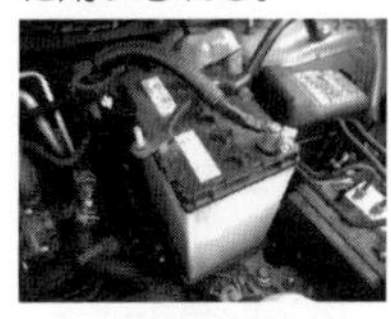

▲鉛蓄電池

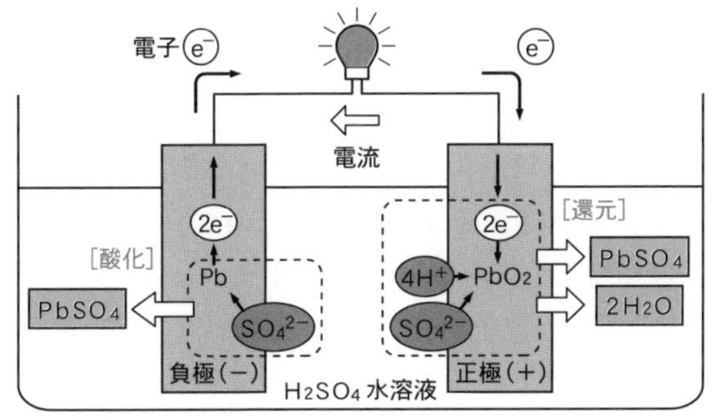

▲ 鉛蓄電池

第2章 基礎化学

● 電気分解

電解液や融解液に電極を入れて外部電源（電池）から直流電圧をかけると、電極表面で酸化還元反応が起こります。この反応を**電気分解**[4]といい、外部の電気エネルギーで酸化還元反応を行わせ、化学エネルギーに変換する操作をいいます。

このとき、外部電源の負極につないだ電極を**陰極**（いんきょく）、正極につないだ電極を**陽極**（ようきょく）といいます。陰極では陽イオンや水が還元され、陽極では陰イオンや水が酸化されます。

[4] **水の電気分解**
陰極では還元反応が起こり**水素H**が発生する。陽極では酸化反応が起こり**酸素O**が発生する。
$2H_2O \longrightarrow 2H_2 + O_2$

▣ ファラデーの電気分解の法則

> 電気分解において、**電極で生成する物質の物質量は、流れた電気量に比例**する。

電気量はC（クーロン）で表され、1Cは1A（アンペア）の電流が1秒間（1s）流れたときの電気量をいいます。

電気量（C）＝電流（A）×時間（s）

> 例 0.1Aの電流が10秒間流れたときの電気量
> 0.1A×10s＝1C
> 2.5Aの電流が1時間4分20秒間流れたときの電気量
> 2.5A×（64×60S＋20S）＝9650C

また、電子1molがもつ電気量の絶対値を**ファラデー定数**といい、記号Fで表します。

F = **9.65×10⁴C/mol**

［塩化銅（Ⅱ）水溶液］

塩化銅（Ⅱ）$CuCl_2$水溶液に炭素電極を浸して電気分解すると、次の反応が起こります。

［陰極］ $Cu^{2+} + 2e^- \longrightarrow Cu$ （還元）
［陽極］ $2Cl^- \longrightarrow Cl_2 + 2e^-$ （酸化）

陰極（いんきょく）では銅（Ⅱ）イオンCu^{2+}が電子e^-を受け取って**還元**され、陰極の表面に銅Cuが析出します。一方、**陽極**（ようきょく）では塩化物イオンCl^-が電子e^-を失って**酸化**され、塩素Cl_2が気体となって生じます。

◆その他の電気分解

▼水酸化ナトリウム水溶液の電気分解

［陰極］
$2H_2O + 2e^- \longrightarrow H_2 + 2OH^-$
［陽極］
$4OH^- \longrightarrow 2H_2O + O_2 + 4e^-$

▼希硫酸の電気分解

［陰極］
$2H^+ + 2e^- \longrightarrow H_2$
［陽極］
$2H_2O \longrightarrow O_2 + 4H^+ + 4e^-$

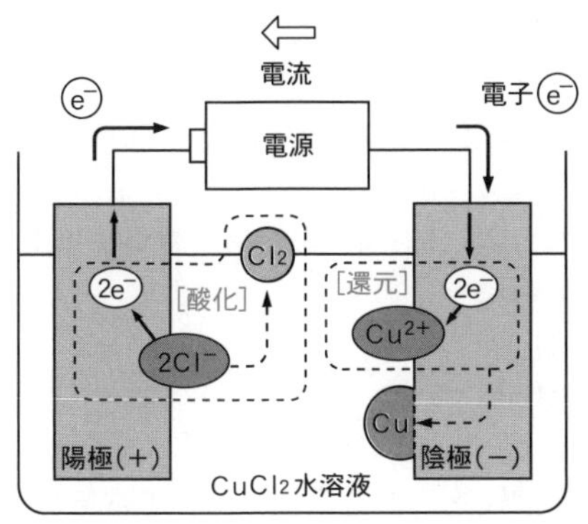

▲ 塩化銅（Ⅱ）水溶液の電気分解

おぼえる！ポイント

- 「電池」と「電気分解」の違いをおさえておきましょう。

  電池………電極間をつなぐと、酸化還元反応が自発的に起こる装置のこと。電解液の中で酸化が起こる電極を負極（−）、還元が起こる電極を正極（+）という。

  電気分解…電極に電源を接続して、酸化還元反応を強制的に起こすこと。電源の負極につないだ電極を陰極（−）、電源の正極につないだ電極を陽極（+）という。

- 一次電池と二次電池を見分ける問題はよく出題されるので、電池の特徴と具体例をセットで覚えておきましょう。

● 練習問題 ●

【1】次のうち、化学電池に関する記述として正しいものはどれか。［愛知R3］

1．導線に向かって電子が流れ出る電極を負極という。
2．機器に電池を接続し、電池から電流を取り出すことを電池の充電という。
3．亜鉛板と銅板を電極に用いたとき、亜鉛板が正極となる。
4．ノート型パソコンやスマートフォンの電池として広く用いられているリチウムイオン電池は、一次電池である。

【2】二次電池はどれか。［茨城R4］

1．リチウム電池　　2．アルカリマンガン電池
3．燃料電池（リン酸形）　　4．マンガン電池
5．リチウムイオン電池

【3】次の記述の（A）～（D）にあてはまる字句を答えなさい。［東京R3］

☐ 鉛蓄電池は、負極に（A）を、正極に（B）を用いて、電解液である（C）に浸した電池である。放電をすると、負極では（D）反応が起きている。

【4】炭素電極を用いて塩化ナトリウム（NaCl）水溶液を電気分解したとき、陰極から発生する気体はどれか。［北海道R3］

☐ 1．水素（H_2） 2．窒素（N_2）
3．酸素（O_2） 4．塩素（Cl_2）

【5】以下のうち、硫酸銅（Ⅱ）水溶液を、白金電極を用いて電気分解したとき、陽極で発生するものを一つ選びなさい。［九州R3］

☐ 1．O_2 2．Cu 3．SO_2 4．H_2

【6】電気分解において、電極で生成する物質の物質量は、流れた電気量に比例する。これは何の法則とよばれるか。［神奈川R3］

☐ 1．アボガドロの法則
2．シャルルの法則
3．倍数比例の法則（倍数組成の法則）
4．ファラデーの法則
5．ヘスの法則

▶▶ 正解 ……………………………………………………………………

【1】1
【2】5
【3】A…鉛／Pb　B…二酸化鉛／酸化鉛（Ⅳ）／PbO_2　C…希硫酸／H_2SO_4　D…酸化
【4】1

〔解説〕陰極では、ナトリウムイオンNa^+は還元されにくいため、代わりに水分子H_2Oが還元されて水素H_2が発生する。
陽極では、塩素イオンCl^-が電子を放出して塩素Cl_2が発生する。
［陰極］$2H_2O + 2e^- \longrightarrow H_2 + 2OH^-$
［陽極］$2Cl^- \longrightarrow Cl_2 + 2e^-$

【5】1

〔解説〕硫酸銅（Ⅱ）水溶液を、白金電極を用いて電気分解したとき、陰極及び陽極での反応式は以下のとおり。
［陰極］$Cu^{2+} + 2e^- \longrightarrow Cu$
［陽極］$2H_2O \longrightarrow O_2 + 4H^+ + 4e^-$

【6】4

18 化学反応の速さ

● 反応速度と各要素との関係

化学反応の速さは、単位時間当たりの物質の変化量（物質量や濃度の変化量）で表され、これを**反応速度**といいます。

［濃度］

鉄**Fe**からなるスチールウールを空気中で熱すると表面が赤くなって燃えますが、酸素O_2が捕集された瓶(びん)の中に入れて熱すると、空気中よりも激しく火花を散らして燃えます。

この違いが生じるのは、空気中よりも瓶の中の酸素濃度が大きいためです。一般に、反応速度は**反応物の濃度**が**大きいほど速く**なります❶。

［温度］

反応速度は、**温度が高くなるほど**、急激に**大きくなります**。温度以外の条件を一定にしたとき、温度が10K上昇するごとに反応速度は２～４倍になることが多くみられます。

［触媒］

過酸化水素H_2O_2の水溶液は常温ではほとんど変化しませんが、少量の酸化マンガン（Ⅳ）（二酸化マンガン）MnO_2を加えるとH_2O_2の分解が急速に進行して、活発に酸素O_2を生じます。しかし、加えたMnO_2は反応の前後では全く変化しません。

このように、反応の前後で物質自体は**変化せず**、**反応速度を大きくする**物質を**触媒**(しょくばい)といいます。

● 活性化エネルギー

化学変化が起こるためには、各反応に応じた一定のエネルギー（**活性化エネルギー**）が必要です。反応物は、活性化エネルギー以上のエネルギーを得ると、エネルギーが高い状態である**遷移状態**（活性化状態）を経て、生成物に変わります。

一般に活性化エネルギーは反応条件によって異なり、反応物の濃度や温度などが同じなら、活性化エネルギーが**小さい反応ほど**、**反応速度は大きく**なります❷。

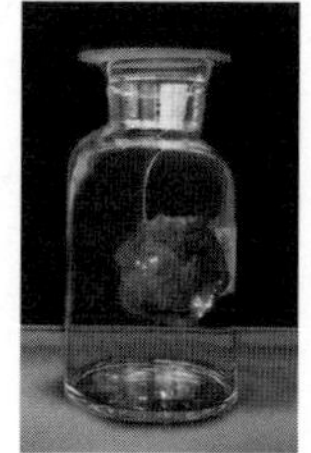

（空気中）

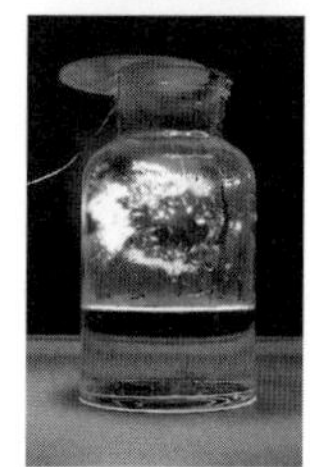

（酸素中）

▲スチールウールの燃焼

❶これは反応物の濃度が大きいほど、一定時間当たりに反応する分子どうしの衝突回数が増加するためである。

◎気体どうしの反応では、反応物の濃度とその分圧が比例するため、分圧が大きいほど反応速度が大きくなります。

❷例えば、$Ag^+ + Cl^- \longrightarrow AgCl$ など、水溶液中のイオン反応は活性化エネルギーが小さいため、反応速度は非常に大きくなる。

◎反応熱は反応物と生成物のもつエネルギーの差で決まり、反応経路によらないため、触媒を用いても反応熱は変化しません。

触媒を用いると反応速度が大きくなるのは、触媒と反応物が結びつき、活性化エネルギーがより小さい経路を通って反応が進行するようになるためです。

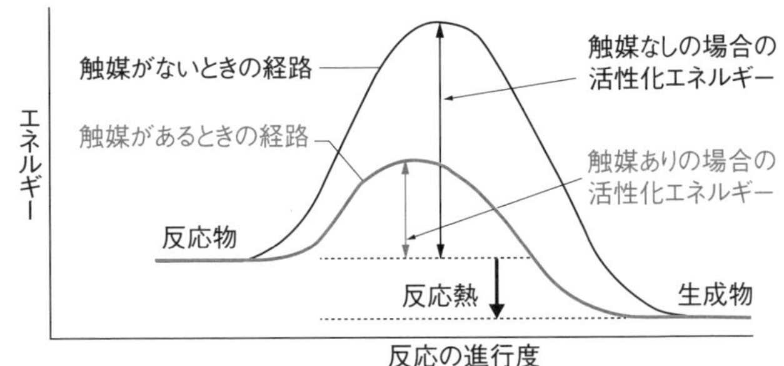

▲ 触媒のはたらき

● 平衡状態とその移動

水素H_2とヨウ素I_2を密閉容器に入れて加熱すると、一部が化合してヨウ化水素HIを生じます。また、HIのみを密閉容器に入れて加熱すると、一部が分解してH_2とI_2が生じます。

このように、どちらの方向にも進む反応を**可逆(かぎゃく)❸反応**といいます。

❸可逆(かぎゃく)…逆もどりし得ること。

◎一方向にしか進まない反応を**不可逆反応**といいます。

$$H_2 + I_2 \rightleftarrows 2HI$$

この反応式において、正反応の反応速度（右向きの反応／HIの生成速度）と逆反応の反応速度（左向きの反応／HIの分解速度）は、ある時間経過すると等しくなり、見かけ上では反応が止まった状態となります。このような状態を、**化学平衡(へいこう)❹の状態（平衡状態）**といいます。平衡状態では、反応物の濃度と生成物の濃度はどちらも一定であり、触媒を加えると平衡状態に達する時間は**短くなります**。

❹平衡(へいこう)…つり合いがとれること。

◎触媒を用いても平衡は移動しません。

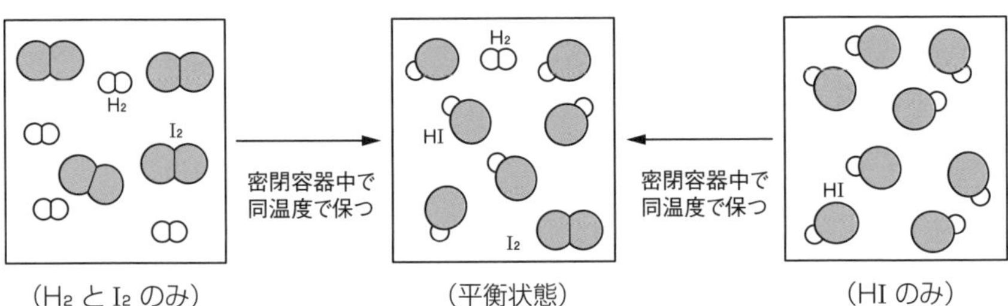

▲ 平衡状態の例

［平衡の移動］

平衡状態であるとき、濃度や圧力、温度などの条件を変えると、一時的に平衡状態がくずれますが、すぐに反応が進行し、最初とは異なる新たな平衡状態となります。この現象を**平衡移動（化学平衡の移動）**といいます。

■ **平衡移動の原理**（ルシャトリエの原理）

可逆反応が平衡状態にあるとき、濃度・圧力・温度などの条件を変化させると、その影響を打ち消す方向へ平衡が移動し、新たな平衡状態になる。

まとめ　ルシャトリエの原理

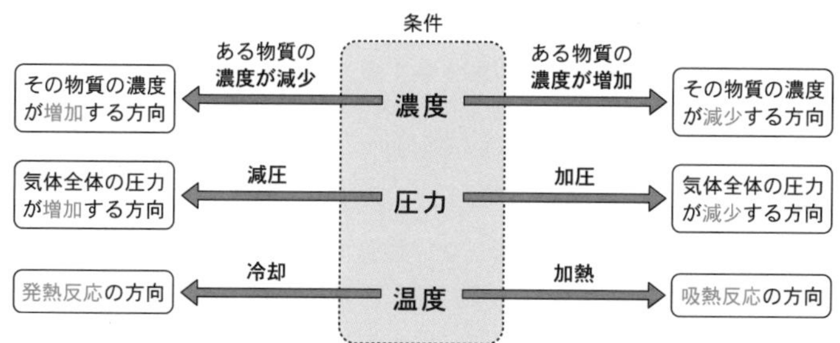

● 練習問題 ●

【１】次の化学反応及びその速さ（反応速度）に関する記述について、誤っているものはどれか。［関西R3］

1．一般に、反応物の濃度が大きいほど、反応速度は小さくなる。
2．一般に、固体が関係する反応では、固体の表面積を大きくすると、反応速度は大きくなる。
3．反応速度は、温度以外の条件が一定のとき、温度が高くなると、大きくなる。
4．反応の前後で物質自体は変化せず、反応速度を大きくする物質を触媒という。
5．反応物を活性化状態（遷移状態）にするのに必要な最小のエネルギーを、その反応の活性化エネルギーという。

【2】化学反応の反応速度に関する記述として、誤っているものはどれか。［三重R4］

☐ 1．温度が10K上昇するごとに反応速度がちょうど3倍になる反応について、温度を20℃から60℃に上げると、反応速度は81倍になる。
2．一般に、反応条件が同じ場合、活性化エネルギーが小さい反応ほど、反応速度は小さい。
3．一般に、高温ほど反応速度が大きくなる理由の一つとして、温度が高くなると、分子の熱運動が激しくなり、衝突回数が増加することが挙げられる。
4．反応速度を著しく増加させるが、反応の前後でそれ自身は変化しないような物質を触媒という。

【3】次の化学反応に用いる触媒に関する記述のうち、正しいものはどれか。［北海道R3］

☐ 1．触媒は、反応の前後において自身が変化しない。
2．触媒は、反応熱を小さくする。
3．触媒は、反応速度を遅くする。
4．触媒は、活性化エネルギーを大きくする。

【4】次のうち、化学反応における触媒に関する記述として、誤っているものはどれか。［愛知R3］

☐ 1．触媒は化学反応の前後で変化しない物質である。
2．触媒は、活性化エネルギーと反応熱をともに小さくする。
3．生物の体内に存在する酵素は触媒の一種である。
4．可逆反応が平衡状態にあるときに、触媒を加えても平衡は移動しない。

▶▶ 正解 ……………………………………………………………………

【1】1
【2】2
【3】1
【4】2

19 気体の性質

● 気体の体積と圧力の関係

▣ ボイルの法則

温度が一定のとき、一定物質量の気体の体積 V は圧力 P に反比例する。

$PV = k_1$ （k_1は一定）

以上より、圧力P_1と体積V_1の気体が、温度が一定のまま圧力P_2と体積V_2に変化したとき、次の関係が成り立ちます。

$P_1V_1 = P_2V_2 = k_1$ （k_1は一定）

例 圧力が２倍 ………… 体積は２分の１
圧力が２分の１ …… 体積は２倍

◎気体の性質の式では、数値を以下の記号で表します。
- 定数…k
- 体積…V
- 圧力…P
- 絶対温度…T
- １molの体積…v
- 気体定数…R
- １molの物質量…n

● 気体の体積と温度の関係

▣ シャルルの法則❶

圧力が一定のとき、一定物質量の気体の体積 V は、絶対温度 T ❷に比例する。

$\dfrac{V}{T} = k_2$ （k_2は一定）

以上より、絶対温度T_1と体積V_1の気体が、圧力が一定のまま絶対温度T_2と体積V_2に変化したとき、次の関係が成り立ちます。

$\dfrac{V_1}{T_1} = \dfrac{V_2}{T_2} = k_2$ （k_2は一定）

❶「圧力が一定のとき、一定物質量の気体の体積Vは、温度が１℃上下するごとに、０℃のときの体積の273分の１倍ずつ増減する」とも表される。

❷ $T = t + 273$
絶対温度については66P参照。

例 絶対温度が300K（27℃）から600K（327℃）に変化 ……… 体積は２倍
絶対温度が300K（27℃）から150K（−123℃）に変化 …… 体積は２分の１

◎ボイル・シャルルの法則は、ボイルの法則とシャルルの法則をまとめたものです。

● 気体の体積と圧力と温度の関係

▣ ボイル・シャルルの法則

一定物質量の気体の体積 V は、圧力 P に反比例し、絶対温度 T に比例する。

$$\frac{PV}{T}=k \quad (k\text{は一定})$$

以上より、絶対温度T_1と圧力P_1と体積V_1との気体が、絶対温度T_2と圧力P_2と体積V_2に変化したとき、次の関係が成り立ちます。

$$\frac{P_1V_1}{T_1}=\frac{P_2V_2}{T_2}=k \quad (k\text{は一定})$$

例 27℃、1.0×10^5Paで1.8Lの気体が、77℃、3.0Lになったときの圧力は、次のとおり。

◎それぞれの温度を絶対温度にする。

27℃…27+273=300K　　77℃…77+273=350K

◎ボイル・シャルルの法則にあてはめる。

$$\frac{P_1V_1}{T_1}=\frac{P_2V_2}{T_2} \Rightarrow \frac{1.0\times10^5\text{Pa}\times1.8\text{L}}{300\text{K}}=\frac{P_2\times3.0\text{L}}{350\text{K}}$$

$$P_2=7.0\times10^4\text{Pa}$$

● 気体の状態方程式

273K（0℃）、1気圧（1.013×10^5Pa）において、気体のモル体積22.4L/molをボイル・シャルルの法則に代入して、定数kの値を求めてみます❸。

❸ 1molの気体の体積を表すため、Vは小文字のvで表す。

$$k=\frac{Pv}{T} \Rightarrow k=\frac{1.013\times10^5\text{Pa}\times22.4\text{L/mol}}{273\text{K}}=8.31\times10^3\text{Pa}\cdot\text{L/(K}\cdot\text{mol)}$$

この定数kの値を**気体定数**といい、記号Rで表します。気体定数Rは気体の種類によらず、温度、圧力、体積を変化させても一定です❹。また、気体定数Rを用いると1molの気体について、次のように表せます。

❹ただし単位が異なると、気体定数Rの値も異なる。例えば圧力にatmを用いたときの値は、R=0.0821atm・L/(K・mol) となる。

$$R=\frac{Pv}{T} \quad \text{または} \quad Pv=RT$$

また、$Pv=RT$の式を一般的な物質量n（mol）で表すと、次のように表すことができます。

$$R=\frac{P}{T}\times\frac{V}{n}\ \Rightarrow\ PV=nRT$$

この式を**気体の状態方程式**[5]といい、圧力P、体積V、物質量n、絶対温度Tのうち、三つの値がわかれば一つの未知数を求めることができます。

[5] 理想気体の状態方程式ともいう。**理想気体**とは、気体の状態方程式に厳密に従う**仮想の気体**のこと。実際に存在する気体は**実在気体**という。

● 混合気体の圧力

互いに反応しない2種の気体を混合したとき、この混合気体の圧力p（Pa）を**全圧**、各成分気体が単独で混合気体と同じ体積V（L）を占めるときに示す圧力を**分圧**といいます。

［分圧の法則］

▣ **ドルトンの分圧の法則**[6]

混合気体の全圧は、各成分気体の分圧の和に等しい。

p（全圧）$=p_A+p_B$（分圧の総和）

[6] 1801年、イギリスのドルトンによって発見された。

更に、各成分気体の**分圧の比**はそれぞれの**物質量の比**に**等しくなります**。

おぼえる！ポイント

- 気体の法則については、名前と特徴をセットで覚えましょう。
  ボイルの法則……………………「体積」と「圧力」の関係
  シャルルの法則…………………「体積」と「温度」の関係
  ボイル・シャルルの法則……「体積」と「圧力」と「温度」の関係

● 練習問題 ●

【1】次の気体の性質に関する記述について、正しいものには○を、誤っているものには×を選びなさい。［関西R4］

☐ A．温度が一定のとき、一定物質量の気体の体積は圧力に比例する。
☐ B．圧力が一定のとき、一定物質量の気体の体積は絶対温度に比例する。
☐ C．混合気体の全圧は、各成分気体の分圧の和に等しい。
☐ D．実在気体は、低温・高圧の条件下では理想気体に近いふるまいをする。

【2】次の記述の（　）にあてはまる語句として、正しいものはどれか。［愛知R4］

「一定物質量の気体の体積は（　）」という法則をボイル・シャルルの法則という。

☐ 1．圧力と絶対温度の積に等しい。
2．圧力と絶対温度のそれぞれに比例する。
3．圧力と絶対温度のそれぞれに反比例する。
4．圧力に反比例し、絶対温度に比例する。

【3】27℃、1.0×10^5Paで48Lの気体がある。この気体の温度を127℃、圧力を2.0×10^5Paにすると、体積は何Lになるか。ただし、絶対温度T（K）とセルシウス温度t（℃）の関係はT＝t＋273とする。［神奈川R3］

☐ 1．16L　　2．24L　　3．32L
4．48L　　5．64L

【4】窒素84gが、27℃、1.0×10^5Paのもとで占める体積は何Lか。当該気体を理想気体とする際、正しいものを一つ選びなさい。（原子量：N＝14、気体定数：8.3×10^3（Pa・L/（K・mol））とする。）［奈良R3］

☐ 1．13.5L　　2．24.9L　　3．32.2L
4．52.8L　　5．74.7L

▶▶ 正解 ……………………………………………………………………

【1】A…×　B…○　C…○　D…×

【2】4

【3】3

〔解説〕ボイル・シャルルの法則の公式に数値をあてはめ、求める体積をxLとする。

T_1＝（273＋27）K＝300K、T_2＝（273＋127）K＝400K

$$\frac{1.0\times10^5\text{Pa}\times48\text{L}}{300\text{K}}=\frac{2.0\times10^5\text{Pa}\times x\text{L}}{400\text{K}}$$ 両辺に400Kをかける。

$$\frac{1.0\times10^5\text{Pa}\times48\text{L}\times400\text{K}}{300\text{K}}=2.0\times10^5\text{Pa}\times x\text{L}$$

$$x\text{L}=\frac{1.0\times10^5\text{Pa}\times48\text{L}\times400\text{K}}{2.0\times10^5\text{Pa}\times300\text{K}}=\frac{1.0\times48\text{L}\times400}{2.0\times300}=\frac{19200\text{L}}{600}=32\text{L}$$

【4】5

〔解説〕気体の状態方程式に数値をあてはめ、求める体積をxLとする。窒素N_2の分子量は14×2＝28、窒素84gでは84／28＝3mol。また、絶対温度Tは27℃＝300K（27＋273）となる。

$$1.0\times10^5\text{Pa}\times x\text{L}=3\text{mol}\times8.3\times10^3\text{(Pa・L/(K・mol))}\times300\text{K}$$

$$x\text{L}=\frac{3\times8.3\times10^3\times300}{1.0\times10^5}=\frac{7470\times10^3}{1.0\times10^5}=74.7\text{L}$$

20 コロイド

● コロイド粒子

気体、液体、固体の中に、他の物質が直径1～数百n❶m程度の大きさの粒子（**コロイド粒子**）になって分散している状態または物質を**コロイド**といいます。

分散しているコロイド粒子を**分散質**、分散させている物質を**分散媒**（ばい）といいます。

> 例　豆乳の場合 … 分散質はタンパク質、分散媒は水

❶n（ナノ）… 10^{-9}を表す単位の接頭語。

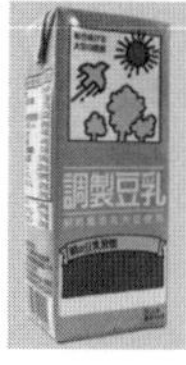

▲豆乳

［コロイドの分類］

コロイド粒子を含む溶液を**コロイド溶液**または**ゾル**といいます。ゾルには流動性がありますが、一方で流動性を失って固化したコロイドを**ゲル**といいます。

> 例　ゾル …… 牛乳、マヨネーズ、卵白、墨汁など
> 　　ゲル …… 豆腐、ゼラチン、寒天、コンニャクなど

● コロイド溶液の性質

［チンダル現象］

コロイド溶液に横から強い光を当てると、**光の通路**が輝いて見えます。この現象を**チンダル現象**❷といいます。

［ブラウン運動］

コロイド粒子を特別な顕微鏡（限外顕微鏡（げんがい））❸で観察すると、粒子が**不規則な運動**をしている様子が確認できます。これは分散剤である水分子が、熱運動によってコロイド粒子に不規則に衝突し、コロイド粒子の運動方向が絶えず変化するためです。このような運動を**ブラウン運動**❹といいます。

❷1868年、イギリスのチンダルによって発見された。分子やイオンより大きいコロイド粒子に光が当たると、光をよく散乱するために起こる現象。

❸限外顕微鏡（げんがい）…非常に小さな粒子を、特殊な照明装置で見ることができる顕微鏡。

❹1827年、イギリスのブラウンによって発見された。

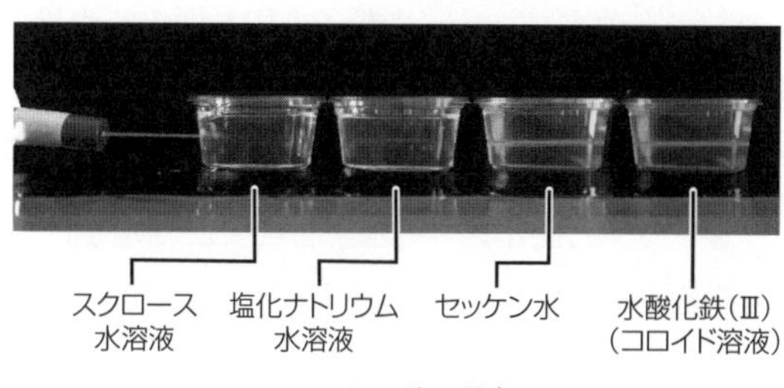

▲ チンダル現象

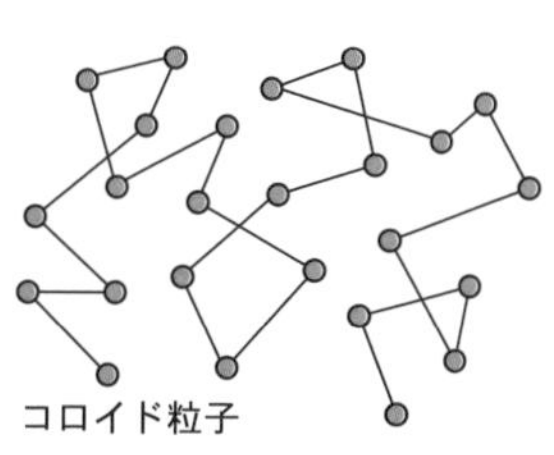

▲ ブラウン現象

[透析]

不純物を含むコロイド溶液を半透膜❺の袋に入れて、水中に浸しておくと、小さな分子やイオンは半透膜を透過しますが、コロイド粒子は大きいため半透膜を透過できず袋内にとどまります。このような分離の操作を**透析**（とうせき）といいます。

❺半透膜…一定の大きさ以下の分子またはイオンのみを透過させる膜。例として、セロハンなどがある。

◎コロイド粒子はろ紙の繊維の隙間より小さく、半透膜の微細な穴よりは大きいため、透析をすることができます。

[電気泳動]

コロイド粒子の多くは、正（+）または負（−）に帯電しています。コロイド溶液に電極を差し込んで直流電圧をかけると、陽極又は陰極に向かってコロイド粒子が移動します。この現象を**電気泳動**（えいどう）といいます。

[凝析と疎水コロイド]

水との親和力が小さいコロイドを**疎水**（そすい）❻**コロイド**といいます。疎水コロイドに**少量の電解質**を加えると沈殿が生じる現象を**凝析**（ぎょうせき）❼といいます。

❻**疎水**（そすい）…水となじみにくいこと。

❼**凝**（ぎょう）…こる・かたまるという意味。

例　水酸化鉄（Ⅲ）❽に、少量の硫（りゅう）酸ナトリウムNa_2SO_4水溶液を加えると、容易に沈殿が生じる

❽水酸化鉄（Ⅲ）は、鉄（Ⅲ）イオンの水酸化物である。様々な組成が混ざりあったものだと考えられているため、組成式を表記しない。

[塩析と親水コロイド]

水との親和力が大きいコロイドを**親水コロイド**（しんすい）といいます。親水コロイドに**多量の電解質**を加えると沈殿が生じる現象を**塩析**（えんせき）といいます。

例　セッケン水に多量の塩化ナトリウム$NaCl$を加えると、沈殿してセッケンが生じる
　タンパク質に多量のにがり（塩化マグネシウム$MgCl_2$水溶液）を加えると、沈殿して豆腐が生じる

[保護コロイド]

疎水コロイドに一定量以上の親水コロイドを加えると、親水コロイドの粒子が疎水コロイドの粒子を取り囲み、少量の電解質を加えても凝析しにくくなることがあります。

このようなはたらきをする親水コロイドを、**保護コロイド**といいます。

例　墨汁の保護コロイド ……… にかわ
　絵の具の保護コロイド …… アラビアゴム

まとめ　コロイドの種類

チンダル現象	光の通路が輝いて見える現象	ブラウン運動	粒子が不規則に運動する運動
透析	半透膜を用いて分子やイオンを透過させ、コロイド溶液を精製する方法	電気泳動	直流電圧をかけると、陽極又は陰極に向かってコロイド粒子が移動する現象

水と親和性が小さい「疎水コロイド」の場合		水と親和性が大きい「親水コロイド」の場合	
凝析	少量の電解質を加えると沈殿する現象	塩析	多量の電解質を加えると沈殿する現象

● 練習問題 ●

【1】コロイドに関する以下の記述のうち、正しいものには○を、誤っているものには×を選びなさい。［東北R4/中国R4/栃木R4/関西R3/愛知R3］

☑ A．同じ物質からなるコロイド溶液のうち、流動性のあるものをゲル、ゲルが流動性を失ったものをゾルという。

☑ B．コロイド粒子を分散させている物質を分散媒といい、固体のものがある。

☑ C．気体、液体、固体の中に、ほかの物質が直径1～数百nm（ナノメートル）程度の大きさの粒子となって分散している状態をコロイドという。

☑ D．透析は、コロイド粒子が半透膜を透過できる性質を利用している。

☑ E．コロイド粒子が不規則に動く現象をブラウン運動という。

☑ F．親水コロイドに多量の電解質を加えると凝析が起こる。

☑ G．疎水コロイドに少量の電解質を加えると塩析が起こる。

☑ H．コロイド溶液に強い光線を当てると、光の通路が輝いて見える。この現象をチンダル現象という。

【2】次のうち、コロイドに該当しないものはどれか。［東北R3］

☑ 1．ゼリー　　2．食塩水
3．牛乳　　4．墨汁

▶▶ 正解 ……………………………………………………………………………………

【1】A…×　B…○　C…○　D…×　E…○　F…×　G…×　H…○

〔解説〕B．例えばゼリーの分散質は水、分散媒は固体のゼラチンであるように、分散媒に固体のものは存在する。

【2】2

〔解説〕食塩水の溶質粒子は溶媒分子とほぼ同程度の大きさをもち、溶質は溶媒に溶け込んでいるためコロイドではない。

21 化学反応と熱エネルギー

● 反応熱と熱化学方程式

化学変化は、熱の放出や吸収を伴って進みます。この出入りする熱量を**反応熱**といい、熱の発生を伴う反応を**発熱反応**、熱の吸収を伴う反応を**吸熱反応**といいます。

これらの反応を表すために、**熱化学方程式**が用いられます。

[熱化学方程式の表し方]

◎化学反応式の矢印「⟶」を等号「＝」に置き換える。

◎右辺の最後に反応熱を書き加える。発熱反応には「＋」、吸熱反応の時は「－」の符号をつけ、**kJ**（キロジュール）の単位で表す。

◎対象とする物質の係数を１とする（他の物質の係数が分数になることがある）。

◎物質のエネルギーの状態を表す（**固**）、（**液**）、（**気**）や、（黒鉛）などの同素体名[❶]を記入する。

◎水溶液または溶媒としての水は、**aq**[❷]と表す。

❶例えば黒鉛とダイヤモンドでは化学エネルギーが異なるため、炭素はC（固）ではなくC（黒鉛）のように記入する。

❷ **aq**…多量の水を意味しており、ラテン語aqua（水）の略称。

> 例　化学反応式　$2H_2 + O_2 \longrightarrow 2H_2O$　を熱化学方程式で表すと次のとおり。
>
> ◎化学反応式の矢印を等号に置き換え、右辺に熱量を書き加える。
>
> $2H_2 + O_2 = 2H_2O + 286kJ$
>
> ◎着目する物質（H_2）の係数を１にして、物質の状態を記入する。
>
> $$H_2(気) + \frac{1}{2}O_2(気) = H_2O(液) + 286kJ$$

● 反応熱の種類

[燃焼熱]

燃焼熱は、１molの物質が完全燃焼するときに発生する反応熱で、全て**発熱反応**を示します。

◎反応熱は、対象とする物質1molあたりの熱量（単位記号kJ/mol）で表します。

> 例　メタンCH_4の燃焼熱は、891kJ/molである。
>
> $CH_4(気) + 2O_2(気) = CO_2(気) + 2H_2O(液) + 891kJ$

[中和熱]

中和熱は、水溶液中で酸と塩基が中和することによって、1 molの水が生じるときに発生する反応熱で、全て**発熱反応**を示します❸。

例　塩酸HClと水酸化ナトリウムNaOH水溶液の中和熱は、56.5kJ/molである。

HCl aq＋NaOH aq＝NaCl aq＋H_2O（液）＋56.5kJ

❸強酸と強塩基の中和熱は、種類にかかわらず56.5kJ/molである。

[生成熱]

生成熱は、化合物1 molがその成分元素の単体から生じるるときに発生または吸収する反応熱で、**発熱反応**または**吸熱反応**を示します。

例　二酸化炭素CO_2の生成熱は、394kJ/molである。

C（黒鉛）＋O_2（気）＝CO_2（気）＋394kJ　※発熱反応

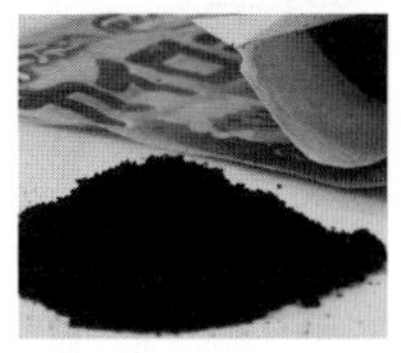

▲化学カイロ

◎カイロ中の鉄粉が空気中の酸素と反応して酸化鉄（Ⅲ）Fe_2O_3を生成するときの発熱を利用しています。

[溶解熱]

溶解熱は、1 molの物質を多量の溶媒に溶かしたときに発生または吸収する反応熱で、**発熱反応**または**吸熱反応**を示します。

例　水酸化ナトリウムNaOHの溶解熱は、44.5kJ/molである。

NaOH（固）＋aq＝NaOH aq＋44.5kJ　※発熱反応

● ヘスの法則

炭素**C**（黒鉛）が燃焼して二酸化炭素**CO_2**に変化する反応には、次の二つの経路があります。

経路Ⅰ：**C**（黒鉛）＋ **O_2**（気） ⟶ **CO_2**（気）＋**394kJ**　（Cを完全燃焼）

経路Ⅱ：① **C**（黒鉛）＋ $\frac{1}{2}$ **O_2**（気） ⟶ **CO**（気）＋ **111kJ**　（CからCOを生成）

② **CO**（気）＋ $\frac{1}{2}$ **O_2**（気） ⟶ **CO_2**（気）＋ **283kJ**　（COを完全燃焼）

第2章　基礎化学

❹1840年、ロシアのヘスによって発見された。

経路Ⅰにおける反応熱394kJ/molは、経路Ⅱの①と②の反応熱の総和と等しくなります（111＋283＝394kJ/mol）。このような関係を、**ヘスの法則**❹といいます。

▣ **ヘスの法則**（総熱量保存の法則）

反応熱の大きさは、反応のはじめの状態と終わりの状態だけで決まり、反応の経路には関係しない。

まとめ　ヘスの法則におけるエネルギーの動き

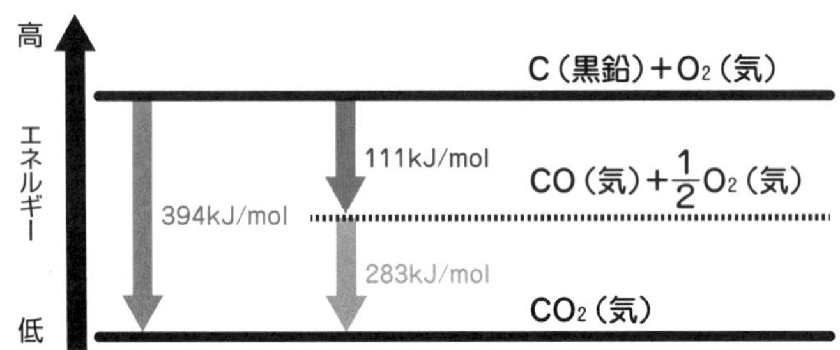

日本化学会の提案や学習指導要領の改定により、令和４年度より順次「熱化学方程式」は廃止され、化学反応などによるエネルギーの変化は「エンタルピー変化」で表すようになります。ただし、令和５年４月現在、全国の試験においてエンタルピー変化を用いた出題がないことから、本書は旧学習指導要領に沿った「熱化学方程式」を掲載しています。万一出題傾向の変更があった場合は、弊社HPの訂正情報にてお知らせします。

● 練習問題 ●

【１】次の二つの熱化学方程式から、一酸化炭素の生成熱として正しいものを選びなさい。［奈良R3］

$$C（黒鉛）+ O_2 = CO_2 + 394kJ$$

$$CO + \frac{1}{2}O_2 = CO_2 + 283kJ$$

☑ 1．−172kJ　2．111kJ　3．172kJ
4．505kJ　5．677kJ

【2】次の3つの熱化学方程式を用いて、メタン（CH_4）1.0molを完全燃焼させたときの燃焼熱（kJ）を計算したとき、正しいものはどれか。ただし、（固）は固体、（液）は液体、（気）は気体の状態を示す。［東京R3］

① $2H_2$（気）＋ O_2（気）＝ $2H_2O$（液）＋ 572kJ

② C（固）＋ O_2（気）＝ CO_2（気）＋ 394kJ

③ C（固）＋ $2H_2$（気）＝ CH_4（気）＋ 75kJ

☐ 1．253kJ　　2．755kJ

3．891kJ　　4．1041kJ

【3】化学反応の法則に関する以下の記述について、該当する法則名として正しいものを選びなさい。［九州R3］

反応熱の総和は、反応の経路によらず、反応の始めの状態と終わりの状態で決まる。

☐ 1．質量保存の法則　　2．ヘスの法則

3．ボイル・シャルルの法則　　4．ヘンリーの法則

▶▶ 正解 ……………………………………………………

【1】2

〔解説〕求める一酸化炭素COの生成熱を x とすると、焼熱の熱化学方程式は、

C（黒鉛）＋ $\frac{1}{2}O_2$＝CO ＋ x kJとなる。

C（黒鉛）＋ O_2＝CO_2 ＋ 394kJ …①

CO ＋ $\frac{1}{2}O_2$＝CO_2 ＋ 283kJ ……②

①−②より、C − CO ＋ $\frac{1}{2}O_2$＝111kJ ⇒ C ＋ $\frac{1}{2}O_2$＝CO ＋ 111kJ

【2】3

〔解説〕求めるメタンCH_4の燃焼熱を x とすると、燃焼の熱化学方程式は、

CH_4（気）＋ $2O_2$（気）＝ CO_2（気）＋$2H_2O$（液）＋ x kJとなる。

また、設問で提示された①〜③の等式を次のように整理する。

① $2H_2O$（液）＝ $2H_2$（気）＋ O_2（気）−572kJ

② CO_2（気）＝ C（固）＋ O_2（気）−394kJ

③ CH_4（気）＝ C（固）＋ $2H_2$（気）−75kJ

これらを、メタンの燃焼の熱化学方程式に代入して計算する。

$\{C+2H_2-75kJ\} + 2O_2 = \{C+O_2-394kJ\} + \{2H_2+O_2-572kJ\} + x$

$C+2H_2-75kJ + 2O_2 = C+2O_2+2H_2-394kJ-572kJ + x$

$x = 394kJ+572kJ-75kJ = 891kJ$

【3】2

22 非金属元素

● 非金属元素

水素Hと周期表の右上側にある典型元素を、**非金属元素**といいます。貴ガスを除いて陰イオンになりやすく、また、共有結合で互いに結びついて分子をつくる特徴があります。

[窒素の単体と化合物]

窒素N_2は空気中に体積比で約78％含まれる、無色・無臭の気体です。窒素化合物としてアンモニアNH_3の他、一酸化窒素NOや二酸化窒素NO_2などの窒素酸化物（NOx❶）などがあります。

[硫黄の単体と化合物]

硫黄の単体には、斜方（しゃほう）硫黄、単斜（たんしゃ）硫黄、ゴム状硫黄などの**同素体**が存在します。また、硫黄化合物として二酸化硫黄SO_2や三酸化硫黄SO_3などの硫黄酸化物（SOx❷）などがあります。

❶**ノックス**と読む。酸性雨の原因となる物質である。

❷**ソックス**と読む。大気汚染の原因物質であり、NOxと同様に酸性雨の原因となる物質である。

▼ 主な非金属元素と特徴

一酸化窒素 NO	◎水に溶けにくい無色の気体 ◎エンジンの燃焼室など高温の場所でN_2とO_2が直接反応して生じる ◎空気中で直ちに酸化されNO_2となる
二酸化窒素 NO_2	◎水に溶けやすい**赤褐色**の有毒な気体で、特有の**臭気**がある ◎水と反応して、**硝（しょう）酸**HNO_3を得る
硫化水素 H_2S	◎水に少し溶ける無色の有毒な気体で、**腐卵臭**がある ◎火山ガスや温泉水などに含まれ、水溶液は**弱酸性**を示す ◎**強い還（かん）元（げん）作用**をもつ

● 非金属元素の工業的製造法

代表的な工業的製法として、硝酸HNO_3の製法である**オストワルト法**があります。

また、オストワルト法以外の工業的製造法として、アンモニアNH_3の工業的製法であるハーバー・ボッシュ法（ハーバー法）などがあります。

[オストワルト法の手順]

① アンモニアNH_3を過剰の空気と混合し、白金Ptを触媒として約800℃で反応させて一酸化窒素NOをつくる。

② NOを酸化させて二酸化窒素NO_2とした後、水と反応させて硝酸HNO_3とする❸。

$$NH_3 \xrightarrow[\text{Pt（触媒）}]{\text{（酸化）}O_2} NO \xrightarrow{\text{（酸化）}O_2} NO_2 \xrightarrow{\text{（反応させる）}H_2O} HNO_3 + NO$$

❸最後に硝酸と一緒に生成された一酸化窒素NOは、最初につくられた一酸化窒素と混合して再利用する。工業的製法では「再利用」がよく行われる。

おぼえる！ポイント

- 窒素酸化物NOxと硫黄酸化物SOxの違いがひっかけ問題として出題されることがあります。特徴で見分けられるようにしましょう。

● 練習問題 ●

【1】窒素に関する次の記述について、正しいものには○を、誤っているものには×を選びなさい。[千葉R4]

☐ A．単体は、空気の約78%（体積）を占める気体である。

☐ B．酸化物はSOx（ソックス）と総称され、大気汚染物質として酸性雨の原因の一つとなる。

☐ C．単体の窒素中で無声放電を行ったり、紫外線を当てることで、オゾンが発生する。

☐ D．周期表の15族に属し、同族にリンがある。

▶▶ 正解

【1】A…○　B…×　C…×　D…○

〔解説〕C．単体の酸素O_2中で無声放電を行ったり、紫外線を当てることで、オゾンO_3が発生する。無声放電とは、離れた電極の間で電流を流す操作の一つ。

23 金属イオンの分離と確認

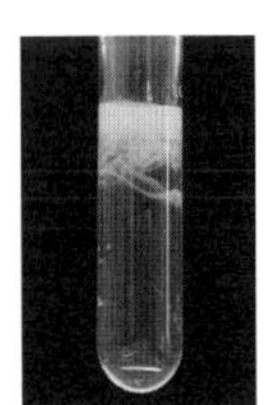

▲塩化銀の白色沈殿

◎硝酸銀水溶液に希塩酸を加えます。

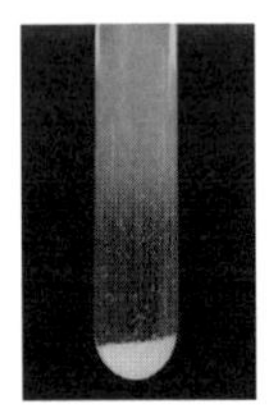

▲塩化鉛の白色沈殿

◎硝酸鉛水溶液に希塩酸を加えます。

● 塩化物イオンとの反応

一般に金属の塩化物は水に溶けやすい性質があります。しかし銀イオンAg^+と鉛（Ⅱ）イオンPb^{2+}を含む水溶液に、塩酸などに含まれる塩化物イオンCl^-を加えると、**白色の沈殿**を生じます。

$$Ag^+ + Cl^- \longrightarrow AgCl \text{（塩化銀）}$$
$$Pb^{2+} + 2Cl^- \longrightarrow PbCl_2 \text{（塩化鉛（Ⅱ））}$$

このとき、２つの白色沈殿には次の見分け方があります。

◎$AgCl$は熱水に溶けないが、$PbCl_2$は熱水に溶ける

◎$AgCl$は光によって分解して黒くなる

● 硫（りゅう）化物イオンとの反応

金属イオンの水溶液に、硫化物イオンS^{2-}を含む硫化水素H_2Sを加えると、**硫化物の沈殿**を生じます。硫化物の沈殿は、水溶液の液性によって次のような違いが見られます。

◎液性が酸性・中性・塩基性いずれの場合でも、沈殿を生じるもの

◎液性が中性・塩基性の場合のみ、沈殿を生じるもの（液性が酸性の場合、沈殿を生じない）

なお、ナトリウムイオンNa^+、カルシウムイオンCa^{2+}、アルミニウムイオンAl^{3+}などは、pHにかかわらず硫化物の沈殿を生じません。

▼ 硫化物イオンとの反応

酸性・中性・塩基性溶液 いずれでも沈殿				中性・塩基性溶液のみで沈殿		
銅（Ⅱ）イオン Cu^{2+}	銀イオン Ag^+	鉛（Ⅱ）イオン Pb^{2+}	カドミウムイオン Cd^{2+}	マンガンイオン Mn^{2+}	鉄（Ⅱ）イオン Fe^{2+}	亜鉛イオン Zn^{2+}
黒色沈殿			黄色沈殿	淡赤色沈殿	黒色沈殿	白色沈殿
CuS 硫化銅（Ⅱ）	Ag_2S 硫化銀	PbS 硫化鉛（Ⅱ）	CdS 硫化カドミウム	MnS 硫化マンガン（Ⅱ）	FeS 硫化鉄（Ⅱ）	ZnS 硫化亜鉛

硫化物のほとんどは**黒色の沈殿**を生じますが、例外としてCdS、MnS、ZnSのように異なる色の沈殿を生じる物質もあります。

● 水酸化物イオンとの反応

特定の陽イオン❶を含む水溶液に、水酸化ナトリウム水溶液NaOH aqやアンモニア水NH_3 aqなどの塩基を加えると、**水酸化物の沈殿**を生じます。

$Fe^{3+} + 3OH^- \longrightarrow$ 水酸化鉄（Ⅲ）❷
$Cu^{2+} + 2OH^- \longrightarrow Cu(OH)_2$（水酸化銅（Ⅱ））

このとき、**水酸化鉄（Ⅲ）**は**赤褐色の沈殿**、**$Cu(OH)_2$**は**青白色の沈殿**です。また、Ag^+のように水酸化物ではなく**酸化物の沈殿**を生じる場合もあります。

$2Ag^+ + 2OH^- \longrightarrow Ag_2O + H_2O$（酸化銀（Ⅰ）と水）

このとき、**Ag_2O**は**褐色の沈殿**です。

❶アルミニウムイオンAl^{3+}、亜鉛イオンZn^{2+}、鉄（Ⅱ）イオンFe^{2+}、鉄（Ⅲ）イオンFe^{3+}、銅（Ⅱ）イオンCu^{2+}、銀イオンAg^+。

❷150P参照。

◎水酸化物の沈殿のうち、$Al(OH)_3$や$Zn(OH)_2$などの両性水酸化物は、過剰のNaOH aqに溶けて、錯イオンになります。
同様に$Zn(OH)_2$や$Cu(OH)_2$、酸化物の沈殿のAg_2Oは、過剰のNH_3 aqに溶けて、錯イオンになります。

● 炭酸イオンや硫酸（りゅう）イオンとの反応

カルシウムイオンCa^{2+}とバリウムイオンBa^{2+}を含む水溶液に炭酸イオンCO_3^{2-}を加えると、**白色の沈殿**を生じます。

$Ca^{2+} + CO_3^{2-} \longrightarrow CaCO_3$（炭酸カルシウム）
$Ba^{2+} + CO_3^{2-} \longrightarrow BaCO_3$（炭酸バリウム）

Ca^{2+}とBa^{2+}を含む水溶液の他、鉛（Ⅱ）イオンPb^{2+}を含む水溶液も、硫酸イオンSO_4^{2-}を加えるとCO_3^{2-}と同様に**白色の沈殿**を生じます。

$Ca^{2+} + SO_4^{2-} \longrightarrow CaSO_4$（硫酸カルシウム）
$Ba^{2+} + SO_4^{2-} \longrightarrow BaSO_4$（硫酸バリウム）
$Pb^{2+} + SO_4^{2-} \longrightarrow PbSO_4$（硫酸鉛（Ⅱ））

❸定性分析…複数の金属イオンが含まれる水溶液に対して、様々な操作を行い水溶液に含まれる陽イオンを特定する分析法のこと。

▼ 一般的な金属イオンの定性分析❸

手順	沈殿するイオン	操作	➡	沈殿
①	Ag^+　Pb^{2+}	希塩酸を加える。	生じた沈殿をろ過	AgCl（白）　$PbCl_2$（白）
②	Cu^{2+}　Cd^{2+}	①のろ液に硫化水素を通じる。		CuS（黒）　CdS（黄）
③	Fe^{3+}　Al^{3+}	②のろ液を加熱し硫化水素を除去。希硝酸を加えた後、アンモニア水を過剰に加える。		水酸化鉄（Ⅲ）（赤褐） $Al(OH)_3$（白）
④	Zn^{2+}　Mn^{2+}	③のろ液に硫化水素を通じる。		ZnS（白）　MnS（淡桃）
⑤	Ca^{2+}　Ba^{2+}	④のろ液に炭酸アンモニウムを加える。		$CaCO_3$（白） $BaCO_3$（白）
⑥	Na^+　K^+	沈殿が生成されないので、⑤のろ液の炎色反応で判断する。		

まとめ　混合溶液における代表的な金属イオンの定性分析の手順

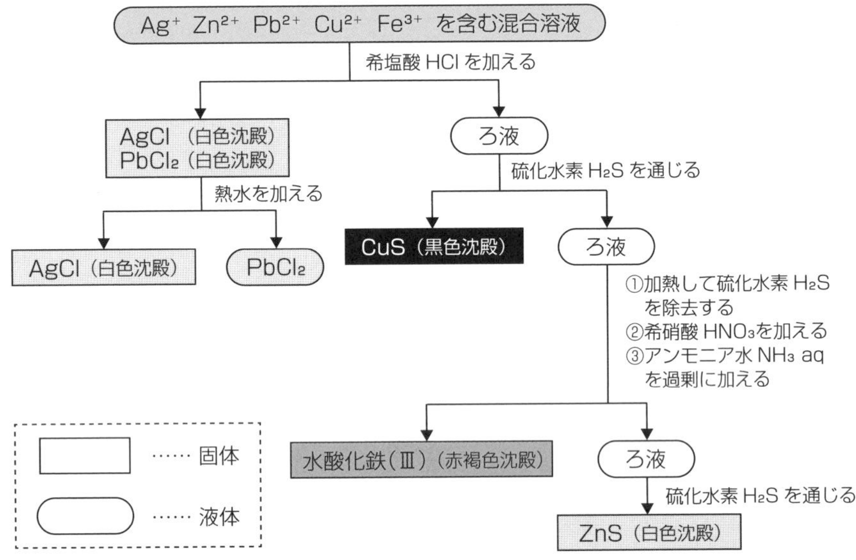

● 練習問題 ●

【1】Na^+、Al^{3+}、Cu^{2+}、Fe^{3+}を含む混合水溶液に対して、希塩酸を加え、酸性にした後、硫化水素を通じるときに、生じる沈殿はどれか。［三重R4］

☐　1．Na_2S　　2．Al_2S_3　　3．CuS　　4．FeS

【2】カドミウムイオンCd^{2+}、鉄（Ⅲ）イオンFe^{3+}、鉛イオンPb^{2+}を含む混合溶液について以下の操作を行った。（A）、（B）にあてはまる字句を答えなさい。ただし、混合溶液中には上記のイオン以外は含まれていないものとする。［東京R4］

> この混合溶液に希塩酸（塩化水素水溶液）を十分に加えたところ、白色の沈殿を生じた。この沈殿物の化学式は、（A）である。これを濾（ろ）過し、沈殿物と濾（ろ）液を完全に分けた。
> さらに、この濾（ろ）液に硫化水素を通じたところ、黄色の沈殿物を生じた。この沈殿物の化学式は、（B）である。

▶▶ 正解 ……………………………………………………………

【1】3

【2】A…$PbCl_2$　B…CdS

24 有機化合物の特徴と分類

● 有機化合物の特徴

炭素原子Cを骨格とする化合物を**有機化合物**といい、それ以外の化合物を**無機化合物**といいます❶。有機化合物には無機化合物と比べると、次のような特徴があります。

◎主な成分元素は炭素C、水素H、酸素Oの他に、窒素N、硫黄S、リンPなどがあるが、成分元素の種類は少ない。

◎有機化合物の種類が非常に多く存在する。

◎一般に分子でできた物質が多く、融点(ゆうてん)や沸点(ふってん)が低い。

◎燃焼しやすいものが多く、完全燃焼すると二酸化炭素CO_2や水H_2Oなどを生じる。

◎水よりも、エタノールなどの有機溶媒に溶けやすい傾向がある。

[有機化合物の共有結合]

有機化合物の種類が多い理由は、炭素原子の原子価❷が4であるため、炭素原子どうしが**共有結合**で次々と結びついて分子を作るためです。例えば、メタンCH_4は1個の炭素原子Cが4個の水素原子Hと共有結合しています。

なお、有機化合物においてはエタンCH_3-CH_3のような**単結合**を**飽和(ほうわ)結合**、エチレン$CH_2=CH_2$のような**二重結合**や、アセチレン$CH\equiv CH$のような**三重結合**を総称して**不飽和(ふほうわ)結合**ともいいます。

[付加反応]

二重結合をもつエチレン$CH_2=CH_2$に、白金PtやニッケルNiを触媒として水素H_2を反応させると、二重結合に水素が付加(ふか)して、単結合のエタンCH_3-CH_3を生じます。

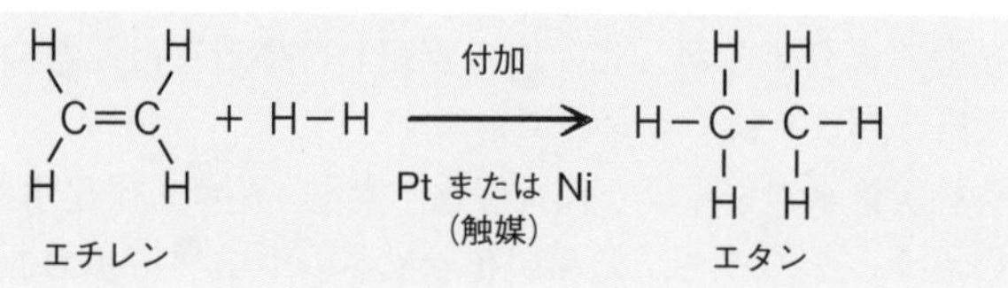

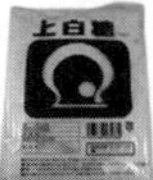

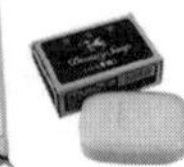

砂糖　石けん

▲有機化合物の例

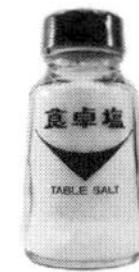

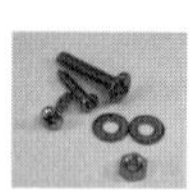

食塩　ねじ

▲無機化合物の例

❶二酸化炭素CO_2や一酸化炭素COのような酸化物、炭酸カルシウム$CaCO_3$のような炭酸塩、シアン化カリウムKCNやシアン化水素HCNのようなシアン化物などは、炭素化合物であっても無機化合物に分類される。

❷87P参照。

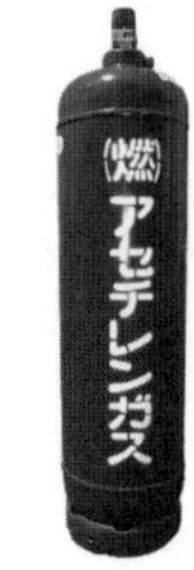

▲アセチレンガス

このように、不飽和結合の部分に他の原子や原子団が結合する反応を**付加反応**といいます。一般に、不飽和結合を含む化合物は、付加反応を起こしやすくなります。

● 炭化水素の分類

炭素と水素のみからなる化合物を**炭化水素**といいます。炭化水素は構造の違いにより、大きく2つに分類されます。

◎炭素原子が鎖状に結合……**鎖式**(さしき)**炭化水素**❸

◎炭素原子が環状に結合した部分を含む……**環式**(かんしき)**炭化水素**

また、炭素原子間の結合の仕方によっては、次のように分類されます。

◎結合が全て単結合……**飽和**(ほうわ)**炭化水素**

◎結合に二重結合や三重結合を含む……**不飽和**(ふほうわ)**炭化水素**

❸**脂肪族炭化水素**ともいう。

[鎖式炭化水素（脂肪族炭化水素）]

鎖式炭化水素では、飽和炭化水素を**アルカン**❹、不飽和炭化水素のうち二重結合を1個含むものを**アルケン**、三重結合を1個含むものを**アルキン**といいます。

❹167P参照。

▼ 鎖式炭化水素（脂肪族炭化水素）の分類

飽和炭化水素	不飽和炭化水素	
アルカン（全て単結合）	アルケン（二重結合一つ）	アルキン（三重結合一つ）
H_3C-CH_3 (H−C−C−H、各Cに上下H) エタン	$H_2C=CH_2$ エチレン	H−C≡C−H アセチレン

[環式炭化水素]

環式炭化水素では、ベンゼン環と呼ばれる独特な炭素骨格をもつ結合を**芳香族**(ほうこう)**炭化水素**❺といいます。ベンゼン環には二重結合がありますが、化学的に安定した構造であるため、付加(ふか)反応は起こりにくくなっています。

芳香族炭化水素を除いた環式炭化水素を、脂環式(しかんしき)炭化水素といいます。そのうち、飽和炭化水素を**シクロ**❻**アルカン**、不飽和炭化水素のうち二重結合を1個含むものを**シクロアルケン**、三重結合を1個含むものをシクロアルキンといいます。

❺ベンゼン環を含む有機化合物は、芳香（よい香り）をもつものが多くあるため、このように呼ばれる。177P参照。

❻シクロ cyclo-…「円・環、車輪の回転、環式」などを表す連結形で、サイクロともいう。

▼ 環式炭化水素の分類

脂環式炭化水素		芳香族炭化水素
飽和炭化水素	不飽和炭化水素	不飽和炭化水素
シクロアルカン（全て単結合）	シクロアルケン（二重結合一つ）	
シクロヘキサン	シクロヘキセン	ベンゼン

● 炭化水素基と官能基

炭化水素から水素原子**H**がとれた原子団（**基**❼）を**炭化水素基**といい、記号**R**で表します。例えば、メタンCH_4から**H**が１個とれた形の原子団を**メチル基**といいます。

▼ 主な炭化水素基

メチル基	エチル基	プロピル基
CH_3-	CH_3-CH_2-	$CH_3CH_2CH_2-$

メチレン基	ビニル基	フェニル基	ベンジル基
$-CH_2-$	$CH_2=CH-$	C_6H_5-	$C_6H_5CH_2-$

また、化合物の性質を決めるはたらきをもつ基を**官能基**❽といいます。

> 例　メチル基CH_3-にヒドロキシ基$-OH$が結びつくと、メタノールCH_3OHになり、ヒドロキシ基の性質である水との親和性を示すようになる。

▼ 官能基の種類❾

官能基	ヒドロキシ基	ホルミル基❿	カルボニル基❿	カルボキシ基	ニトロ基
一般式	$R-OH$	$R-CHO$	R^1-CO-R^2	$R-COOH$	$R-NO_2$
化合物例	アルコール、フェノール類	アルデヒド（アセトアルデヒド）	ケトン（アセトン）	カルボン酸（酢酸）	ニトロ化合物（ニトロベンゼン）

官能基	アミノ基	スルホ基	エーテル結合	エステル結合	アミド結合
一般式	$R-NH_2$	$R-SO_3H$	R^1-O-R^2	$R^1-COO-R^2$	$-CONH-$
化合物例	アミン（アニリン）	スルホン酸（ベンゼンスルホン酸）	エーテル（ジエチルエーテル）	エステル（酢酸エチル）	アミド（アセトアニリド）

❼**基**…分子から何個かの原子がとれた特定の原子団のこと。

❽同じ官能基をもつ化合物はよく似た化学的性質を示す。**メタノールCH_3OH**と**エタノールC_2H_5OH**はどちらもヒドロキシ基の性質を示す。

❾その他の官能基は330P参照。

❿ホルミル基は**アルデヒド基**、カルボニル基は**ケトン基**ともいう。

◎異性体の多さも有機化合物の特徴の一つです。

● 異性体

有機化合物は、分子式が同じものでも原子の結合の仕方が異なる**異性体**(いせいたい)が多数存在します。

[構造異性体]

異性体のうち、炭素原子の結合の順序、すなわち構造式が異なる異性体を**構造異性体**といいます。

例　炭素原子が直鎖状につながったブタンと、枝分かれがある2－メチルプロパンは、ともに分子式C_4H_{10}の構造異性体である。

```
    H  H  H  H            H     H     H
    |  |  |  |            |     |     |
 H－C－C－C－C－H       H－C ―― C ―― C－H
    |  |  |  |            |     |     |
    H  H  H  H            H  H－C－H  H
                                |
                                H
```

▲ ブタン　　▲ 2－メチルプロパン

[立体異性体]

⓫シス cis-…連結形で「こちら側の」の意。トランス trans-…連結形で「向こう側へ」の意。

◎シス－トランス異性体は、炭素原子間のC＝C結合が回転できないために生じます。

構造式は同じでも、分子の立体的な構造が異なるために生じる異性体を**立体異性体**といいます。立体異性体には、二重結合に対する立体配置の違いにより生じる**シス⓫－トランス異性体**（**幾何**(きか)**異性体**）や、実像と鏡に映った像の関係にある**鏡像**(きょうぞう)**異性体**（光学異性体）などがあります。

例　分子式C_4H_8の2－ブテンには、2個のメチル基が二重結合に対して同じ側にあるシス形と、反対側にあるトランス形が存在する。

```
 H3C     CH3          H      CH3
    \   /              \    /
     C=C                C=C
    /   \              /    \
   H     H          H3C      H
```

▲ シス－2－ブテン　　▲ トランス－2－ブテン

● 有機化合物の表し方

有機化合物を表す化学式は分子式以外にも、示性式(しせい)や構造式があります。これらは、分子式では区別できない異性体を区別するために用いられることがあります。

▼ 有機化合物を表す化学式

分子式	分子中の原子の種類と数を表した化学式。C、H、O、Nの順に元素記号を並べ、これ以外の原子はアルファベット順に並べる。
示性式	分子式の中から、官能基を抜き出し、分子特有の性質がわかるように表した化学式。構造式を一部略したものも含む。
構造式	原子の結合のようすを１本の線（−）を用いて表した化学式。

例 分子式C_2H_6Oの異性体であるエタノールとメチルエーテル（ジメチルエーテル）を化学式を用いて区別すると、次のとおり。

	分子式	示性式	構造式
エタノール	C_2H_6O	C_2H_5OH CH_3-CH_2-OH	H　H ｜　｜ H−C−C−O−H ｜　｜ H　H
メチルエーテル		CH_3OCH_3 CH_3-O-CH_3	H　　H ｜　　｜ H−C−O−C−H ｜　　｜ H　　H

おぼえる！ポイント

- 官能基と名称の問題は多く出題されます。官能基と一般式と化合物の例が結びつくように覚えておきましょう。

まとめ　炭化水素の分類

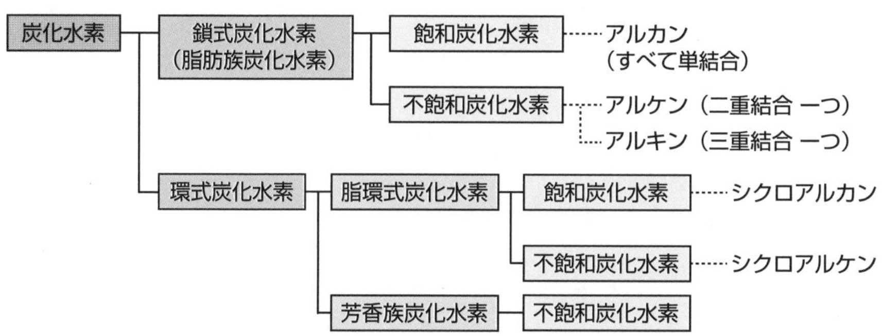

● 練習問題 ●

【1】次の有機化合物に関する記述について、（　）の中に入れるべき字句を答えなさい。［関西R4］

☐ 炭素と水素でできた化合物を（A）といい、（A）を構成する原子は共有結合で結合している。炭素原子間の結合は、単結合だけでなく、二重結合や三重結合を作ることもあり、二重結合と三重結合はまとめて（B）と呼ばれている。例えば、アセチレンのようなアルキンは、（C）結合を1つもっている化合物である。

【2】次のうち、二重結合を含む炭化水素として正しいものはどれか。［長野R4］

☐ 1．メタン　2．エタン　3．エチレン
4．アセチレン　5．シクロペンタン

【3】脂肪族炭化水素はどれか。［神奈川R3］

☐ 1．スチレン　2．ナフタレン　3．アセチレン
4．キシレン　5．トルエン

【4】官能基とその名称に関する以下の組み合わせについて、正しいものには○を、誤っているものには×を選びなさい。［九州R4/九州R3］

☐ A．－COOH（カルボキシ基）　☐ B．－CHO（ビニル基）
☐ C．$-SO_3H$（スルホ基）　☐ D．$-NH_2$（ニトロ基）

【5】次のうち、フェノールがもつ官能基はどれか。［栃木R4］

☐ 1．カルボキシ基　2．ニトロ基　3．アミノ基　4．ヒドロキシ基

【6】次の記述は異性体に関するものであるが、正しいものには○を、誤っているものには×を選びなさい。［愛知R3］

☐ A．エタノール（C_2H_5OH）とジメチルエーテル（CH_3OCH_3）は互いに構造異性体である。

☐ B．シス－2－ブテン（$CH_3CH=CHCH_3$）の2つのメチル基は、二重結合をはさんで同じ側にある。

☐ C．メタン（CH_4）には鏡像異性体が存在する。

▶▶ 正解 ………………………………

【1】A…炭化水素　B…不飽和結合　C…三重　【2】3　【3】3
【4】A…○　B…×　C…○　D…×　【5】4　【6】A…○　B…○　C…×

25 脂肪族化合物

● アルカン

炭素原子間の結合が全て単結合である鎖式(さしき)の飽和(ほうわ)炭化水素（脂肪族炭化水素）を、**アルカン**と総称します。アルカンは分子式の炭素の数で、下記のように名称が異なります。

◎アルカンの一般式 C_nH_{2n+2}

▼ アルカンの名称

炭素数	1	2	3	4	5	6	7	8
名称	**メタン**	**エタン**	**プロパン**	**ブタン**	**ペンタン**	**ヘキサン**	**ヘプタン**	**オクタン**
分子式	CH_4	C_2H_6	C_3H_8	C_4H_{10}	C_5H_{12}	C_6H_{14}	C_7H_{16}	C_8H_{18}

アルカンのように共通の一般式で示すことができ、化学的性質や構造がよく似た一群の有機化合物を**同族体**といいます。

また、アルカンには次のような特徴があります。

◎分子量が大きいほど分子間力が大きく、融点や沸点が高い❶。

◎水には溶けにくいが、ジエチルエーテルやトルエンなどの有機溶媒にはよく溶ける。

◎同族体に名称が似ている同位体や同素体との違いを今一度確認しておきましょう。

❶常温常圧では、炭素数が4以下は気体、5以上は液体、16～18以上のものは固体となる。

［アルカンの構造異性体］

炭素数が3個以下のメタン、エタン、プロパンには構造異性体が存在しません。炭素数が4個のブタンには異性体が2個ありますが、以降炭素数が多くなるにつれて構造異性体の数は急激に増加します。

▼ アルカンの構造異性体の数

炭素数	4	5	6	7	8	9	10
名称	ブタン	ペンタン	ヘキサン	ヘプタン	オクタン	ノナン	デカン
異性体の数	**2**	**3**	**5**	**9**	**18**	**35**	**75**

● アルコール

メタノール CH_3OH やエタノール C_2H_5OH のように、炭化水素の水素原子 **H** をヒドロキシ基 **−OH** で置換した化合物を**アルコール**といいます。

◎アルコールの一般式　$R-OH$

[アルコールの分類]

アルコールは、次のように分類することができます。

◎**価数**で分類

1分子中の**ヒドロキシ基の数**が1個のものを**一価アルコール**、2個のものを**二価アルコール**、3個のものを三価アルコールといいます❷。

❷ヒドロキシ基が2個以上あるアルコールを多価(たか)アルコールという。

▼ 一価・二価・三価アルコールの例

一価アルコール	二価アルコール	三価アルコール
CH_3-CH_2-OH	$CH_2(OH)-CH_2(OH)$	$CH_2(OH)-CH(OH)-CH_2(OH)$
エタノール	エチレングリコール	グリセリン

◎**級数**で分類

ヒドロキシ基が結合している炭素原子Cに、**他の炭素原子(炭化水素基)が何個結合**しているかによって、第一級アルコール、第二級アルコール、第三級アルコールに分類されます。

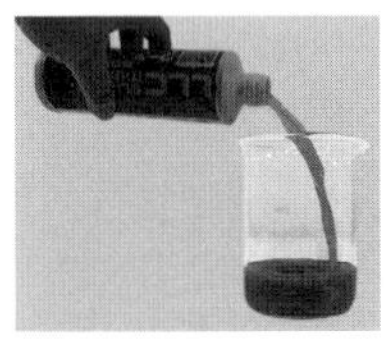

▲エチレングリコールが着色された不凍液

▼ 第一級・二級・三級アルコールの例

第一級アルコール	第二級アルコール	第三級アルコール
R^1-CH_2-OH	$R^1-CH(R^2)-OH$	$R^1-C(R^2)(R^3)-OH$
例 1−ブタノール	例 2−ブタノール	例 2−メチル−2−プロパノール

◎**低級**と**高級**で分類

アルコールを構成する**炭素原子の数**が少ないものを**低級アルコール**、多いものを**高級アルコール**といいます。

◎低級と高級では沸点や水の溶解度などが異なります。

[水への溶解性]

アルコールは、親水性のヒドロキシ基と疎水(そすい)性の炭化水素基からなるため、**価数が大きい**(ヒドロキシ基が多い)ものや、**低級**(炭素原子が少ない)なものは**水に溶けやすく**、逆に**高級**(炭素原子が多い)なものは**水に溶けにくく**なります。

◎炭素原子の数が多いアルコールは油に近い性質を示すため、水に溶かそうとしても二層に分かれてしまいます。

[酸化反応]

アルコールを酸化させると、ヒドロキシ基−OHが結合している炭素原子Cが酸化され、水素原子Hを２個失い、**第一級アルコール**は**アルデヒド**❸に、**第二級アルコール**は**ケトン**❹となります。しかし、**第三級アルコール**のヒドロキシ基が結合しているCにはHが２個存在しないため、酸化しようとしても、**酸化されにくい**物質となります。このようにアルコールの酸化反応は、アルコールの**級数**によって大きく変化します。

❸170P参照。

❹171P参照。

● エーテル

酸素原子Oに二つの炭化水素基が結合した形の化合物を**エーテル**といい、−O−を**エーテル結合**といいます。

◎エーテル結合の一般式 R^1-O-R^2

▼ エーテルの例

ジメチルエーテル	エチルメチルエーテル	ジエチルエーテル
CH_3-O-CH_3	$CH_3-O-C_2H_5$	$C_2H_5-O-C_2H_5$

130〜140℃に加熱した濃硫酸（りゅう）にエタノールを少しずつ加えると、２分子間で脱水反応が起こり、ジエチルエーテルが生じます❺。

$$C_2H_5-OH+HO-C_2H_5 \xrightarrow{\text{濃硫酸}} C_2H_5-O-C_2H_5+H_2O$$

ジエチルエーテルは無色で揮発性が高く、引火性があります。水には溶けにくいですが、一方で多くの有機化合物を溶かすため、有機溶媒として広く使われています。特有の臭いをもち、麻酔性があります。

❺２分子間から水のような簡単な分子がとれて新しい分子ができる反応を、**縮合（しゅくごう）反応**といい、特に水がとれて縮合する場合を**脱水縮合**という。

● カルボニル化合物

炭素Cと酸素Oの二重結合からなる官能基（かんのうき）$>C=O$を**カルボニル基**といい、カルボニル基を含む**アルデヒド**と**ケトン**をカルボニル化合物といいます。

◎単にエーテルという場合は、ジエチルエーテルを指します。

第2章 基礎化学

◎アルデヒドの一般式　R－CHO

［アルデヒド］

カルボニル基に水素原子**H**が１個結合した官能基を**アルデヒド基**といい、アルデヒド基をもつ化合物を**アルデヒド**といいます。第一級アルコールを酸化するとアルデヒドになりますが、アルデヒドを更に酸化すると**カルボン酸**になります。

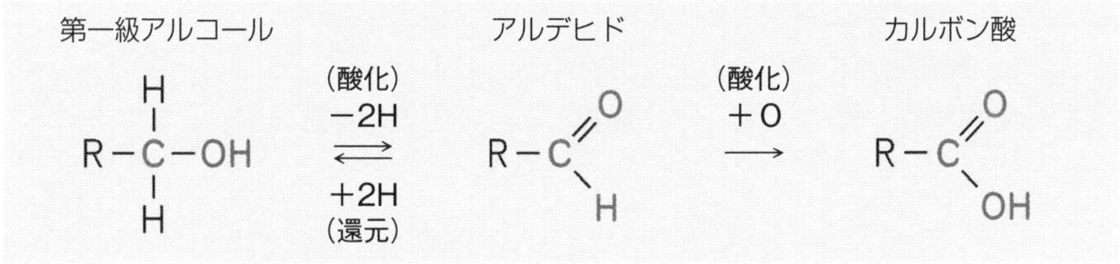

第一級アルコール　　アルデヒド　　カルボン酸

```
      H                                O                  O
      |       (酸化)                   //      (酸化)       //
  R - C - OH   -2H          R - C              +O     R - C
      |       ⇄                        \      ⟶           \
      H        +2H                       H                 OH
              (還元)
```

例　CH_3OH ⇄ $HCHO$ ⟶ $HCOOH$
　メタノール　ホルムアルデヒド　ギ酸

CH_3CH_2OH ⇄ CH_3CHO ⟶ CH_3CHO
　エタノール　アセトアルデヒド　酢酸

アルデヒドは酸化されやすく、他の物質を還元（かんげん）する性質（**還元性**）があります。

◎**銀鏡（ぎんきょう）反応**

アルデヒドにアンモニア水と硝（しょう）酸銀溶液を加えると、銀イオンAg^+が還元されて銀を析出する反応。

◎**フェーリング液の還元**

フェーリング液❻と熱すると銅イオン（Ⅱ）Cu^{2+}が還元され、赤色の酸化銅（Ⅰ）Cu_2Oが沈殿する反応。

$$2Cu^{2+} + 2OH^- + 2e^- \longrightarrow Cu_2O + H_2O$$

❻還元性物質の検出に用いられる試薬で、ドイツのフェーリングが1848年に発明した。

代表的なアルデヒドに、ホルムアルデヒドとアセトアルデヒドがあります。

◎ホルムアルデヒド**HCHO**

最も簡単な構造のアルデヒド。刺激臭のある無色の**気体**で、水に溶けやすい。ホルムアルデヒドを約37％含む水溶液を**ホルマリン**と呼び、消毒液や防腐剤などに用いる。

◎アセトアルデヒドCH_3CHO

刺激臭のある無色の**液体**で、水や有機溶媒によく溶ける。

◎ホルムアルデヒドはシックハウス症候群の主な原因物質のひとつと考えられています。家具などの接着剤から発生し、発がん性も指摘されています。

[ケトン]

カルボニル基に二つの炭化水素基が結合した化合物を**ケトン**といい、第二級アルコールを酸化するとケトンになります。

◎ケトンの一般式
R^1-CO-R^2

第二級アルコール → ケトン

$$R^1-\underset{H}{\overset{R^2}{C}}-OH \underset{+2H\ (還元)}{\overset{(酸化)\ -2H}{\rightleftarrows}} \begin{matrix}R^2\\ \ \ \ \ \ \ \searrow\\ \ \ \ \ \ \ \ \ \ \ C=O\\ \ \ \ \ \ \ \nearrow\\ R^1\end{matrix}$$

例

$$CH_3-\underset{H}{\overset{CH_3}{C}}-OH \rightleftarrows (CH_3)_2C=O$$

2－プロパノール　　アセトン

ケトンは酸化されにくく、**還元性を示さない**ため、フェーリング液を還元しません。代表的なケトンとして、アセトンCH_3COCH_3があり、次のような特徴があります。

◎最も簡単な構造のケトン。

◎無色の液体で、水には任意の割合で混じり、有機化合物をよく溶かすので有機溶媒として用いられる。

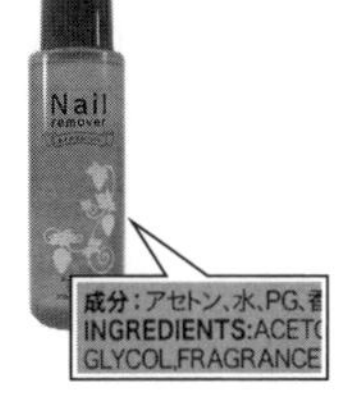

▲マニキュアの除光液

◎除光液にはアセトンが使われています。

[ヨードホルム反応]

アセトンの水溶液にヨウ素と水酸化ナトリウム水溶液を加えて温めると、特有の臭気をもつヨードホルムCHI_3の**黄色沈殿**を生じます。この反応を**ヨードホルム反応**といいます。

$$CH_3COCH_3 + 3I_2 + 4NaOH \longrightarrow CHI_3 + CH_3COONa + 3NaI + 3H_2O$$

ヨードホルム反応は、次の構造をもつ化合物に起こります。

◎CH_3CO-

例：アセトン、アセトアルデヒドなど

◎$CH_3CH(OH)-$（酸化されるとCH_3CO-になる）

例：エタノール、2－プロパノールなど

なお、CH_3CO-の先が炭化水素基RかHの物質のみ反応が起こるので、酢酸やメタノールは条件を満たさず、反応が起こりません。

▼ヨードホルム反応を呈する物質

アセトン CH_3CO-CH_3
アセトアルデヒド CH_3CO-H
エチルアルコール $CH_3CH(OH)-H$

◎酢酸はCH_3COOHであるためヨードホルム反応は起こりません。

● カルボン酸

カルボキシ基－COOH[7]をもつ化合物を**カルボン酸**といい、鎖式炭化水素（脂肪族炭化水素）にカルボキシ基1個が結合したものを特に**脂肪酸**（脂肪族モノカルボン酸）といいます。また、ヒドロキシ基－OHをもつカルボン酸を**ヒドロキシ酸**といいます。

[7] かつては「カルボキシル基」ともいっていたが、現在は国際的に「カルボキシ基」に名称が統一されている。

◎カルボン酸の一般式　R－COOH

［カルボン酸の分類］

カルボン酸は、次のように分類することができます。

◎**価数**で分類

1分子中のカルボキシ基の数が、1個は**一価カルボン酸**（モノカルボン酸）、2個は**二価カルボン酸**（ジカルボン酸）に分類されます。

◎モノ…「1」を表す。
ジ……「2」を表す。

◎**炭化水素基**の違いで分類

炭化水素基が**単結合**のみのものは**飽和カルボン酸**、**不飽和結合**[8]を含むものは**不飽和カルボン酸**に分類されます。また、構成する炭素原子の数によって、数の少ない脂肪酸は**低級脂肪酸**、数の多い脂肪酸は**高級脂肪酸**に分類されます。

[8] 161P参照。

▼ カルボン酸の例

分類			代表的な物質
一価カルボン酸	低級	飽和	ギ酸$HCOOH$、酢酸CH_3COOH、プロピオン酸CH_3CH_2COOH
		不飽和	アクリル酸$CH_2=CHCOOH$、メタクリル酸$CH_2=CHCOOCH_3$
	高級	飽和	パルミチン酸$C_{15}H_{31}COOH$、ステアリン酸$C_{17}H_{35}COOH$
		不飽和	オレイン酸$C_{17}H_{33}COOH$、リノール酸$C_{17}H_{31}COOH$、リノレン酸$C_{17}H_{29}COOH$
二価カルボン酸		飽和	シュウ酸$(COOH)_2$
		不飽和	マレイン酸・フマル酸$C_2H_2(COOH)_2$　※シス・トランス異性体
ヒドロキシ酸			乳酸$CH_3CH(OH)COOH$、酒石酸$(CH(OH)COOH)_2$

［乳酸と鏡像異性体］

乳酸$CH_3CH(OH)COOH$には、メチル基－CH_3、水素原子－H、ヒドロキシ基－OH、カルボキシ基－COOHと4種の異なる原子や原子団が結合しています。このような炭素原子を**不斉炭素原子**[9]といいます。

[9] 不斉（ふせい）…分子内での原子の立体的な配列が対称性をもたないこと。そろわないこと。

不斉炭素原子をもつ化合物には、融点や密度などの物理的性質がほとんど同じですが、光学的性質が異なる**鏡像異性体**（光学異性体）が存在します。

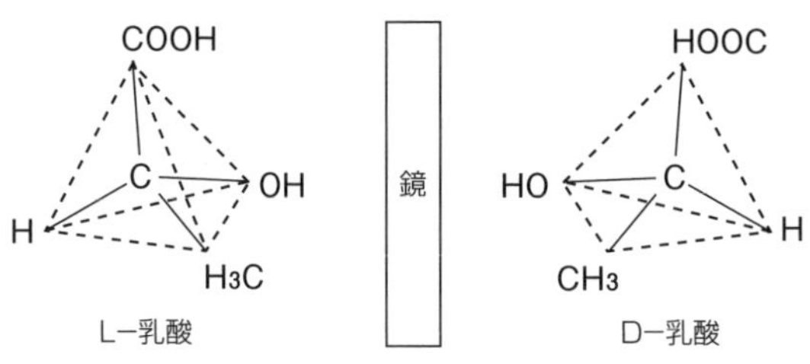

▲ 鏡像異性体

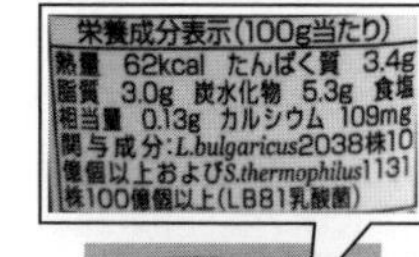

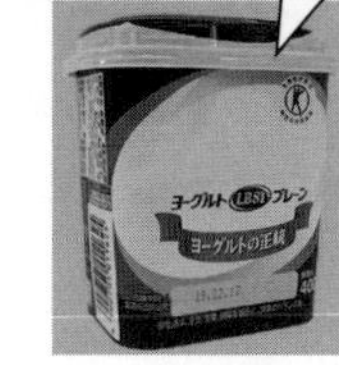

◎ヨーグルトの主成分はL−乳酸。

● エステル

カルボン酸と**アルコール**から水分子がとれて**縮合**[10]すると生成する化合物を**エステル**といい、エステルを生成する反応を**エステル化**といいます。また、エステル中の**−COO−**を**エステル結合**といいます。

[10] **縮合**…物質と物質の間から簡単な分子が取れて結合する反応のこと。

◎エステルの一般式
$R^1-COO-R^2$

$$\underset{\text{カルボン酸}}{R^1-\overset{\overset{\large O}{\|}}{C}-OH} + \underset{\text{アルコール}}{H-O-R^2} \underset{\text{(加水分解)}}{\overset{\text{(エステル化)}}{\rightleftharpoons}} \underset{\text{エステル}}{R^1-\overset{\overset{\large O}{\|}}{C}-O-R^2} + H_2O$$

エステルが生じる反応は可逆反応であり、逆向きの反応を**加水分解**といいます。

[酢酸エチル]

酢酸とエタノールの混合物に触媒として少量の濃硫酸を加えて加熱すると、果実のような強い香気をもつ**酢酸エチル** $CH_3COOC_2H_5$[11]と水を生じます。このとき逆向きの反応では、酢酸エチル（エステル）と水が加熱され、酢酸（カルボン酸）とエタノール（アルコール）を生じます。

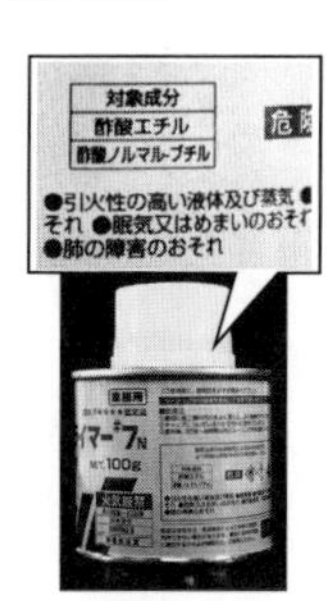

▲シンナー

$$\underset{\text{酢酸}}{CH_3CO\,OH} + \underset{\text{エタノール}}{H\,O-C_2H_5} \underset{\text{(加水分解)}}{\overset{\text{(エステル化)}}{\rightleftharpoons}} \underset{\text{酢酸エチル}}{CH_3-COO-C_2H_5} + H_2O$$

[11] 接着剤や塗料の溶剤に使われる。

◎油脂1molを完全にけん化するには、NaOH3molが必要となります。

[けん化]

エステルに水酸化ナトリウムなどの塩基の水溶液を加えて加熱すると加水分解が起こり、カルボン酸の塩とアルコールを生じます。このように**塩基**を用いたエステルの加水分解を特に**けん化**といいます。

$$R^1-COO-R^2 + NaOH \xrightarrow{\text{(けん化)}} R^1-COONa + R^2-OH$$

エステル　塩基　カルボン酸の塩　アルコール

● 油脂とセッケン

グリセリン$C_3H_5(OH)_3$と高級脂肪酸とのエステルを**油脂**といいます。油脂に水酸化ナトリウム水溶液を加えて加熱すると、**けん化**されてグリセリンと高級脂肪酸のナトリウム塩が生じます。このナトリウム塩を**セッケン**といいます。

$$\begin{array}{l} R^1-COO-CH_2 \\ \qquad\qquad\quad | \\ R^2-COO-CH \\ \qquad\qquad\quad | \\ R^3-COO-CH_2 \end{array} + 3NaOH \xrightarrow{\text{(けん化)}} \begin{array}{l} R^1-COONa \\ \\ R^2-COONa \\ \\ R^3-COONa \end{array} + \begin{array}{l} CH_2OH \\ \ | \\ CHOH \\ \ | \\ CH_2OH \end{array}$$

油脂　脂肪酸ナトリウム　グリセリン

[セッケンの性質]

⑫119P参照。

セッケンは弱酸と強塩基の塩（正塩⑫）であり、水溶液中で一部加水分解して**弱塩基性**を示します。

$$R-COONa + H_2O \rightleftarrows R-COOH + NaOH$$

脂肪酸ナトリウム　高級脂肪酸

また、疎水性（親油性）の炭化水素基**R－**と親水性の脂肪酸イオン**－COO⁻**からなるため、次のようにも表せます。

$$R-COO^- + H_2O \rightleftarrows R-COOH + OH^-$$

脂肪酸イオン　高級脂肪酸

セッケンには次のような特徴があります。

◎水に溶かすと、**疎水性**の部分を**内側**に、**親水性**の部分を**外側**に向けて集まり、コロイド粒子の**ミセル**をつくる⑬。

◎カルシウムイオンCa^{2+}やマグネシウムイオンMg^{2+}を多く含む水（**硬水**）や**海水**の中に入れると、**泡立ちが悪くなったり洗浄力が弱くなる**⑭。

⑬このように疎水性と親水性の両方を合わせもつ物質を**界面活性剤**という。液面に配列することによって、水の表面張力を低下させる作用がある。

⑭Ca^{2+}やMg^{2+}は、セッケンと反応して水に溶けない塩をつくるため。

おぼえる！ポイント

- アルコールの分類と酸化反応はセットで覚えましょう。価数、級数、高級と低級の区別は特に重要です。示性式や構造式をイメージすると理解しやすくなります。
- ヨードホルム反応やセッケンは、ひっかけ問題や正誤問題で出題されやすいため、性質や特徴が正しく覚えられているかを確認しましょう。

● 練習問題 ●

【1】次の炭化水素のうち、アルカンには○を、そうでないものには×を選びなさい。［栃木R4］

☐ A．メタン
☐ B．アセチレン
☐ C．ブタン
☐ D．エチレン

【2】アルコールに関する記述として、正しいものには○を、誤っているものには×を選びなさい。［三重R4/関西R3］

☐ A．第一級アルコールは、酸化するとエーテルになり、さらに酸化し続けるとカルボン酸になる。
☐ B．第二級アルコールは、酸化するとケトンになる。
☐ C．炭素数が少ないアルコールは高級アルコールといい、水に溶けやすい。
☐ D．エチレングリコール（1，2－エタンジオール）は、粘性のある不揮発性の液体で、自動車エンジン冷却用の不凍液に用いられる。

【3】次の物質のうち、二価アルコールであるものはどれか。［千葉R4］

☐ 1．エチレングリコール　2．エタノール　3．グリセリン
4．イソプロパノール　5．フェノール

【4】次のうち、ヨードホルム反応を示さない物質はどれか。［愛知R3］

☐ 1．アセトン（CH_3COCH_3）
2．エチルメチルケトン（$CH_3COC_2H_5$）
3．2－プロパノール（$CH_3CH(OH)CH_3$）
4．酢酸メチル（CH_3COOCH_3）

【5】次の記述は脂肪族カルボン酸の分類を示している。（　）の中に入る最も適当なものの番号を選びなさい。［神奈川R4］

☐ A．飽和モノカルボン酸 ………… ギ酸、（A）
☐ B．不飽和モノカルボン酸 ……… アクリル酸、（B）
☐ C．飽和ジカルボン酸 …………… アジピン酸、（C）
☐ D．不飽和ジカルボン酸 ………… マレイン酸、（D）
☐ E．ヒドロキシ酸 ………………… 乳酸、（E）

1．フマル酸　2．リノール酸　3．酒石酸　4．酢酸　5．シュウ酸

【6】次のうち、カルボン酸とアルコールが脱水縮合して、化合物が生成する反応はどれか。［奈良R3］

☐ 1．ジアゾ化　2．ニトロ化　3．エステル化
4．アセチル化　5．アルキル化

【7】次の油脂とセッケンに関する記述のうち、正しいものには○を、誤っているものには×を選びなさい。［埼玉R4/奈良R3］

☐ A．油脂に硫酸を加えて加熱すると、油脂はけん化されて、セッケンとグリセリンの混合物が得られる。
☐ B．セッケンは、カルシウムイオンやマグネシウムイオンを含む硬水中では、洗浄力が低下する。
☐ C．セッケンの水溶液は、塩基性である。
☐ D．セッケンは、水中ではイオンになり、親水性の部分を内側にして集まりミセルを形成する。

▶▶ 正解 ……………………………………

【1】A…○　B…×　C…○　D…×
【2】A…×　B…○　C…×　D…○
【3】1
【4】4
【5】A…4　B…2　C…5　D…1　E…3
【6】3
【7】A…×　B…○　C…○　D…×

26 芳香族化合物

● 芳香族炭化水素

ベンゼンC_6H_6の分子は正六角形の平面構造をしています。この環を**ベンゼン環**といい、炭化水素の一つである環式炭化水素❶のうち、ベンゼン環をもつ結合を**芳香族炭化水素**（ほうこう）、ベンゼン環をもつ化合物を**芳香族化合物**（ほうこう）といいます。

❶162P参照。

（構造式）

（略記法）

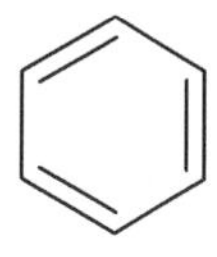

▲ベンゼン環

ベンゼン環は略記法で表記されることがあり、次のような特徴があります。

◎炭素原子Cと水素原子Hは省略。

◎炭素骨格は折れ線で示す（省略されているが、屈曲部に炭素原子Cが存在している）。

◎内側の線は二重結合を表す。

なお、ベンゼン環に結合した水素原子Hは、他の原子に置き換わる**置換反応**（ちかん）❷を起こしやすい物質です。

❷**置換反応**…分子中の原子が他の原子や原子団と置き換わる反応。

> 例　トルエン$C_6H_5CH_3$は、ベンゼンC_6H_6の１つの水素原子Hがメチル基CH_3－に置き換わったものである。

置換反応には、次のような種類があります。

◎**ハロゲン化**❸

ベンゼン環のHが塩素原子Clで置換される反応。

例：塩鉄粉または塩化鉄（Ⅲ）を触媒としてベンゼンに塩素を反応させると、クロロベンゼンC_6H_5Clを生じる。

❸塩素Clは周期表の17族に属するハロゲンである。

◎**ニトロ化**

ベンゼン環のHがニトロ基$-NO_2$で置換される反応。

例：ベンゼンに濃硝酸（しょう）と濃硫酸（りゅう）の混合物（混酸）を加えて反応させると、ニトロベンゼン$C_6H_5NO_2$を生じる。

◎**スルホン化**

ベンゼン環のHがスルホ基$-SO_3H$で置換される反応。

例：ベンゼンに濃硫酸を加えて加熱すると、ベンゼンスルホン酸$C_6H_5SO_3H$を生じる。

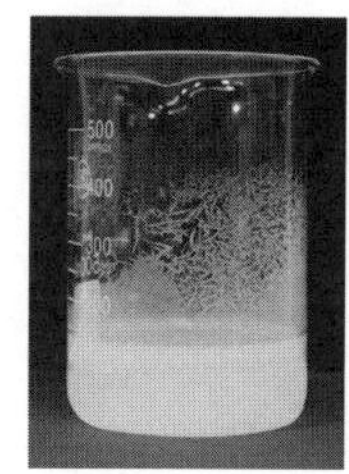

▲ベンゼン

◎凝固点は5.5℃。

● 酸素や窒素を含む芳香族化合物

[フェノール類]

ベンゼン環の水素原子**H**をヒドロキシ基**−OH**で置換した化合物を**フェノール類**といいます。

フェノール類は親水性のヒドロキシ基と疎水性のベンゼン環からなり、電離度が小さくベンゼン環の影響が大きいため水にあまり溶けませんが、水溶液中でヒドロキシ基の**H**がわずかに電離するため、**弱酸性**を示します。また、水酸化ナトリウム**NaOH**のような強塩基の水溶液と中和して塩と水をつくって溶けます。

$$C_6H_5OH + NaOH \xrightarrow{(中和)} C_6H_5ONa + H_2O$$

フェノール　　　　ナトリウムフェノキシド

[芳香族カルボン酸]

ベンゼン環の水素原子**H**をカルボキシ基**−COOH**で置換した化合物を**芳香族カルボン酸**といいます。

一般に無色の固体で、冷水に溶けにくく温水に溶けます。フェノール類と同様に**弱酸性**を示し、強塩基の水溶液と中和して塩をつくって溶けます。

主な芳香族カルボン酸として、**安息香酸C_6H_5COOH**や**サリチル酸$C_6H_4(OH)COOH$**❹があります。

[芳香族アミン]

アンモニアNH_3の水素原子**H**を炭化水素基で置換した化合物を**アミン**といい、その炭化水素基がフェニル基C_6H_5-❺のような芳香族炭化水素基の化合物を、**芳香族アミン**❻といいます。

代表的な芳香族アミンに**アニリン$C_6H_5NH_2$**があり、次のような特徴があります。

◎最も簡単な構造の芳香族アミン。

◎不快な臭いをもつ無色の油状液体で有毒。

◎水に溶けにくいが**弱塩基性**を示し、酸の水溶液と中和して塩をつくって溶ける。

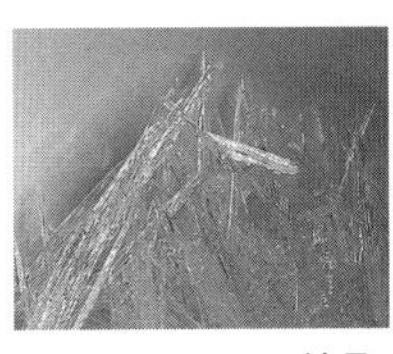

▲フェノールの結晶

◎石炭酸とも呼ばれ、皮膚を激しく侵す劇物です。

塩酸・硫酸（強酸）
＞
スルホン酸（強酸）
＞
カルボン酸（弱酸）
＞
炭酸（弱酸）
＞
フェノール類（弱酸）

▲フェノール類の酸の強さ

◎フェノール類に塩化鉄（Ⅲ）$FeCl_3$水溶液を加えると、**青〜赤紫色**の呈色反応を示します。

❹サリチル酸は分子中に、カルボキシ基**−COOH**に加えてヒドロキシ基**−OH**をもつため、カルボン酸とフェノール類の両方の性質を示す。

❺163P参照。

❻芳香族アミンは塩基性を示す代表的な有機化合物。アンモニアNH_3よりも塩基性が弱い物質である。

NH_2 ＋ HCl （中和）→ $NH_3^+Cl^-$

アニリン　　　アニリン塩酸塩

まとめ　主な芳香族化合物

名称	ベンゼン	トルエン	キシレン	ナフタレン	ピクリン酸
構造		CH_3	CH_3, CH_3		OH, O_2N, NO_2, NO_2

置換	ハロゲン化	ニトロ化	スルホン化	フェノール類	
名称	クロロベンゼン	ニトロベンゼン	ベンゼンスルホン酸	フェノール	クレゾール
構造	Cl	NO_2	SO_3H	OH	OH, CH_3

置換	フェノール類	フェノール類／芳香族カルボン酸	芳香族カルボン酸	芳香族アミン
名称	ナフトール	サリチル酸	安息香酸	アニリン
構造	OH	OH, COOH	COOH	NH_2

● 練習問題 ●

【１】次のうち、芳香族化合物であるものには○を、そうでないものには×を選びなさい。［中国R4/群馬R4/岐阜R4/東北R3］

☐ A．キシレン　☐ B．酢酸エチル　☐ C．ヘキサン
☐ D．サリチル酸　☐ E．クレゾール　☐ F．トルエン
☐ G．アセトン　☐ H．アニリン

【２】次のうち、分子式$C_{10}H_8$から成り、２個のベンゼン環の一辺を共有した構造をもつ芳香族炭化水素として、正しいものを選びなさい。［埼玉R3］

☐ 1．ナフタレン　2．スチレン　3．トルエン　4．アントラセン

【３】以下の有機化合物のうち、フェノール類であるものを２つ選びなさい。［九州R4］

☐ 1．アニリン　2．サリチル酸　3．安息香酸　4．ピクリン酸

【4】フェノールに関する次の記述のうち、誤っているものを選びなさい。［神奈川R4］

☐ 1．官能基としてヒドロキシ基をもつ。
2．水溶液は弱酸性を示す。
3．水酸化ナトリウムと反応しない。
4．塩化鉄水溶液と反応して、青紫〜赤紫色を呈する。
5．ナトリウムと反応して水素が発生する。

【5】次の官能基のうち、安息香酸に含まれるものを選びなさい。［北海道R3］

☐ 1．ヒドロキシ基　　2．ニトロ基
3．メチル基　　4．カルボキシ（カルボキシル）基

【6】有機化合物に関する記述のうち、正しいものを選びなさい。［三重R4］

☐ 1．ベンゼン環の炭素原子に、ニトロ基1個が直接結合した化合物をアニリンといい、代表的な芳香族アミンである。
2．ホルムアルデヒドは、ヨードホルム反応を示す。
3．三重結合を有するアセチレンは、付加反応を起こしにくい。
4．ベンゼンは、付加反応よりも置換反応の方が起こりやすい。

【7】次の芳香族化合物に関する記述について、正しいものを選びなさい。［関西R3］

☐ 1．トルエンは、ベンゼンの水素原子1個をヒドロキシ基で置換した化合物である。
2．ナフタレンは、2個のベンゼン環が一辺を共有した構造を持つ物質であり、用途のひとつとして防虫剤がある。
3．フェノールは、石炭酸とも呼ばれ、その水溶液は炭酸よりも強い酸性を示す。
4．安息香酸の水溶液は、塩酸と同程度の酸性を示す。
5．サリチル酸は、分子中に－COOHと－NH_2の両方を持っている。

▶▶ 正解 ……………………………………………………………………

【1】A…○　B…×　C…×　D…○　E…○　F…○　G…×　H…○
【2】1
【3】2&4
【4】3
〔解説〕フェノール類は水酸化ナトリウムNaOHと反応し、塩（ナトリウムフェノキシドC_6H_5ONa）と水をつくる。
【5】4
【6】4
【7】2

27 糖類とタンパク質

● 糖類

デンプンやセルロースなどの化合物は**糖類**といい、多数のグルコース$C_6H_{12}O_6$が縮合重合❶した構造をしています。

糖類に酸を加えて加熱したときの反応によって、次のような種類があります。

◎単糖類$C_6H_{12}O_6$

加水分解されないもの。

例：グルコース❷（ブドウ糖）、フルクトース（果糖）など。

◎二糖類$C_{12}H_{22}O_{11}$

加水分解されて1分子から2分子の単糖類を生じるもの。

例：マルトース（麦芽糖）、スクロース（ショ糖）、ラクトース（乳糖）など。

◎多糖類$(C_6H_{10}O_5)_n$

加水分解されて1分子から多数の単糖類を生じるもの。

例：デンプン❸、グリコーゲン、セルロースなど。

● タンパク質

タンパク質を構成するアミノ酸$R-CH(NH_2)COOH$は、分子内にアミノ基$-NH_2$に加えてカルボキシ基$-COOH$をもつ化合物です。

［呈色反応］

タンパク質やアミノ酸は特有の**呈色反応**（ていしょく）❹を示し、次のような種類があります。

◎ニンヒドリン反応

アミノ酸に薄いニンヒドリン水溶液を加えて温めると、アミノ酸やタンパク質中のアミノ基$-NH_2$とニンヒドリンが反応して、**紫色**を呈す反応。

◎ビウレット反応

トリペプチド以上のペプチドが含まれるタンパク質水溶液に、水酸化ナトリウム水溶液を加えて塩基性にした後、少量の硫酸銅（りゅう）（Ⅱ）水溶液を加えると**赤紫色**を呈す反応。

❶縮合重合…縮合が繰り返されることでできる重合（小さな分子が次々に結合すること）。

◎糖類の一般式
$C_mH_{2n}O_n$

❷分子がアルデヒド基$-CHO$をもつため、水溶液は還元性を示し銀鏡反応やフェーリング液の還元を示す。

❸ヨウ素溶液で青～青紫～赤紫色の呈色反応を示す反応を**ヨウ素デンプン反応**といい、呈色したものを加熱すると色が消え、冷却すると再び呈色する。

❹**呈色反応**（ていしょく）…変色あるいは発色を伴う化学反応。

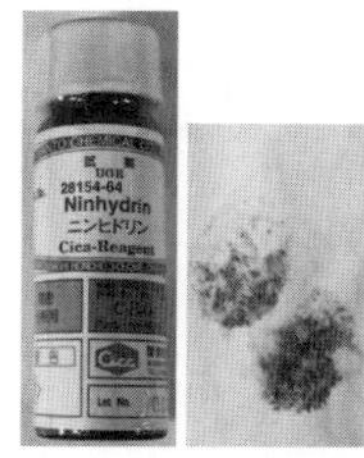

▲ニンヒドリン反応による指紋の検出

◎キサントプロテイン❺反応

ベンゼン環などの芳香環をもつタンパク質に濃硝酸を加えて熱すると、ニトロ化されて**黄色**になり、更にアンモニア水などを加えて塩基性にすると**橙黄色**を呈す反応。

◎硫黄の検出

システインなどの**硫黄S**を含むタンパク質水溶液に、水酸化ナトリウム水溶液を加えて熱し、酢酸鉛（Ⅱ）水溶液を加えると、硫化鉛（Ⅱ）の**黒色沈殿**を生じる反応。

◎人の汗には微量のアミノ酸が含まれていることから、紙に付着した指紋の検出試薬として、ニンヒドリン水溶液が古くから使われています。

❺プロテインprotein…タンパク質の意味。

おぼえる！ポイント

- 糖類の種類と代表的な物質は必ずセットで覚えましょう。
- 呈色反応は、それぞれどの物質に反応して何色を呈すかを覚えておきましょう。

● 練習問題 ●

【1】次の糖（糖類）のうち、単糖（単糖類）であるものはどれか。［三重R4］

☐ 1．スクロース
2．セルロース
3．ラクトース
4．フルクトース

【2】アミノ酸の検出に用いられる反応はどれか。［千葉R3］

☐ 1．フェーリング反応
2．ヨウ素デンプン反応
3．ニンヒドリン反応
4．ヨードホルム反応
5．銀鏡反応

▶▶ 正解

【1】4
【2】3

第３章　実地（性状・貯蔵・取扱方法等）

毒物劇物の対象

本書の第１章では、毒物劇物及び特定毒物を、取締法別表第１、別表第２、別表第３にそれぞれ掲げる物としてきました。

しかし、法令では更に多くの毒物劇物及び特定毒物を指定しており、取締法別表第１～第３の最後の号に、それぞれ次の規定が記されています。

別表第１（毒物）最後の号：前各号に掲げる物のほか、前各号に掲げる物を含有する製剤その他の**毒性**を有する物であって**政令で定めるもの**

別表第２（劇物）最後の号：前各号に掲げる物のほか、前各号に掲げる物を含有する製剤その他の**劇性**を有する物であって**政令で定めるもの**

別表第３（特定毒物）最後の号：前各号に掲げる毒物のほか、前各号に掲げる物を含有する製剤その他の**著しい毒性**を有する毒物であって**政令で定めるもの**

ここでいう「政令」とは、「**毒物及び劇物指定令**」を指します。すなわち、毒物劇物は、「取締法」と「毒物及び劇物指定令（指定令）」の二つの法令で指定されていることになります。政令で追加または削除できるようにしてあることで、法律の改正が不必要となる利点があります。

1 毒物劇物の性状

- 本書では出題傾向の高い毒物、劇物及び特定毒物を抜粋しました。「毒物・特定毒物」⇒「劇物」の順に、あいうえお順で掲載しています。
- 農業用品目試験、特定品目試験にも出題される品目には、それぞれ 農 特 のマークを掲載しています。
- 含有量によっては指定から除外される「除外濃度」が定められている毒物や劇物があります。試験に出題されやすい除外濃度については、「8．除外される上限濃度」（327P）に詳しく記載しています。
- 鑑別方法でよく出る用語には、次のようなものがあります。

◎揮発（きはつ）…………常温で液体が気化すること。
◎吸湿（きゅうしつ）…………物質が大気中の水分（水蒸気）を吸収、吸着すること。
◎重合（じゅうごう）…………１種類またはそれ以上の単位物質の分子が、２つ以上化学的に結合し、もとのものより分子量の大きい化合物をつくること。
◎潮解（ちょうかい）…………固体が大気中の水分（水蒸気）を吸収して溶解すること。
◎風解（ふうかい）…………結晶水（水和水）を含む結晶（水和物）が、自然に結晶水を失い、粉末になること。
◎腐食（ふしょく）…………化学・生物学的作用により、外見や機能が損なわれること。
◎有機溶媒……ある物質（固体・液体）を溶かす物質（液体）のことを指す。工業の分野では「有機溶剤」とも呼ばれる。

毒物・特定毒物

◆あ行の毒物・特定毒物

アジ化ナトリウム　NaN_3　固体　毒物

無色無臭の**結晶**。水に非常に溶けやすいが、アルコールやエーテルにはほとんど溶けない。急に**加熱**すると、**爆発**する危険性がある。二硫（りゅう）化炭素CS_2や多くの金属との反応性が高く、爆発性の高いアジ化物を生成する。防腐剤の他、かつては自動車エアバッグに使われていたが、毒性が強いことから現在は使われていない。

▶含有量が0.1％以下の製剤は、毒物から除外（「8．除外される上限濃度」327P参照）。

亜硝（しょう）酸イソプロピル　$(CH_3)_2CHNO_2$　液体　毒物

淡黄色の油性**液体**。エタノールやエーテルによく溶けるが、水には溶けない。

アバメクチン　$C_{48}H_{72}O_{14}$、$C_{47}H_{70}O_{14}$　農　固体　毒物

類白色の結晶性**粉末**。**殺虫**や**殺ダニ剤**といった**農薬**として用いられる。アベルメクチンB1a（$C_{48}H_{72}O_{14}$）とアベルメクチンB1b（$C_{47}H_{70}O_{14}$）の混合物。

▶含有量が1.8％以下の製剤は**劇物**。

亜砒(ひ)酸ナトリウム　$NaAsO_2$　固体　毒物

別名：亜砒酸ソーダ

白色または灰白色の**粉末**。水、熱湯、アルコールによく溶ける。空気中の二酸化炭素を吸収しやすい。

アリルアルコール　$CH_2=CHCH_2OH$　液体　毒物

刺激臭のある無色の軽い**液体**。水に溶けやすく、エタノール、クロロホルム、トルエンなどにも溶ける。**引火**しやすく、酸化剤と混合すると発火または**爆発**することがある。樹脂の原料。

◎アリル基…$CH_2=CHCH_2-$

エチルチオメトン　$C_8H_{19}O_2PS_3$　農　液体　毒物

別名：ジエチル－S－（エチルチオエチル）－ジチオホスフェイト、ジスルホトン

無色～淡黄色の**液体**。硫黄化合物特有の**臭気**をもつ。水にほとんど溶けないが、有機溶剤に溶けやすい。有機燐(りん)系の殺虫剤。

◎チオ thio- …「硫黄の」
▶含有量が５％以下の製剤は**劇物**。

塩化第二水銀　$HgCl_2$　固体　毒物

別名：塩化水銀（Ⅱ）、昇汞(しょうこう)

白色透明で重い針状(しんじょう)の**結晶**。水やエーテルに溶け、水溶液は**酸性**で、青色リトマス試験紙を赤くする。

塩化ホスホリル　$POCl_3$　液体　毒物

無色の刺激臭のある**液体**。湿気を含んだ空気で**加水分解**されて、燐酸H_3PO_4と塩化水素HClの白煙を生じる。**不燃(ふねん)性**で、腐食(ふしょく)性が強い。

◎ホスホリル基…P＝O

エンドリン $C_{12}H_8Cl_6O$ 固体 毒物

別名：ヘキサクロルエポキシオクタヒドロエンドエンドジメタノナフタリン

白色または微黄褐色の**結晶**。わずかに特異臭をもつ。ベンゼン、アセトンには溶けるが、アルコールには溶けにくく、水には溶けない。

黄燐（おうりん） P_4 固体 毒物

白色または**淡黄色**の**ろう様半透明**の**結晶性固体**で、**ニンニク臭**がある。水にはほとんど溶けない。アルコール、エーテルには溶けにくいが、ベンゼン、二硫化炭素には溶けやすい。空気中では非常に酸化されやすく、放置すると**50℃で発火**して無水燐酸P_2O_5となる。また、水酸化カリウムKOHと熱すると燐化水素PH_3（**ホスフィン**）を発生する。湿った空気と触れると徐々に酸化され、**暗所では青白い燐光**を発する。

オキサミル $C_7H_{13}N_3O_3S$ 農 固体 毒物

別名：メチル－N', N'－ジメチル－N－［(メチルカルバモイル）オキシ］－1－チオオキサムイミデート

白色で**針状（しんじょう）**の**結晶**。かすかに硫黄臭をもつ。アセトン、メタノール、酢酸エチル、水に溶ける。クロロホルムなどには溶けない。

▶含有量が0.8％以下の製剤は**劇物**。

◆か行の毒物・特定毒物

クラーレ $C_{39}H_{46}N_2O_5$ 固体 毒物

別名：ウラリ

黒または**黒褐色**のもろい塊（かい）状あるいは粒状の**固体**。**猛毒性アルカロイド**。南米アマゾンの先住民族が毒矢に用いていた。水に溶ける。

備考：アルカロイドは、植物に含まれる塩基性の窒素を含む有機化合物の総称。植物塩基。

五塩化燐 PCl_5 固体 毒物

白色または**淡黄色**の刺激臭と不快臭のある**結晶**。**不燃（ふねん）性**で、**潮解（ちょうかい）性**がある。水により**加水分解**し、塩酸HCl aqと燐酸H_3PO_4を生成する。

五硫化燐（りゅうりん） P_2S_5 固体 毒物

別名：五硫化二燐、十硫化四燐

淡黄色の**結晶性粉末**。**硫化水素臭**がある。吸湿（きゅうしつ）性。空気中では260～290℃で**発火**・燃焼し、二酸化硫黄、五酸化燐等を含む刺激臭のある煙霧（えんむ）を発生する。水、酸により分解され、硫化水素 H_2S と燐酸 H_3PO_4 になる。

◆さ行の毒物・特定毒物

三塩化燐 PCl_3 液体 毒物

無色で刺激臭のある**液体**。不燃（ふねん）性で、**腐食（ふしょく）性**が強い。水により**加水分解**し、塩酸 HCl aq と亜燐酸 H_3PO_3 を生成する。空気中の湿気により発煙する。

酸化第二水銀 HgO 特 固体 毒物

別名：酸化汞（こう）、酸化水銀（Ⅱ）

赤色～**橙色**～**黄色**の**粉末**。製法により色及び粒子の大きさが異なる。約500℃で分解し、水銀Hgと酸素 O_2 になる。水にほとんど溶けないが、**酸によく溶ける**。

▶含有量が５％以下の製剤は**劇物**（「8．除外される上限濃度」327P参照）。

三酸化二砒（ひ）素 As_2O_3 固体 毒物

別名：亜砒酸、三酸化砒素、無水亜砒酸

無色または白色の**固体**。水にわずかに溶ける。**無臭**。200℃に熱すると**昇華（しょうか）**する。強熱されると強い溶血作用をもつ煙霧を発生する。水溶液は弱酸である。還元剤と反応すると、有毒なアルシン（水素化砒素 AsH_3）を生じることがある。

三硫化（りゅうか）燐 P_4S_3 固体 毒物

別名：三硫化四燐

黄色または**淡黄色**の**斜方晶系（しゃほうしょう）針状（しんじょう）**の**結晶**、あるいは結晶性粉末で**発火**しやすい。沸騰（ふっとう）水により徐々に分解して、硫化水素 H_2S を発生し、燐酸 H_3PO_4 が生成される。

シアン化カリウム　KCN　農｜固体｜毒物

別名：青化(せいか)カリ、青酸(せいさん)カリ

無色または**白色**の塊片(かいへん)あるいは**粉末**。**十分に乾燥したものは無臭**であるが、空気中では湿気を吸収し、かつ空気中の二酸化炭素と反応して**有毒な青酸臭**（シアン化水素（**青酸ガス**）HCN）を放つ。　$2KCN + CO_2 + H_2O \longrightarrow K_2CO_3 + 2HCN$

潮解(ちょうかい)性があり、水によく溶ける。水溶液は強アルカリ性を示す。酸と反応してシアン化水素（青酸ガスHCN）を発する。

シアン化銀　AgCN　農｜固体｜毒物

白色または帯黄白色の**結晶**または**粉末**。水にほとんど溶けないが、硝(しょう)酸HNO_3、アンモニア水NH_3 aq、シアン化ナトリウム水溶液NaCN aqに溶ける。

シアン化水素　HCN　農｜液体｜毒物

別名：気体…青酸ガス、液体…液化青酸、水溶液…シアン化水素酸

無色で**特異臭**のある**液体**。水を含まない純粋なものは無色透明の液体で、**青酸臭**（焦げたアーモンド臭）を帯びている。**引火性**があり点火すれば**青紫色の炎**を発し燃焼する。**沸点**が**25.7℃**で常温付近にあるため、気温が低いと液体、高いときは**気体**になる。非常に**揮発(きはつ)性**が**高い**。水、アルコールによく混和する。水溶液は極めて弱い酸性である。

シアン化ナトリウム　NaCN　農｜固体｜毒物

別名：シアンソーダ、青化ソーダ、青酸ソーダ

白色の粉末、粒状またはタブレット状の**固体**。**潮解(ちょうかい)性**があり、水に**溶けやすい**。水溶液は強アルカリ性を示す。**酸と反応**すると有毒かつ引火性の**シアン化水素**（青酸ガスHCN）を発生する。工業用には、シアン化カリウムよりも多用される。

ジチアノン　$C_{14}H_4O_2N_2S_2$　農｜固体｜毒物

別名：2, 3－ジシアノ－1, 4－ジチアアントラキノン

暗褐色の結晶性**粉末**。**農薬**（**殺菌剤**）として用いられる。

▶含有量が50％以下の製剤は**劇物**。

ジニトロフェノール $C_6H_3(OH)(NO_2)_2$

固体　毒物

黄色の**結晶**または結晶性粉末。**フェノール様の臭い**と苦味（にがみ）があり、**昇華性**がある。化学品の原料として使われる。

◎ジdi-…「二つの」　◎ニトロ基…$-NO_2$　◎フェノール…C_6H_5OH

ジボラン B_2H_6

気体　毒物

別名：ボロエタン

無色で**ビタミン臭**のある**気体**。可燃性。約38～52℃で**自然発火**する。水により速やかに加水分解し、ホウ酸$B(OH)_3$と水素H_2を発生する。特殊材料ガスとして用いられる。

◎ジdi-…「二つの」　◎ボランborane…「水素化ホウ素の総称」　◎モノボラン…BH_3

水銀 Hg

液体　毒物

常温で**液状**のただ一つの**金属**。銀白色、金属光沢を有する**重い液体**。硝酸（しょうさん）には溶け、塩酸には溶けない。他の金属（金、銀、亜鉛、カドミウム、鉛、ナトリウムなど）と合金（アマルガム）をつくりやすい。

水素化砒（ひ）素 AsH_3

気体　毒物

別名：アルシン、砒化水素

無色の**ニンニク臭**を有する**引火性**の**気体**。水に溶ける。熱、光、水分により**分解**され、砒素Asと水素H_2を生じる。点火すると、無水亜砒酸$As(OH)_3$の白色煙を放って燃える。酸化剤とは爆発的に反応する。

セレン Se

固体　毒物

灰色の**金属光沢**を有する**ペレット**または**黒色**の**粉末**。水に溶けず、硫酸（りゅうさん）H_2SO_4、二硫化炭素CS_2に溶ける。燃やすと有毒で不快臭のある気体（二酸化セレンSeO_2）が発生する。

※ペレット…粉末を固めたもの、小球。

セレン化水素 H_2Se

気体　毒物

別名：水素化セレニウム

ニンニク臭を有する**無色**の**気体**。水に溶けにくい。ドーピングガスとして用いられる。

※ドーピングガス…半導体中に不純物元素をわずかに混入する際に使用するガス。

◆た行の毒物・特定毒物

ダイファシノン　$C_{23}H_{16}O_3$　農　固体　毒物

別名：2－ジフェニルアセチル－1，3－インダンジオン

黄色の結晶性粉末。アセトン、酢酸に溶け、**水に溶けない**。

▶含有量が0.005％以下の製剤は**劇物**。

チメロサール　$C_9H_9HgNaO_2S$　固体　毒物

別名：エチル水銀チオサリチル酸ナトリウム、[(2－カルボキシラトフェニル）チオ]（エチル）水銀ナトリウム

有機水銀化合物の一つで、**白色**または**淡黄色**の**結晶性粉末**。水によく溶ける。光により分解する。

▶含有量が0.1％以下の製剤は**劇物**。

トリブチルアミン　$(C_4H_9)_3N$　液体　毒物

無色～黄色の吸湿（きゅうしつ）性の**液体**。**特異臭（アミン臭）**がある。引火点63℃。酸化剤・強酸と反応する。水にほとんど溶けない。

◎トリ tri- …「三つの」　　◎ブチル基…－C_4H_9

◆な行の毒物・特定毒物

ニコチン　$C_{10}H_{14}N_2$　農　液体　毒物

純品は**無色**、**無臭**の**油状**の**液体**。空気中では速やかに**褐色に変化**する。純品は**刺激性の味**を有する。**水**、アルコール、石油などに**溶ける**。加熱分解すると、一酸化炭素、二酸化炭素、窒素酸化物を生成する。ニコチンの不快なたばこ臭は、分解生成物のためである。

二酸化セレン　SeO_2　固体　毒物

別名：無水亜セレン酸

白色の**粉末**。吸湿性をもつ。水によく溶ける。

ニッケルカルボニル　$Ni(CO)_4$　液体　毒物

無色の揮発（きはつ）性の**液体**。蒸気は空気より重い。水にほとんど溶けないが、エタノール、ベンゼンに溶ける。**発火性**があり、急に熱すると分解して爆発する。

◆は行の毒物・特定毒物

パラコート　$C_{12}H_{14}Cl_2N_2$　農　固体　毒物

別名：1，1'－ジメチル－4，4'－ジピリジニウムジクロリド
（1，1'－ジメチル－4，4'－ジピリジニウムヒドロキシドと記載されることもある）

無色または白色～黄色の吸湿(きゅうしつ)性の**結晶**。**水に非常に溶けやすい**。中性・酸性下で安定であるが、アルカリ性では不安定である。

備考：パラコートは英国で開発された除草剤で、除草効果が非常に強い。しかし、パラコートによる服毒自殺が年々増加したため、日本では1986年に毒性の低いジクワットとの複合剤となっている。ただし、**有効な解毒剤はない**。

パラチオン　$C_{10}H_{14}NO_5PS$　液体　特定毒物

別名：ジエチルパラニトロフェニルチオホスフェイト

純品は無色ないし淡黄色の液体であるが、通常は**褐色の液体**で、特異な臭気（**ニンニク臭**）を有する。水にほとんど溶けない。アルカリの存在下で加水分解する。

備考：有機燐(りん)系の殺虫剤（遅効(ちこう)性）。非常に高い毒性をもつことから、現在では日本を始め各国で使用が禁止されている。
※遅効…少し時間が経ってから効き目が現れること

砒(ひ)酸　AsH_3O_4　固体　毒物

無色透明の微小な**板状(ばんじょう)結晶**または**結晶性粉末**。水によく溶け、アルコール、グリセリンに溶ける。

砒酸カリウム　AsH_2KO_4　固体　毒物

無色または白色の**結晶塊(かい)**または**粉末**。水、アルコールに溶ける。水溶液は二酸化炭素を吸収する。加熱すると分解して有毒な砒素ガスを発生する。

砒素　As　種々の形　毒物

種々の形で存在するが、**結晶**のものが最も**安定**している。同素体が３種類あり、その色により「**灰色**砒素」、「**黄色**砒素」、「**黒色**砒素」と呼ばれる。灰色砒素が普通で、**金属砒素**ともいい、金属光沢のあるもろい**結晶**である。水に溶けない。

ヒドラジン H_4N_2 液体 毒物

別名：無水ヒドラジン

無色の油状の液体。**アンモニア**に似た**臭い**を有する。空気中で発煙し、52℃で**発火**する。**強い還元剤**。

▶ヒドラジン一水和物及びこれを含有する製剤は**劇物**。ただし、ヒドラジン一水和物30％以下の製剤は、劇物から除外（「8．除外される上限濃度」327P参照）。

弗化水素（ふっかすいそ） HF 気体 毒物

不燃性（ふねんせい）の**無色**の**液化ガス**。沸点19℃。激しい**刺激性**がある。ガスは空気より重く、空気中の水や湿気と作用して**白煙**を生じる。強い腐食（ふしょく）性を示し、**ガラスを腐食**する。水に極めて溶けやすい。

弗化水素酸 HF aq 液体 毒物

弗化水素の**水溶液**。弱酸性。**無色**またはわずかに着色した**透明**の**液体**で、特有の**刺激臭**がある。**不燃性**で、高濃度のものは空気中で**白煙**を生じる。水に極めて溶けやすい。ガラスや大部分の金属、コンクリートなどを激しく腐食する。**爆発性でも引火性でもない**が、各種の金属と反応して水素H_2が発生し、これが空気と混合して**引火爆発**することがある。

弗化スルフリル F_2SO_2 農 気体 毒物

無色の**気体**。水にほとんど溶けない。アセトン、クロロホルムに溶ける。

フルオロスルホン酸 FSO_3H 液体 毒物

無色の**液体**。硫酸（りゅうさん）より強い**強酸塩**であり、一般に入手できる酸の中では最も強いものの一つ。**強腐食性**（ふしょくせい）。水や蒸気と反応し、弗化水素HFを生じる。発煙性がある。

ホスゲン $COCl_2$ 気体 毒物

別名：塩化カルボニル、カルボニルクロライド

無色の**窒息性ガス**。独特の**青草臭**（せいそうしゅう）がある。**不燃性**。一般に**圧縮液化**されている。ベンゼン、トルエン、酢酸等に極めて溶けやすい。水により徐々に分解され、二酸化炭素CO_2と塩化水素HClになる。 $COCl_2 + H_2O \longrightarrow CO_2 + 2HCl$

※青草臭…草木のようなにおい。

備考：現在は染料・樹脂の原料としての用途があるが、第一次世界大戦では毒ガスとして大量に使われた。

◆ま行の毒物・特定毒物

メチルメルカプタン CH_3SH 　気体　毒物

別名：メタンチオール

腐ったキャベツ様の悪臭を有する**ガス**。水に溶け、結晶性の水和物をつくる。**引火性**がある。口臭や屁の悪臭の成分の一つでもある。

◎メルカプト基…－SH
備考：無臭のガスに添加し、それらが漏れたことを感知しやすくする**付臭剤**(ふしゅう)として使われる。

メトミル $C_5H_{10}N_2O_2S$ 　農　固体　毒物

別名：S－メチル－N－［(メチルカルバモイル）－オキシ］－チオアセトイミデート、メソミル

常温常圧では、白色の結晶性**固体**。弱い**硫黄臭**(いおう)がある。水、メタノールに溶ける。カルバメート系の殺虫剤に用いられる。

▶含有量が45％以下の製剤は**劇物**。

モノフルオール酢酸アミド CH_2FCONH_2 　農　固体　特定毒物

無味無臭の**白色**の**結晶**。エタノールとエーテルによく溶け、**冷水に溶けにくい**。有機弗素(ふっそ)化合物。殺虫剤だが、現在農薬としての市販品はない。

◎モノ mono- …「一つの」　◎フルオール fluor- …「弗素の」

モノフルオール酢酸ナトリウム $CH_2FCOONa$ 　農　固体　特定毒物

重い白色の**粉末**で吸湿(きゅうしつ)性がある。**からい味**と**酢酸の臭い**を有する。**冷水に溶ける**が、有機溶媒には溶けない。有機弗素化合物。

◎モノ mono- …「一つの」　◎フルオール fluor- …「弗素の」

◆や行の毒物・特定毒物

沃(よう)化第二水銀 HgI_2 　固体　毒物

別名：沃化水銀（Ⅱ）

赤色（**紅色**）の**粉末**。約130℃以上の高温では赤色から黄色に変化する。水にほとんど**溶けない**。

四アルキル鉛(なまり) PbR_4 液体 特定毒物

無色透明の**油状液体**。甘味のある芳香臭があり、水より重く、水に溶けにくい。

四エチル鉛 $Pb(C_2H_5)_4$ 液体 特定毒物

別名：テトラエチル鉛

純品は**無色**の**揮発性**(きはつせい)の**液体**で、特殊の臭気がある。工業用は着色してあり、比較的不安定で、**日光**によって徐々に**分解**、**白濁**する。**引火性**があり、金属に対しては腐食(ふしょく)性もある。

備考：ガソリンに混入するアンチノック剤として使われる。ただし、自動車用ガソリンへの混入は禁止されているため、事実上の用途は航空ガソリン用となる。

四メチル鉛 $Pb(CH_3)_4$ 液体 特定毒物

別名：テトラメチル鉛

常温において**無色**の**液体**で、ハッカ実臭がある。ガソリンに溶けるが水に溶けにくい。**日光**によって**分解**される。

備考：四エチル鉛同様、ガソリンに混入するアンチノック剤として使われる。

◆ら行の毒物・特定毒物

硫酸(りゅうさん)ニコチン $C_{10}H_{14}N_2 \cdot 1/2\ H_2SO_4$ 農 固体 毒物

無色の針状(しんじょう)の**結晶**で、**刺激性の味**を有する。ニコチンを硫酸に結びつけて不揮発性にしたものである。水、アルコール、エーテルに溶ける。

燐(りん)化アルミニウムとその分解促進剤とを含有する製剤 農 固体 特定毒物

燐化アルミニウムAlPとその分解促進剤は**淡黄褐色**の**錠剤**。倉庫内、コンテナ内または船倉内における鼠(ねずみ)、昆虫などの駆除を目的とした燻蒸(くんじょう)剤に用いられる。燐化アルミニウムとその分解促進剤を混合すると、有毒な燐化水素 PH_3（**ホスフィン**）を生じる。また、燐化アルミニウムは空気中の湿気に触れると、徐々に分解して燐化水素を生じる。 $AlP + 3H_2O \longrightarrow Al(OH)_3 + PH_3$

燐化水素　PH_3　気体　毒物

別名：ホスフィン

腐った魚の臭い（魚腐臭）、またはアセチレンに似た臭いのある無色の**気体**。自然発火性がある。水にわずかに溶け、エタノール及びエーテルに溶ける。**酸素**及び**ハロゲン**と激しく結合する。

六弗化タングステン　WF_6　気体　毒物

腐食性を有する**無色**の**気体**で空気より重い。ベンゼンに溶ける。吸湿性があり加水分解する。反応性が強く、ほとんどの金属を侵す。湿っているガラスと速やかに反応する。

◆英数字の毒物・特定毒物

EPN　$C_{14}H_{14}NO_4PS$　農　固体　毒物

別名：エチルパラニトロフェニルチオノベンゼンホスホネイト

白色の**結晶**。水に溶けにくく、有機溶媒には溶ける。工業製品は暗褐色の液体。25％含有する粉剤は灰白色で、特異の不快臭がある。有機燐系の殺虫剤。

▶含有量が1.5％以下の製剤は**劇物**。

TEPP　$C_8H_{20}O_7P_2$　液体　特定毒物

別名：テトラエチルピロホスフェイト

純品は無色の**液体**。わずかに芳香臭を有する。水、アセトン、ベンゼン、アルコールに任意の割合で溶ける。かつては**有機燐系**の殺虫剤として使われていたが、現在では使用が禁止されている。

2－メルカプトエタノール　$HSCH_2CH_2OH$　液体　毒物

無色の**液体**。特異臭（**腐った卵に似た不快臭**）を有する。**引火性**がある。光や空気により徐々に分解する。水に溶ける。

◎メルカプト基…－SH

劇物

◆あ行の劇物

亜塩素酸ナトリウム　$NaClO_2$　固体　劇物

白色の**粉末**。水に溶けやすい。加熱すると分解して酸素を放出する。強力な**酸化剤**で、酸化力はさらし粉（こ）の4～5倍ある。**加熱**・**衝撃**・**摩擦**により**爆発的に分解**する。

▶含有量が25％以下の製剤、もしくは爆発薬は劇物から除外。

アクリルアミド　$CH_2=CHCONH_2$　固体　劇物

無色の**結晶**。水によく溶け、エタノール、エーテル、クロロホルムにも溶ける。溶融すると激しく重合（じゅうごう）するため、市販品には安定剤（重合禁止剤）が添加されている。

アクリル酸　$CH_2=CHCOOH$　液体　劇物

酢酸に似た強い**刺激臭**のある**液体**。水に極めて溶けやすく、エタノール、エーテルなどにも溶ける。蒸気は空気より重い。**重合**しやすく、市販品には重合防止剤が添加されている。加熱、直射日光、過酸化物等により重合が始まると**爆発**することがある。冬季（12℃以下）は凍結する。

▶含有量が10％以下の製剤は、劇物から除外（「8．除外される上限濃度」327P参照）。

アクリルニトリル（アクリロニトリル）　$CH_2=CHCN$　液体　劇物

無色透明の**液体**で、**無臭**または**弱い刺激臭**がある。**蒸発**しやすく、**粘膜刺激性**と**催涙性**（さいるい）がある。また、極めて**引火**しやすい（引火点－1℃）。蒸気は空気よりも重く、空気と混合したものは**爆発性ガス**となる。水に溶け、有機溶媒には任意の割合で混和する。強塩基または強酸と混触すると、激しく反応する。

◎ニトリル…一般式 R－CN
※催涙…涙が出るように刺激すること。

アクロレイン　$CH_2=CHCHO$　液体　劇物

無色または**帯黄色**の**液体**で、刺すような**刺激臭**がある。水に溶け、**引火性**が強い。熱または炎にさらすと、分解して毒性の高い煙を発生する。不安定で、アルカリ性物質が混入すると激しい重合反応を起こす。**揮発性**（きはつ）が強く、**催涙性**がある。

備考：化学戦用催涙ガスとしても使用されていた。

亜硝酸カリウム KNO_2

固体 劇物

別名：亜硝酸カリ

白色または微黄色の**固体**。**潮解性**を示し、水によく溶け、アルコールには溶けない。空気中で徐々に酸化する。

亜硝酸ナトリウム $NaNO_2$

固体 劇物

別名：亜硝酸ソーダ

白色または微黄色の**結晶性粉末**。**潮解性**を示し、水によく溶ける。水溶液はアルカリ性。空気中で徐々に酸化する。チオ硫酸ナトリウム$Na_2S_2O_3$と共に、シアン化合物の解毒剤である（「4．毒性と解毒剤」275P参照）。

亜硝酸メチル CH_3NO_2

気体 劇物

常温で**気体**。沸点は－12℃。

アセトニトリル CH_3CN

農 液体 劇物

エーテル様の臭気をもつ**無色**の**液体**。水やアルコールに溶ける。**加水分解**すると、アセトアミドCH_3CONH_2を経て、酢酸CH_3COOHとアンモニアNH_3を生成する。

◎アセト aceto- …「酢酸の」

▶含有量が40％以下の製剤は、劇物から除外（「8．除外される上限濃度」327P参照）。

アニリン $C_6H_5NH_2$

液体 劇物

別名：アミノベンゼン、フェニルアミン

純品は**無色透明**であるが、通常は淡黄色をしている。**油状**の**液体**で、特有の臭気がある。**空気**に触れて**赤褐色**を呈する。水に溶けにくいが、アルコール、エーテル、ベンゼンにはよく溶ける。蒸気は空気より重い。

◎フェニル基…$-C_6H_5$　　◎アミン…$R-NH_2$

備考：パラフェニレンジアミン$C_6H_4(NH_2)_2$は、アニリン$C_6H_5NH_2$の誘導体である。空気に触れると酸化して暗色に変化する。アルコールに溶ける。

アルドリン $C_{12}H_8Cl_6$

固体 劇物

別名：HHDN、ヘキサクロルヘキサヒドロジメタノナフリタン

白色の**結晶**。**揮発性**があり、臭気はほとんどない。有機溶媒に溶けやすく、水には溶けない。

アンモニア NH_3 農 特 気体 劇物

特有の**刺激臭**のある**無色**の**気体**。圧縮することによって、常温でも簡単に**液化**する。水によく溶け、エタノールやエーテルにも溶ける。空気との混合ガスは爆発の危険性がある。空気中では燃焼しないが、酸素中では**黄色の炎**をあげて燃焼する。

▶含有量が10%以下の製剤は、劇物から除外（「8．除外される上限濃度」327P参照）。

アンモニア水 NH_3 aq 農 特 液体 劇物

アンモニアの水溶液である。**無色透明**の揮発(きはつ)性の**液体**で、息が詰まるような**刺激臭**をもつ。**弱アルカリ性**を呈する。温度上昇に伴い、**空気より軽い**アンモニアガスを発生する。

▶含有量が10%以下の製剤は、劇物から除外（「8．除外される上限濃度」327P参照）。

イソキサチオン $C_{13}H_{16}NO_4PS$ 農 液体 劇物

別名：ジエチル－（５－フェニル－３－イソキサゾリル）－チオホスフェイト

淡黄褐色の**液体**。水に溶けにくいが、有機溶剤には溶ける。アルカリに不安定である。有機燐(りん)系の殺虫剤。

▶含有量が２%以下の製剤は、劇物から除外（「8．除外される上限濃度」327P参照）。

一水素二弗(ふっ)化アンモニウム NH_4HF_2 固体 劇物

別名：酸性弗化アンモニウム、弗化水素アンモニウム

無色または白色の**結晶**。水に溶けやすい。水溶液は**酸性**で大部分の金属、ガラス、コンクリート等を激しく腐食(ふしょく)する。

▶含有量が４%以下の製剤は、劇物から除外。

一酸化鉛(なまり) PbO 特 固体 劇物

別名：密陀僧(みつだそう)、リサージ、酸化鉛（Ⅱ）

重い**粉末**で、**黄色～橙色～赤色**まで種々のものがある。水にはほとんど溶けないが、酸、アルカリにはよく溶ける。強熱すると分解して、鉛の煙霧(えんむ)を発生する。

エチレンオキシド C_2H_4O 液体/気体 劇物

別名：酸化エチレン

エーテル臭のある無色の液体もしくは**気体**（**可燃性ガス**）。沸点11℃。三員環の構造をもち、**反応性**に富む。水、エタノール、エーテルに溶ける。空気より重く、引火しやすい。また、空気がなくても**火花**や**静電気**などによって**爆発**する。

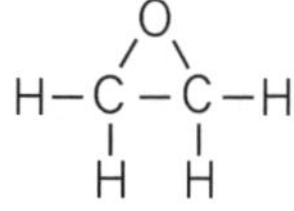

※三員環とは分子内で三個の原子が環状に結合した構造をいう。

エチレンクロルヒドリン C_2H_5ClO 農 液体 劇物

別名：2−クロルエチルアルコール

無色の**液体**で、エーテル臭をもつ。蒸気は空気より重い。有機溶媒によく溶ける。

塩化亜鉛 $ZnCl_2$ 農 固体 劇物

白色の**結晶**。**潮解性**（ちょうかい）がある。水やアルコールに溶ける。

塩化カドミウム $CdCl_2 \cdot 2.5H_2O$ 固体 劇物

無水物のほか、一水和物および二・五水和物があるが、一般的には二・五水和物が流通している。二・五水和物は無色の**結晶**で風解性（ふうかい）がある。水やエタノールによく溶ける。

塩化水素 HCl 特 気体 劇物

無色透明で、**刺激臭**のある**気体**。空気より重い。湿った空気中では激しく**発煙**（塩酸ミスト）し、強い腐食（ふしょく）性を示す。**冷却**すると**無色**の**液体**及び**固体**となる。**爆発性でも引火性でもない**が、吸湿すると各種の金属を腐食して水素H_2が発生し、これが空気と混合して**引火爆発**することがある。

※水溶液にしたものを塩酸HCl aq という（200P参照）。

▶含有量が10％以下の製剤は、劇物から除外（「8．除外される上限濃度」327P参照）。

塩化第一水銀 Hg_2Cl_2 固体 劇物

別名：塩化水銀（Ⅰ）、甘汞（かんこう）

白色の**粉末**。水や希硝（しょう）酸にはほとんど溶けないが、王水には溶ける。光によって**分解**し、塩化第二水銀$HgCl_2$と水銀Hgになる。

塩化第一錫（すず） $SnCl_2 \cdot 2H_2O$　固体　劇物

無色の**結晶**。無水物もあるが一般的には二水和物が流通している。**潮解性**（ちょうかい）があり、37.7℃で結晶が水中に溶けて分解する。水、塩酸、エタノールに溶ける。

塩化第二金 $AuCl_3$　固体　劇物

別名：塩化金（Ⅲ）

紅色または**暗赤色**の**結晶**。**潮解性**及び**腐食性**（ふしょく）がある。加熱により塩素を放出し塩化金（Ⅰ）となる。水に溶けやすく、エタノール、エーテル、希塩酸にも溶ける。二水和物は橙色の結晶。

塩化チオニル $SOCl_2$　液体　劇物

刺激性のある**無色**～淡黄色の**液体**。比重は水より重い。ベンゼン、クロロホルムなどに溶ける。発煙性。水に接触すると激しく**加水分解**し、塩化水素HClと二酸化硫黄SO_2を発生する。

◎チオ thio- …「硫黄の」

塩化バリウム $BaCl_2 \cdot 2H_2O$　固体　劇物

無水物もあるが、一般的には二水和物で、無色の**結晶**。水によく溶ける。

塩酸 HCl aq　特　液体　劇物

塩化水素（199P参照）の**水溶液**である。**無色透明**。25％以上のものは湿った空気中で著しく発煙し、**刺激臭**がある。工業用で市販のものは30～38％の塩化水素を含有し、やや黄色に着色されている。強酸性であり、種々の金属を溶解し、水素H_2を発生する。また、コンクリートを腐食する。

▶含有量が10％以下の製剤は、劇物から除外（「8．除外される上限濃度」327P参照）。

塩素 Cl_2　特　気体　劇物

別名：クロール

窒息性臭気を有する**黄緑色**の**気体**。空気より約2.5倍も重い。不燃性。化学的に活性で、種々の塩化物をつくる。また、**酸化力**及び**毒性**が**強い**。冷却すると、橙黄色・黄緑色の液体となる。**液化塩素**は極めて反応性が強く、水素H_2や炭化水素（特にアセチレンCH≡CH）と爆発的に反応する。

塩素酸カリウム　$KClO_3$

農　固体　劇物

無色または白色の単斜晶系板状（たんしゃしょうけい・ばんじょう）の**結晶**。水に溶けるがアルコールには溶けにくい。その溶液は中性を示す。吸湿性（きゅうしつ）はない。**強い酸化剤**で、燃えやすい物質と混合すると、摩擦により爆発する。工業用のマッチや爆発物の製造に用いられる。

塩素酸ナトリウム　$NaClO_3$

農　固体　劇物

無色無臭の**白色**の正方（せいほう）単斜状の**結晶**。**潮解性**（ちょうかい）があり水に極めて溶けやすいため、一般的には溶液として使われる。**強い酸化剤**で、有機物、硫黄、金属粉などの可燃物が混ざると、加熱、摩擦または衝撃により爆発する。加熱により分解して酸素を生成する。強酸と作用すると、爆発性で有害な二酸化塩素ClO_2を放出する。

◆か行の劇物

過酸化水素　H_2O_2

特　液体　劇物

無色透明の**濃厚な液体**。強く冷却すると**稜柱状**（りょうちゅう）の**結晶**になる。常温でも徐々に酸素と水に分解するが、微量の不純物が混入したり、加熱をすると爆鳴（ばくめい）を発して急に分解する。不安定な化合物で、アルカリの存在下では、その**分解作用が極めて著しい**。そのため通常は、安定剤として種々の酸類または塩酸を添加して貯蔵する。強い**酸化力**と**還元力**を**併有**している。水と任意の割合で混和するため、水溶液（H_2O_2 aq）が広く使われる。強い殺菌力を有し、３％水溶液はオキシドールといい、殺菌消毒薬に使われている。

※稜…「とがったところ、物のかど」を意味する。
※爆鳴…爆発のとき大きな音を発すること。また、その音。
▶含有量が６％以下の製剤は、劇物から除外（「８．除外される上限濃度」327P参照）。

過酸化ナトリウム　Na_2O_2

固体　劇物

純品は白色だが、一般的には**淡黄色**の**粉末**。吸湿性がある。常温で水と反応して酸素と水酸化ナトリウムNaOHを生成する（水溶液は強アルカリ性となる）。冷水または酸性溶液との反応では、過酸化水素H_2O_2を生成する。**強い酸化剤**で、有機物、硫黄などに触れて水分を吸うと、**自然発火**する。また、乾燥状態で炭素と接触すると、容易に発火する。

▶含有量が５％以下の製剤は、劇物から除外。

過酸化尿素　$CO(NH_2)_2 \cdot H_2O_2$

固体　劇物

白色の結晶性**粉末**。水に溶けやすい。弱い特有の臭い（**オゾン臭**）を有する。空気中で尿素$CO(NH_2)_2$、酸素、水に**分解**する。重金属塩（二酸化マンガンMnO_2等）により、分解が促進されることもある。

▶含有量が17％以下の製剤は、劇物から除外（「８．除外される上限濃度」327P参照）。

カリウム　K

固体　劇物

金属光沢をもつ**銀白色**の**金属**。常温ではロウのような硬度をもっているが、低温ではもろい。水と激しく反応して、水酸化カリウムKOHと水素H_2を生成し、反応熱により水素が発火する。空気中では酸化され、速やかに光沢を失い、ときに発火することがある。燃焼すると生成した酸化カリウムK_2Oが空気中で水酸化カリウムになり、皮膚・鼻・のどが刺激される。ナトリウムNaと比較すると反応が激しい。

カリウムナトリウム合金　KNa

液体　劇物

カリウムKやナトリウムNaと同様の性質をもつ**液体**。発火性があり、カリウムやナトリウムよりも水や二酸化炭素などと激しく反応するため、これらと接触させない。

カルタップ　$C_7H_{15}N_3O_2S_2 \cdot ClH$

農　固体　劇物

別名：1，3－ジカルバモイルチオ－2－（N，N－ジメチルアミノ）－プロパン、パダン

無色または白色の**結晶**。水及びメタノールに溶けるが、エーテル、ベンゼンには溶けない。日本で開発された殺虫剤で、稲のニカメイチュウ、野菜のコナガ、アオムシ等の駆除に国内外で広く使われている。

▶含有量が２％以下の製剤は、劇物から除外。

カルバリル　$C_{12}H_{11}NO_2$

農　固体　劇物

別名：N－メチル－１－ナフチルカルバメート、N－メチルカルバミン酸１－ナフチル、NAC

白色～淡黄～褐色の**粉末**。有機溶媒に溶け、水にはほとんど溶けない。常温で安定だが、アルカリに不安定である。可燃性。

▶含有量が５％以下の製剤は、劇物から除外。

ギ酸　$HCOOH$

液体　劇物

無色で刺激性の強い**液体**。水に極めて溶けやすい。弱酸で**腐食性**が強い。分子中にアルデヒド基（－CHO）をもつため、**還元性が強い**。アルコールに溶ける。可燃性。

備考：ギ（蟻）酸は、アリ（蟻）などの昆虫の体内に存在するため、この名がつけられた。
▶含有量が90％以下の製剤は、劇物から除外（「8．除外される上限濃度」327P参照）。

キシレン　$C_6H_4(CH_3)_2$

特　液体　劇物

別名：キシロール、ジメチルベンゼン

無色透明の**液体**。芳香族炭化水素**特有の臭い**がある。蒸気は空気より重く、**引火しやすい**。アルコール、エーテルに溶けるが、水には溶けない。３種の異性体があり、一般的には混合キシレンが多い。**蒸気**は空気と混合すると**爆発性混合ガス**となるため、火気は絶対に近づけない。また、酸化剤とも接触させてはならない。

キノリン　C_9H_7N

液体　劇物

無色または**淡黄色**の**液体**。不快臭と**吸湿性**をもつ。蒸気は空気よりも重く、熱水、アルコール、エーテル、二硫化炭素に溶ける。

クレゾール　$C_6H_4(OH)CH_3$

固体/液体　劇物

別名：オキシトルエン、メチルフェノール

オルト、メタ、パラの**３種の異性体**があり、工業的にはこれらの混合物をさす。いずれも特異な（**フェノール様の**）**臭い**がある。オルト及びパラ異性体は無色の結晶であるが、メタ異性体は無色ないし淡褐色の液体である。蒸気は空気より重い。水にわずかに溶け、混濁を与える。

▶含有量が５％以下の製剤は、劇物から除外（「8．除外される上限濃度」327P参照）。

クロム酸ストロンチウム　$SrCrO_4$

特　固体　劇物

淡黄色の**粉末**。水に溶けにくいが、酸、アルカリには溶ける。かつては黄色顔料として使われていたが、六価クロムを含んでおり毒性があることから、現在は防錆用顔料として使われている。

クロム酸ナトリウム　$Na_2CrO_4 \cdot 10H_2O$

特　固体　劇物

別名：クロム酸ソーダ

市販品は**十水和物**が一般に流通している。十水和物は**黄色の結晶**で**潮解性**（ちょうかい）がある。水によく溶けて、弱塩基性溶液となる。**工業用の酸化剤**としての用途がある。

クロム酸鉛（なまり）　$PbCrO_4$

特　固体　劇物

別名：クロムイエロー

黄色または**赤黄色**の**粉末**。水に溶けないが、酸、アルカリに溶ける。黄色顔料として広く用いられる。

▶含有量が70%以下の製剤は、劇物から除外（「8．除外される上限濃度」327P参照）。

クロルエチル　C_2H_5Cl

気体　劇物

別名：塩化エチル、クロロエタン、エチルクロリド

常温で無色の**気体**。可燃性で引火しやすい。点火すると**緑色**の辺縁（へんえん）を有する**炎**をあげて燃焼する。**圧縮液化ガス**として流通する。沸点12℃。**エーテル様の臭い**がある。

◎クロル chloro- …「塩素の」

クロルスルホン酸（クロロスルホン酸）　$ClSO_3H$

液体　劇物

別名：塩化スルホン酸、クロル硫酸（りゅう）（クロロ硫酸）

無色または淡黄色の**油状の液体**。激しい刺激臭がある。水と激しく反応し、硫酸H_2SO_4と塩酸HCl aqになる。空気中で発煙する。吸湿性（きゅうしつ）が強い。

◎クロル chloro- …「塩素の」　　◎スルホ基…－SO_3H

クロルピクリン　$CCl_3(NO_2)$

農　液体　劇物

純品は無色の**油状の液体**であるが、市販品はふつう微黄色を呈している。**催涙性**（さいるい）があり、強い**粘膜刺激臭**を有する。水にほとんど溶けないが、アルコール、エーテルには溶ける。**熱には比較的不安定**で、180℃以上に熱すると分解するが、**引火性はない**。酸、アルカリには安定である。金属腐食（ふしょく）性が大きい。

◎クロル chloro- …「塩素の」　　◎ピクリン酸…picric acid

クロルメコート $C_5H_{13}Cl_2N$ 農 固体 劇物

別名：2－クロルエチルトリメチルアンモニウムクロリド

白色～わずかにうすい黄色の**結晶**または粉末。

クロルメチル（クロロメチル） CH_3Cl 気体 劇物

別名：塩化メチル、クロルメタン、メチルクロリド

無色の**気体**で、**エーテル様**の**臭気**と**甘味**（かんみ）を有する。水に溶ける。**圧縮**すると無色の**液体**になる。**引火性**があり、空気中で爆発するおそれがあるため、高濃度のものの取扱いには注意を要する。

▶300mℓ以下の容器に入った殺虫剤で、含有量が50％以下の製剤は、劇物から除外。

クロロ酢酸ナトリウム $CH_2ClCOONa$ 固体 劇物

無色の**結晶**。弱い**酢酸臭**がある。水に溶ける。

クロロホルム $CHCl_3$ 特 液体 劇物

別名：トリクロルメタン（トリクロロメタン）

無色で**揮発性**（きはつせい）の**液体**。特異な香気（こうき）と**かすかな甘味**を有する。水に溶けにくく、アルコール、エーテルなどとよく混和する。**不燃性**（ふねんせい）。純品は、空気に触れて日光の作用により分解し、塩素Cl_2、塩化水素HCl、**ホスゲン**$COCl_2$、四塩化炭素CCl_4を生ずるが、少量のアルコールを含有させると、分解を防ぐことができる。強酸と混合したり、火災などで強熱されると**ホスゲン**を生じる。

硅弗化水素酸（けいふっかすいそさん） H_2SiF_6 液体 劇物

無色の刺激臭を有する**液体**。**発煙性**があり、水に溶ける。大部分のガラス、金属、コンクリート等を腐食（ふしょく）する。

硅弗化ナトリウム Na_2SiF_6 特 固体 劇物

白色または無色の**結晶**。ナトリウムを含む化合物であるが、**水にはほとんど溶けず**、アルコールにも溶けない。

五塩化アンチモン $SbCl_5$ 液体 劇物

淡黄色の**液体**。クロロホルムに溶ける。加熱すると分解して塩素Cl_2を生成し、塩化アンチモン（Ⅲ）$SbCl_3$になる。水により**加水分解**し、白煙（塩化水素HCl）を生成して酸化アンチモンSb_2O_5になる。

五酸化バナジウム V_2O_5 固体 劇物

赤色～赤褐色～黄色の結晶。水に溶けにくいが、酸、アルカリには溶ける。酸化反応における触媒としてはたらく。

▶含有量が10%以下の製剤は、劇物から除外。

◆さ行の劇物

酢酸エチル $CH_3COOC_2H_5$ 特 液体 劇物

別名：酢酸エステル

強い**果実様**(かじつよう)の**香気**(こうき)がある**無色透明の液体**。水にやや溶ける。蒸気は空気より**重く**、可燃性で**引火しやすい**。

酢酸タリウム CH_3COOTl 固体 劇物

無色の結晶。水及び有機溶媒によく溶ける。湿った空気中で**潮解**(ちょうかい)する。

酢酸鉛(なまり) $Pb(CH_3COO)_2 \cdot 3H_2O$ 特 固体 劇物

別名：酢酸第一鉛

無色の結晶。水とグリセリンに溶ける。通常は三水和物で甘味(かんみ)をもつ。強熱すると、酸化鉛（Ⅱ）PbOの有毒な煙霧及びガスを生じる。

サリノマイシンナトリウム $C_{42}H_{69}O_{11}Na$ 固体 劇物

白色～**淡黄白色の結晶性粉末**。わずかな臭いを有する。酢酸エチルによく溶け、水には溶けない。

▶サリノマイシンとして含有量が１％以下の製剤は、劇物から除外。

三塩化アンチモン $SbCl_3$ 固体 劇物

淡黄色の結晶。**潮解性が強い**。**加水分解**によりオキシ塩化アンチモン（Ⅲ）ClOSbを生成し、塩化水素HClの白煙を発生する。水に極めて溶けやすい。

酸化カドミウム CdO 固体 劇物

赤褐色の粉末。水には溶けないが、酸に溶けやすい。安定剤の原料。

酸化バリウム　BaO

固体　劇物

無色透明の**結晶**。水と反応して多量の熱を発し、水酸化バリウム$Ba(OH)_2$を生成し、アルカリ性を呈する。

シアン酸ナトリウム　$NaOCN$

農　固体　劇物

別名：シアン酸ソーダ

白色の**結晶性粉末**。水に溶ける。エタノールには溶けないが、ベンゼン、液化アンモニアにはわずかに溶ける。熱に対して安定。

ジクロル酢酸（ジクロロ酢酸）　$CHCl_2COOH$

液体　劇物

無色で**刺激臭**のある**液体**。水、エタノール、エーテルに溶ける。

ジクワット　$C_{12}H_{12}Br_2N_2$

農　固体　劇物

別名：2，2'－ジピリジリウム－1，1'－エチレンジブロミド

淡黄色で**吸湿性**（きゅうしつ）のある**結晶**。水に溶けやすい。中性・酸性下で安定。アルカリ性にすると不安定となり、分解しやすい。毒性の高いパラコートに代わる除草剤である。

ジメチルアミン　$(CH_3)_2NH$

気体　劇物

無色で**魚臭**（高濃度のものは**アンモニア臭**）のする**気体**。水に溶けやすい。水溶液は強アルカリ性を示し、腐食（ふしょく）性が強い。可燃性で**引火**しやすい。

▶含有量が50％以下の製剤は、劇物から除外（「8．除外される上限濃度」327P参照）。

ジメチル硫（りゅう）酸　$(CH_3)_2SO_4$

液体　劇物

無色、**油状の液体**。刺激臭はない。水には溶けないが、水との接触で徐々に**加水分解**し、硫酸水素メチルとメタノールを生じる。湿気、水と反応し、腐食性をもつため皮膚の壊死（えし）を起こすことがある。

ジメトエート　$C_5H_{12}NO_3PS_2$

農　固体　劇物

別名：ジメチル－（N－メチルカルバミルメチル）－ジチオホスフェイト

白色の**固体**。ベンゼン、メタノール、クロロホルムなどに溶ける。水溶液は室温で徐々に加水分解し、アルカリ溶液中では速やかに加水分解する。太陽光線には安定だが、熱に対する安定性は低い。

臭化銀 $AgBr$ 固体 劇物

淡黄色の**粉末**。水に溶けにくいが、シアン化カリウム水溶液には溶ける。**光**によって分解（銀が遊離）して**黒変**（こくへん）する。強熱すると有毒な酸化銀（Ⅱ）の煙霧を生じる。

重クロム酸アンモニウム $(NH_4)_2Cr_2O_7$ 特 固体 劇物

橙赤色の結晶。水に溶けやすく、アルコールにも溶ける。200℃付近に加熱すると窒素N_2を発生し、ルミネッセンスを発しながら分解する。**強力な酸化剤**。可燃物と混合すると常温でも発火することがある。

※ルミネッセンス…物質が外部からのエネルギーを吸収し、そのエネルギーの一部または全部を電磁放射として放出する過程または放出された放射のこと。

重クロム酸カリウム $K_2Cr_2O_7$ 特 固体 劇物

橙赤色の柱状（ちゅうじょう）**の結晶**。水に溶けやすく、アルコールには溶けない。**強力な酸化剤**。

重クロム酸ナトリウム $Na_2Cr_2O_7 \cdot 2H_2O$ 特 固体 劇物

別名：重クロム酸ソーダ

橙赤色の柱状の結晶。無水物のほか二水和物があるが、一般的には二水和物が流通している。**潮解**（ちょうかい）**性**があり、水に極めて溶けやすく、アルコールには溶けない。**強力な酸化剤**。

蓚（しゅう）**酸** $(COOH)_2 \cdot 2H_2O$ 特 固体 劇物

２モルの結晶水を有する**無色**、**稜柱状**（りょうちゅう）**の結晶**。乾燥空気中では**風解**（ふうかい）して無水物となる。注意して加熱すると昇華（しょうか）するが、急に加熱すると分解して一酸化炭素や二酸化炭素を発生する。**還元性**を示し、強酸化剤とは激しく反応する。無水物は、空気中で吸湿（きゅうしつ）して二水和物となる。**水によく溶け**、エーテルには溶けにくい。

備考：山芋のとろろが肌に付くと痒みを生じるのは、蓚酸塩（蓚酸カルシウム）の針状（しんじょう）結晶が肌に刺さって刺激を受けるためである。

▶含有量が10％以下の製剤は、劇物から除外（「８．除外される上限濃度」327P参照）。

臭素（しゅう） Br_2 液体 劇物

刺激性の臭気を放って揮発（きはつ）する**赤褐色**の**重い液体**。液比重3.1。水やエーテルに溶ける。**引火性**、**燃焼性はない**が、強い**腐食**（ふしょく）**作用**をもつ。ハロゲン中での反応性は塩素Cl_2より小さく、沃（よう）素I_2より大きい。**酸化力が強く**、漂白作用をもつ。濃塩酸に触れると高熱を発し、乾草や繊維類のような有機物と接触すると発火することがある。

硝酸(しょう) HNO_3　特　液体　劇物

代表的な**強酸**の一つ。極めて純粋な、水分を含まないものは、**無色の液体**で、息詰まるような**刺激臭**がある。腐食性が激しく、空気（湿気）に接すると**刺激性白煙**を発する。水を吸収する性質が強い。**不燃性**(ふねん)で、**酸化剤**でもある。金、白金その他白金族の金属を除く**諸金属を溶解**し、濃硝酸に銅片を加えると藍色(あいいろ)を呈して溶け、赤褐色の二酸化窒素を発生する。　$Cu + 4HNO_3 \longrightarrow Cu(NO_3)_2 + 2NO_2 + 2H_2O$

工業用のものは黄色ないし赤褐色を呈しているものがある。高濃度のものは、水と急激に接触すると多量の熱を発し、水が沸騰(ふっとう)することで硝酸が飛散し危険である。過熱すると、有害な窒素酸化物（NOx）を発生する。爆薬の製造に用いられる。

▶含有量が10%以下の製剤は、劇物から除外（「8. 除外される上限濃度」327P参照）。

硝酸亜鉛(しょう) $Zn(NO_3)_2 \cdot 6H_2O$　農　固体　劇物

白色の**結晶**。無水物もあるが、一般的には六水和物が流通している。水によく溶け、**潮解性**(ちょうかい)がある。

硝酸銀 $AgNO_3$　固体　劇物

無色透明の結晶。水に極めて溶けやすく、アセトン、グリセリンにも溶ける。**光**によって分解（銀が遊離）して**黒変**(こくへん)する。**強力な酸化剤**であり、可燃物と混合させない。また、腐食性がある。

硝酸バリウム $Ba(NO_3)_2$　固体　劇物

無色の結晶。**潮解性**がある。水に溶けやすいが、エタノールやアセトンにはほとんど溶けない。煙火(えんか)の原料。

※煙火…のろし、花火

水酸化カリウム KOH　特　固体　劇物

別名：苛性(かせい)カリ

硬くてもろい**白色の結晶**。**不燃性**。水、アルコールに溶ける。空気中に放置すると、**水分と二酸化炭素を吸収**して**潮解**する。水溶液は、**強アルカリ性**で腐食性が強く、高濃度の水溶液は水酸化ナトリウム水溶液より、腐食(ふしょく)性が強い。水溶液は**爆発性でも引火性でもない**が、アルミニウム、すず、亜鉛などの金属（両性元素）を腐食して水素ガスを発生し、これが空気と混合して**引火爆発**することがある。

※苛性…動植物の組織などに対して強い腐食性があること。

▶含有量が５%以下の製剤は、劇物から除外（「8. 除外される上限濃度」327P参照）。

水酸化ナトリウム　NaOH　特　固体　劇物

別名：苛性ソーダ

白色の結晶性の硬い**固体**。繊維状結晶様の破砕面を現す。水に発熱しながら溶解し、水溶液は強アルカリ性を呈する。水と炭酸ガスを吸収する性質が強く、空気中に放置すると**潮解**して、徐々に炭酸ソーダの皮膜を生じる。腐食性が強く、**不燃性**である。水溶液は**爆発性でも引火性でもない**が、アルミニウム、すず、亜鉛などの金属（両性元素）を腐食して水素ガスを発生し、これが空気と混合して**引火爆発**することがある。

▶含有量が５％以下の製剤は、劇物から除外（「8．除外される上限濃度」327P参照）。

水酸化バリウム　$Ba(OH)_2$　固体　劇物

一水和物及び八水和物が一般的で、空気中の二酸化炭素を吸収しやすい。一水和物は白色の**粉末**。八水和物は無色透明の**結晶**または白色の**塊**。いずれも水に溶ける。

スルホナール　$C_7H_{16}O_4S_2$　固体　劇物

別名：ジエチルスルホンジメチルメタン

無色、**稜柱状**の**結晶性粉末**。臭気はなく、**味もほとんどない**。水、アルコール、エーテルに溶けないが、熱湯または熱アルコールに溶ける。約300℃に熱するとほとんど分解しないで沸騰し、これに点火すると亜硫酸ガスSO_2を発生して燃焼する。酸、アルカリに対して安定である。

◆た行の劇物

ダイアジノン　$C_{12}H_{21}N_2O_3PS$　農　液体　劇物

別名：２－イソプロピル－４－メチルピリミジル－６－ジエチルチオホスフェイト

純品は無色透明な**液体**。水にほとんど溶けないが、アルコールやエーテルなどには溶ける。工業製品は淡黄～透明でやや粘稠な液体で、かすかな**エステル臭**を有する。

▶含有量が５％（マイクロカプセル製剤にあっては25％）以下の製剤は、劇物から除外（「8．除外される上限濃度」327P参照）。

炭酸バリウム　$BaCO_3$　固体　劇物

白色の**粉末**。**水にほとんど溶けない**。また、アルコールに溶けず、酸に溶ける。陶磁器の釉薬に使われる。

トリクロル酢酸（トリクロロ酢酸） CCl_3COOH 　固体　劇物

無色の**斜方六面形**の**結晶**。**潮解性**をもち、微弱の刺激性臭気を有する。水、アルコールに溶ける。水溶液は**強酸性**を呈する。皮膚、粘膜に対し腐食性をもつ。

トリクロロシラン $HSiCl_3$ 　液体　劇物

無色で**刺激臭**を有する**液体**。空気中の湿気により発煙する。水により**加水分解**し、塩化水素HClのガスを生成する。腐食性が強い。市販品はボンベ入りで流通している。沸点は約32℃。高純度硅素の主原料である。

◎トリ tri- …「三つの」　◎クロロ chloro-…「塩素の」

トリフルオロメタンスルホン酸 CF_3SO_3H 　液体　劇物

無色の**液体**。強い**刺激臭**を有する。吸湿性があり、空気中では発煙する。水には激しく発熱して溶解し、アルコール類にも発熱して溶ける。非常に強い酸性を示す。

▶含有量が10％以下の製剤は、劇物から除外（「8．除外される上限濃度」327P参照）。

トルイジン $C_6H_4(NH_2)CH_3$ 　液体/固体　劇物

オルト・メタ・パラの**3種の異性体**がある。いずれも特異臭を有する。オルト体とメタ体は**無色の液体**であるが、パラ体は**白色**の光沢のある**板状**の**結晶**である。

トルエン $C_6H_5CH_3$ 　特　液体　劇物

別名：トルオール、メチルベンゼン

無色透明、可燃性の**ベンゼン臭**（**芳香**）を有する**液体**。**水に溶けず**、エタノール、ベンゼン、エーテルに溶ける。**麻酔性**がある。蒸気は空気より重く、**引火しやすい**。このため、火気は絶対に近づけない。また、静電気に対する対策を十分考慮する。**強酸化剤**と**激しく反応**する。

◆な行の劇物

ナトリウム Na 　固体　劇物

銀白色の光沢をもつ**金属**。常温ではロウのような軟らかい硬度をもち、空気中では容易に酸化される。**水と激しく反応**して水酸化ナトリウムNaOHと水素H_2を生成し、反応熱により水素が発火・爆発することがある。また、二酸化炭素、ハロゲン化炭化水素などとも激しく反応するため、これらとは近づけない。

二酸化鉛(なまり) PbO_2

固体 劇物

別名：過酸化鉛、酸化鉛（Ⅳ）

茶褐色の粉末。水やアルコールに溶けない。光分解を受けて酸素を放出する。**工業用の酸化剤**や鉛蓄電池の材料に使われる。

ニトロベンゼン $C_6H_5NO_2$

液体 劇物

別名：ニトロベンゾール

無色または**淡黄色**の**油状**の**液体**。吸湿性があり、強い**苦扁桃様**(くへんとうよう)の香気(こうき)をもつ。**光線を屈折**する。水にわずかに溶け、その溶液は**甘味**(かんみ)を有する。アルコールに溶けやすい。

備考：苦扁桃はアーモンドの一品種。その種子が苦みをもち、せきどめなどの薬用にする。

二硫化(りゅう)炭素 CS_2

液体 劇物

本来は無色透明の**麻酔性芳香**をもつ**液体**であるが、市場にあるものは不快な臭気を有する。有毒で、長く吸入すると麻酔をおこす。**揮発性**(きはつ)があり、アルコール、エーテル、クロロホルムによく溶ける。ゴム、樹脂、硫黄、燐(りん)、油脂などをよく溶解するため、溶媒として用いられる。比重は水より重い。**引火性が強い**（引火点−30℃）ため、火気には絶対に近づけない。また、静電気の防止対策が必要である。

◆は行の劇物

発煙硫酸 $H_2SO_4 \cdot SO_3$

液体 劇物

無色の油状の**液体**。三酸化硫黄(いおう)SO_3の含有量及び温度により固化することがある。空気中にさらすと、刺激臭のある煙霧(えんむ)が発生する。

備考：発煙硫酸は、濃硫酸に三酸化硫黄SO_3を吸収させたもので、常温で白煙（SO_3）を出すことからこの名が付いた。硫酸（218P）参照。

ピクリン酸 $C_6H_2(OH)(NO_2)_3$

固体 劇物

淡黄色の光沢ある**小葉状**(しょうようじょう)あるいは**針状**(しんじょう)の**結晶**。純品は無臭であるが、通常品はかすかに**ニトロベンゼンの臭気**をもち、**苦味**(にがみ)がある。徐々に熱すると**昇華**(しょうか)するが、急熱あるいは衝撃により**爆発**する。酸化鉄、酸化銅、硫黄、沃(よう)素などと混合した場合は、摩擦、衝撃により更に激しく爆発するため、一緒に保管しない。通常、安全のため**15％以上の水**を含有させる。

ピクリン酸アンモニウム $C_6H_2(ONH_4)(NO_2)_3$ 固体 劇物

輝黄色の安定形と、**輝赤色**の準安定形の**結晶**がある。**急熱**や**衝撃**により**爆発**することがある。水にやや溶けにくい。金属と激しく反応するため、金属製の容器は使用しない。

ヒドロキシ酢酸 $C_2H_4O_3$ 固体 劇物

無色の吸湿(きゅうしつ)性の**結晶**。水によく溶ける。強酸化剤、シアン化物、硫(りゅう)化物と反応し、アルミニウム、亜鉛、錫(すず)と激しく反応する。

ヒドロキシルアミン NH_2OH 固体 劇物

無色の**針状(しんじょう)**の**結晶**。吸湿性がある。水溶液は強アルカリ性を呈する。**強力な還元作用**をもつ。

◎ヒドロキシ基…－OH　◎アミン…R－NH_2

フェノール C_6H_5OH 固体 劇物

別名：石炭酸(せきたんさん)、カルボール

無色の**針状**の**結晶**あるいは白色の放射(ほうしゃ)状結晶塊。**空気中で**容易に**酸化**し、**赤色**に変化する。**特異の臭気**と**灼(や)くような味**を有する。湿気を吸収して**潮解(ちょうかい)**する。水、アルコール、エーテルに溶ける。水溶液は弱酸性を示す。

▶含有量が５％以下の製剤は、劇物から除外（「８．除外される上限濃度」327P参照）。

フェンバレレート $C_{25}H_{22}ClNO_3$ 農 液体 劇物

別名：(ＲＳ)－α－シアノ－３－フェノキシベンジル＝(ＲＳ)－２－(４－クロロフェニル)－３－メチルブタノアート

黄褐色の**粘稠(ねんちゅう)**な**液体**。特異臭がある。水にほとんど溶けず、メタノールなどに溶けやすい。アルカリに不安定。光で分解する。合成ピレスロイド系の殺虫剤。

フルバリネート $C_{26}H_{22}ClF_3N_2O_3$ 農 液体 劇物

別名：(RS）－α－シアノ－3－フェノキシベンジル＝N－（2－クロロ－α，α，α－トリフルオロ－パラトリル）－D－バリナート

淡黄色または黄褐色の粘稠な**液体**。**水に溶けにくい**。野菜、果樹類の**殺虫剤**や、シロアリ防除に用いられる。

▶含有量が５％以下の製剤は、劇物から除外。

ブロムアセトン　CH_3COCH_2Br　液体　劇物

別名：モノブロムアセトン

刺激臭のある無色の**液体**。ただし、市販品は黄色または褐色である。**催涙性**（さいるい）があり、第一次世界大戦では**催涙ガス**として使われた。

ブロムエチル　C_2H_5Br　液体　劇物

別名：臭化（しゅう）エチル

無色透明で、揮発（きはつ）性の**液体**。沸点38℃。光線を強く**屈折**する。**エーテル様の臭気**と**灼（や）くような味**をもつ。純品は日光や空気に触れると**分解**して、ブロム水素酸HBrとブロムBrを生じて褐色を呈す。また、水酸化カリウム（苛性（かせい）カリ）によってアルコールとブロムカリに分解する。蒸気は空気より重く**引火しやすい**。

ブロム水素酸　HBr　液体　劇物

別名：臭化水素酸

無色透明あるいは**淡黄色**の刺激性の臭気がある**液体**。極めて反応性に富み、金、白金、タンタル以外のあらゆる金属を腐食する。塩化ビニル、ポリエチレンなどの樹脂には反応しない。

ブロムメチル　CH_3Br　農　気体　劇物

別名：臭化メチル

無色の気体。わずかに甘い**クロロホルム様の臭い**がある。圧縮冷却すると**液化**しやすい。液化したものは無色透明で揮発性があり、流動しやすい。ガスは重く、比重は空気の3.27倍。

ベタナフトール　$C_{10}H_7OH$　固体　劇物

別名：2−ナフトール、β−ナフトール

無色の光沢のある**小葉状**（しょうよう）の**結晶**、あるいは**白色の結晶性粉末**。かすかに**フェノール様の臭気**と、**灼くような味**を有する。水には溶けにくく、熱湯にはやや溶け、アルコールやエーテルにはよく溶ける。**空気中**で徐々に**赤褐色**に着色し、**昇華性**（しょうか）がある。

備考：ナフトールは、1−（α−）、2−（β−）の2種の異性体が存在する。
▶含有量が1％以下の製剤は、劇物から除外（「8．除外される上限濃度」327P参照）。

ベンゾニトリル　C_6H_5CN　農　液体　劇物

無色透明の**液体**。甘い**アーモンド臭**がする。**加水分解**すると安息香酸C_6H_5COOHになる。

◎ニトリルの一般式…R－CN

硼弗化水素酸　HBF_4　液体　劇物

無色透明の**液体**。特有の刺激臭がある。強酸性。水に溶けやすく、ガラスを腐食する。高濃度なもの（60％以上）は空気中で白煙を生じる。

ホルマリン　HCHO aq　特　液体　劇物

ホルムアルデヒドHCHOを36～38％含有する**水溶液**。無色あるいはほとんど**無色透明の液体**で、**刺激性の臭気**をもち、**催涙性**がある。低温ではパラホルムアルデヒドとなって析出し、混濁することがあるため、常温で保存する。空気中の酸素によって一部酸化されてギ酸HCOOHを生ずる。中性または弱酸性の反応を呈す。**水**、**アルコール**によく**混和**するが、**エーテル**には**混和しない**。**引火性ではない**が、溶液が高温に熱せられると、含有しているアルコールがガス状となって揮散し、これに着火して**燃焼**することがある。

※パラホルムアルデヒド…ホルムアルデヒドの重合体で白色結晶状粉末。ホルムアルデヒドの水溶液を濃縮すると生成する。

ホルムアルデヒド　HCHO　特　気体　劇物

刺激臭をもつ無色の**気体**。**催涙性**があり、最も簡単なアルデヒド（R－CHO）である。メタノールCH_3OHを**酸化**して得られる。さらに酸化が進むとギ酸HCOOHとなる。また、日光により容易に酸化されて二酸化炭素CO_2となる。

▶含有量が１％以下の製剤は、劇物から除外（「８．除外される上限濃度」327P参照）。

◆ま行の劇物

無水クロム酸　CrO_3　固体　劇物

別名：三酸化クロム、酸化クロム（Ⅵ）

暗赤色の**針状**の**結晶**。**潮解性**があり、水によく溶ける。水溶液はクロム酸となり、強酸性を示す。**極めて強い酸化剤**で、腐食性が大きい。

無水硫酸銅　$CuSO_4$　農　固体　劇物

白色の**粉末**。吸湿性が非常に強く、空気中の水分を吸って次第に**青色**を呈する。

※硫酸第二銅（219P）参照。

メタクリル酸　$CH_2=C(CH_3)COOH$　液体　劇物

無色透明で芳香を有する**液体**。水に15℃以上にて任意の割合で溶解。エタノール、エーテル等に溶ける。引火点73℃。重合しやすいが、市販品には重合防止剤が添加されている。

▶含有量が25％以下の製剤は、劇物から除外（「8．除外される上限濃度」327P参照）。

メタノール　CH_3OH　特　液体　劇物

別名：メチルアルコール、木精

無色透明、**揮発性**の**液体**。**エタノールに似た香気**を有する。蒸気は空気より重く**引火しやすい**。比重は水より軽い。水、エタノール、エーテルなどと任意の割合で混和する。引火点11℃。**酸化剤**と反応し火災や**爆発**の危険がある。空気と混和して爆発性混合ガスを生成する。

メチルアミン　CH_3NH_2　気体　劇物

無色で**魚臭**（高濃度は**アンモニア臭**）をもつ**気体**。水によく**溶ける**。蒸気は空気より重く、引火しやすい。腐食性が強い。

▶含有量が40％以下の製剤は、劇物から除外（「8．除外される上限濃度」327P参照）。

メチルエチルケトン　$C_2H_5COCH_3$　特　液体　劇物

無色の**液体**。**アセトン様の芳香**を有する。水にも有機溶媒にもよく**溶ける**。**揮発性**が強く、蒸気は空気より重く**引火**しやすい。高濃度で吸入すると麻酔状態になる。酸化剤と反応し火災の危険があるため、これらと接触させない。

モノクロル酢酸　$CH_2ClCOOH$　固体　劇物

別名：クロル酢酸（クロロ酢酸）

無色、**単斜晶系の結晶**。**潮解性**がある。水、アルコール、ベンゼンに溶ける。

モノゲルマン GeH_4 気体 劇物

別名：水素化ゲルマニウム

無色の刺激臭を有する**気体**。高温で分解する。可燃性で、燃焼するとゲルマニウム酸化物の有害な煙霧（えんむ）を発生する。少量の吸入であっても強い溶血（ようけつ）作用がある。

◆や行の劇物

沃（よう）化水素酸 HI aq 液体 劇物

別名：ヨード水素酸

沃化水素HIの水溶液で、**無色の液体**。空気と日光の作用で沃素（ヨード）I_2を遊離し、**黄褐色**を帯びてくる。沃化水素は高温では強い**還元性**を呈する。**強酸性**。

沃化メチル CH_3I 農 液体 劇物

別名：ヨードメタン、ヨードメチル

無色～淡黄色の**透明の液体**。空気中で**光により一部分解**して**褐色**になる。このため、褐色瓶を用いて暗所に保存する。水に溶ける。燃えにくい。

沃（よう）素 I_2 固体 劇物

別名：ヨード、ヨジウム

黒灰色（**黒紫色**）、**金属様の光沢**ある**稜板状**（りょうばんじょう）の**結晶**。熱すると**紫菫色の蒸気**を発生する。ただし、常温でも多少**不快な臭気**をもつ蒸気を放って揮散する。アルコール、エーテルには赤褐色を呈して溶ける。**昇華（しょうか）性**があり、蒸気は**催涙（さいるい）性**及び腐食（ふしょく）性をもつ。酸化、殺菌作用は、塩素や臭（しゅう）素に劣る。

※紫菫色…すみれ色

四塩化炭素 CCl_4 特 液体 劇物

別名：テトラクロロメタン（テトラクロルメタン）

揮発（きはつ）性、**麻酔性芳香**を有する**無色の重い液体**。水に溶けにくいが、アルコール、エーテルには溶ける。**不燃（ふねん）性**。揮発すると重い蒸気となり、火炎を包んで空気を遮断するため、強い消火力を示す。空気中では、常温でも**湿気**により徐々に分解され、塩化水素HCl、ホスゲン$COCl_2$などを生じる。火炎などで強熱されても、ホスゲンを生じるおそれがある。

◆ら行の劇物

硫化カドミウム　CdS

固体　劇物

黄橙色の**粉末**。水にほとんど**溶けない**。酸と反応して硫化水素H_2Sを発生する。黄色の顔料であるカドミウムイエローの主成分。

硫化バリウム　BaS

固体　劇物

白色の結晶性**粉末**。水により**加水分解**し、水酸化バリウム$Ba(OH)_2$と水硫化バリウムを生成し、アルカリ性を示す。湿気中では硫化水素H_2Sを生成する。

硫酸　H_2SO_4

農　特　液体　劇物

無色透明、油状の**液体**。ただし、粗製のものはしばしば有機質が混じって、かすかに褐色を帯びていることがある。**燃性**で**強酸性**。濃度の違いにより性質が異なる。

高濃度の濃硫酸は、猛烈に水を吸収して激しく発熱するため、酸が飛散して危険である。水に濃硫酸を加えると**希硫酸**となる。希硫酸は金属を腐食（ふしょく）して**水素H_2**を発生し、空気と混合して引火爆発することがある。可燃物、有機物と接触すると発火のおそれがある。

備考：**発煙硫酸**（212P参照）は、濃硫酸に三酸化硫黄（いおう）SO_3を吸収させたもので、無色油状の液体。常温で刺激臭のある白煙（SO_3）を出すことからこの名が付いた。

▶含有量が10%以下の製剤は、劇物から除外（「8．除外される上限濃度」327P参照）。

硫酸亜鉛　$ZnSO_4 \cdot 7H_2O$

農　固体　劇物

一般には**七水和物**が流通。七水和物は**白色**の**結晶**で、**風解性**（ふうかいせい）があり、280℃で無水物になる。水やグリセリンに溶ける。

硫酸銀　Ag_2SO_4

固体　劇物

無色の**結晶**または**白色**の**粉末**。アンモニア水、硫酸、硝酸（しょうさん）に溶けるが、水には溶けにくい。光により分解して**黒変**（こくへん）する。

硫酸第二銅（りゅうさんだいにどう）　$CuSO_4 \cdot 5H_2O$

農　固体　劇物

別名：硫酸銅（Ⅱ）、硫酸銅

濃い藍色（あいいろ）の**結晶**。**風解性**（ふうかい）がある。150℃で結晶水を失って、**白色の無水硫酸銅の粉末**となる。　$CuSO_4 \cdot 5H_2O \longrightarrow CuSO_4 + 5H_2O$

水に溶けやすく、水溶液は青色リトマス試験紙を赤くする（酸性）。無水物は**吸湿性**（きゅうしつ）が強く、水分を吸収すると濃い藍色の五水和物になる。濃い藍色は、銅イオンによるもの。

※無水硫酸銅（216P）参照。

硫酸タリウム　Tl_2SO_4

農　固体　劇物

無色または白色の**結晶**。水に溶けにくいが、熱水には溶ける。

▶含有量が0.3％以下の製剤であり、黒色に着色され、かつ、トウガラシエキスを用いて著しくからく着味されているものは、劇物から除外（35P参照）。

燐化亜鉛（りんかあえん）　Zn_3P_2

農　固体　劇物

暗赤色の光沢のある粉末。水、アルコールに溶けないが、希酸には燐化水素PH_3（ホスフィン）を出して溶解する。水と徐々に分解して**ホスフィンを生じる**ため、保管及び取扱いに際しては、湿気や酸との接触に注意する必要がある。

▶含有量が１％以下の製剤であり、黒色に着色され、かつ、トウガラシエキスを用いて著しくからく着味されているものは、劇物から除外（35P参照）。

ロテノン　$C_{23}H_{22}O_6$

農　固体　劇物

斜方六面体（しゃほうろくめんたい）**の結晶**。水に溶けにくいが、クロロホルムによく溶ける。**酸素**により**分解**される。

▶含有量が２％以下の製剤は、劇物から除外。

◆英数字の劇物

BPMC　$C_{12}H_{17}NO_2$

農　液体/固体　劇物

別名：フェノブカルブ、２−（１−メチルプロピル）−フェニル−Ｎ−メチルカルバメート

無色透明な**液体**、または**プリズム状の結晶**。水に溶けないが、アセトンやクロロホルムなどには溶ける。カーバメート（カルバメート）系の殺虫剤。

※プリズム（prism）…角柱。
▶含有量が２％（マイクロカプセル製剤は15％）以下の製剤は、劇物から除外。

DDVP $C_4H_7Cl_2O_4P$

農 液体 劇物

別名：ジクロルボス、ジメチル−2，2−ジクロルビニルホスフェイト

無色の**油状**の**液体**。刺激性のエーテル様の臭気がある。水に溶けにくいが、有機溶媒には溶ける。アルカリで急激に分解すると発熱するため、注意を要する。有機燐（りん）系の殺虫剤であるが、日本では平成24年４月に農薬登録が失効している。

DEP $C_4H_8Cl_3O_4P$

農 固体 劇物

別名：トリクロルヒドロキシエチルジメチルホスホネイト、トリクロルホン、ディプテレックス

純品は白色の**結晶**。弱い特異臭を有する。水によく溶け、クロロホルム、ベンゼン、アルコールにも溶ける。アルカリで分解する。有機燐系の殺虫剤。

▶含有量が10％以下の製剤は、劇物から除外。

DMTP $C_6H_{11}N_2O_4PS_3$

農 固体 劇物

別名：３−ジメチルジチオホスホリル−Ｓ−メチル−５−メトキシ−１，３，４−チアジアゾリン−２−オン、メチダチオン

灰白色の**結晶**。水にほとんど溶けないが、有機溶媒によく溶ける。有機燐系の殺虫剤で、果樹や野菜のカイガラムシ類の防除に用いられる。

EDDP $C_{14}H_{15}O_2PS_2$

農 液体 劇物

別名：エチルジフェニルジチオホスフェイト、エジフェンホス

無色〜淡褐色（淡黄色）の**液体**。特異臭を有する。水にほとんど溶けないが、有機溶剤によく溶ける。酸性で比較的安定しているが、アルカリ性や高温で不安定。

▶含有量が２％以下の製剤は、劇物から除外。

MPP $C_{10}H_{15}O_3PS_2$

農 液体 劇物

別名：ジメチル−４−メチルメルカプト−３−メチルフェニルチオホスフェイト、フェンチオン

褐色の**液体**。弱いニンニク臭を有する。水に溶けないが、有機溶媒にはよく溶ける。有機燐系の殺虫剤。

▶含有量が２％以下の製剤は、劇物から除外。

PAP $C_{12}H_{17}O_4PS_2$ 農 液体 劇物

別名：フェントエート、ジメチルジチオホスホリルフェニル酢酸エチル

赤褐色で**油状**の**液体**。**芳香性刺激臭**を有する。水に溶けないが、アルコール、アセトン、エーテル、ベンゼンなどに溶ける。アルカリに不安定。有機燐（りん）系の殺虫剤。

▶含有量が３％以下の製剤は、劇物から除外。

1,3−ジクロロプロペン $C_3H_4Cl_2$ 農 液体 劇物

トランス体とシス体の異性体がある、褐色〜淡黄〜透明の**液体**。キシレン、アセトン、メタノールなどの**有機溶剤**に**溶けやすい**。アルミニウム、マグネシウム、亜鉛、カドミニウム及びそれらの合金製容器と接触すると、金属を腐食（ふしょく）する。**農薬**（**殺虫剤**）として用いられる。

2−クロロニトロベンゼン $C_6H_4Cl(NO_2)$ 固体 劇物

黄色の**針状**（しんじょう）の**結晶**。水に溶けないが、エーテル、エタノール、ベンゼンに溶ける。

● 練習問題 ●

【1】次の文章は、硝酸銀及びジメチルジチオホスホリルフェニル酢酸エチル（別名：フェントエート、PAP）についての記述である。（　）内に入る語句を答えなさい。［茨城R4］

- ・硝酸銀は（A）色の結晶、光によって分解して（B）色に変色する。
- ・フェントエートは（C）の油状の液体で、水に不溶である。（D）系農薬で、主な用途は（E）である。

【2】キシレンに関する記述について、正しいものには○を、誤っているものには×を選びなさい。［岐阜R4］

- A．白色又は無色の固体である。
- B．蒸気は空気と混合して爆発性混合ガスとなり、引火しやすい。
- C．腐食性が強く、皮膚に触れると激しいやけどを起こす。
- D．芳香族炭化水素特有の臭いを有する。

【3】ジメチル－2, 2－ジクロルビニルホスフェイト（別名：ジクロルボス、DDVP）に関する記述として、正しいものには○を、誤っているものには×を選びなさい。［埼玉R4］

- A．刺激が少ない無臭の油状液体で、揮発しにくい。
- B．アルカリで急激に分解すると発熱する。
- C．有機燐（りん）化合物の一種で、解毒剤にチオ硫酸ナトリウム水溶液が有効である。
- D．水と激しく反応するため接触させない。

【4】ぎ酸に関する記述について、正しいものには○を、誤っているものには×を選びなさい。［北海道R4］

- A．無色透明な液体で、弱い特有のオゾン臭がある。
- B．廃棄方法として、活性汚泥法がある。
- C．作業の際には、必ず酸性ガス用防毒マスク及びその他保護具を着用する。
- D．ぎ酸を含有する製剤について、劇物の扱いから除外される濃度の上限は、10%以下である。

【5】シアン化カリウムに関する記述のうち、正しいものはどれか。［東京R4］

1．無色の刺激臭を有する気体である。水に溶けやすい。
2．黄橙色の粉末である。水に不溶である。
3．無色又は白色の結晶である。水に溶けやすい。
4．無色の刺激臭を有する液体である。水に混和する。

【6】黄燐（りん）に関する記述について、正しいものには○を、誤っているものには×を選びなさい。［静岡R4］

□ A．白色又は淡黄色のロウ様半透明の結晶性固体である。

□ B．水に不溶で、ベンゼン、二硫化炭素に可溶である。

□ C．空気中では非常に還元されやすく、放置すると常温で発火して無水燐（りん）酸となる。

□ D．水酸化カリウムと熱すると、ホスフィンを発生する。

【7】次の毒物又は劇物の性状等として、最も適当なものはどれか。［愛知R4］

□ A．1，1'－ジメチル－4，4'－ジピリジニウムジクロリド（別名：パラコート）

□ B．水酸化リチウム

□ C．蓚（しゅう）酸

□ D．アクリルニトリル

1．無色又は白色の吸湿性結晶で、アルミニウム、スズ、亜鉛を腐食し、引火性・爆発性ガスである水素を生成する。

2．無臭又は微刺激臭のある無色透明の蒸発しやすい液体で、極めて引火しやすく、火災、爆発の危険性が強い。

3．無色の吸湿性結晶で、水に可溶であり、水溶液中では紫外線により分解される。除草剤として使用される。

4．一般に流通しているのは二水和物であり、無色、柱状の結晶で乾燥空気中において風化する。

【8】次の物質の性状等について、最も適切なものをそれぞれ一つ選びなさい。［中国R3］

□ A．弗（ふっ）化水素

□ B．沃（よう）素

□ C．シアン化カルシウム

□ D．弗（ふっ）化スルフリル

1．無色の気体。アセトン、クロロホルムに可溶。

2．無色透明の液体。果実様の芳香を放つ。引火性。

3．黒灰色、金属様の光沢がある稜（りょう）板状結晶。常温でも多少不快な臭気を有する蒸気を放って揮散。

4．無色または白色の粉末。水、熱湯に難溶。湿った空気中では徐々に分解して、ガスが発生。

5．無色の気体または無色の液体。気体は空気より重い。空気中の水や湿気と作用して白煙を生じ、強い腐食性を示す。強い刺激性があり、水に易溶。

【9】次の物質に関する記述について、最も適当なものはどれか。［香川R3］

☐ A．重クロム酸カリウム
☐ B．アンモニア水
☐ C．モノフルオール酢酸ナトリウム
☐ D．過酸化水素水

1．無色透明、揮発性の液体で、アルカリ性である。濃塩酸を潤したガラス棒を近づけると、白い霧を生じる。
2．橙赤色の柱状結晶。水に溶けるが、アルコールに溶けない。強力な酸化剤である。
3．無色透明の液体で、常温で徐々に酸素と水に分解する。強い酸化力と還元力を有している。
4．高濃度のものは無色透明の油状の液体で、比重が大きい。水で薄めると激しく発熱する。
5．白色の重い粉末で吸湿性がある。冷水には容易に溶けるが、有機溶媒には溶けない。殺鼠（そ）剤として用いる。

【10】次の物質について、性状の説明として最も適当なものの番号を選びなさい。［神奈川R4］

☐ A．三塩化アンチモン
☐ B．水銀
☐ C．セレン化鉄
☐ D．燐（りん）化水素
☐ E．メチルメルカプタン

1．淡黄色の結晶で、水分により分解して、オキシ塩化物と白煙（塩化水素の気体）を生成する。
2．腐ったキャベツ様の悪臭を有する気体で、水に可溶で結晶性の水化物を生成する。
3．黒色塊状で、空気中高温で分解する。
4．無色の気体で、腐った魚の臭いを有する。
5．銀白色、金属光沢を有する重い液体。

【11】次の薬物の常温常圧下における主な性状として、最も適当なものを一つ選びなさい。［群馬R4］

☐ A．塩素
☐ B．ベタナフトール
☐ C．無水クロム酸
☐ D．メチルエチルケトン
☐ E．硫酸銅

1．赤褐色の重い液体で、刺激性の臭気を持ち、揮発性を有する。
2．無色の液体で、アセトン様のにおいを有する。
3．無色の光沢のある結晶あるいは白色の結晶性粉末で、かすかにフェノール臭がある。
4．無色又は帯黄色の液体で、刺激臭及び催涙性を有する。
5．暗赤色の結晶で、潮解性を有する。
6．濃い藍色の結晶で、風解性を有する。
7．黄緑色の気体で、激しい刺激臭を有する。

【12】次のうち、クロロホルム及びトルエンが有する性状として、共通するものはどれか。［長野R3］

☐ 1．風解性　2．潮解性　3．爆発性
4．麻酔性　5．水溶性

▶▶ 正解 ……

※品名のみ表示している場合は、選択文の内容に該当する品名を表す。

【1】A…無　B…黒　C…赤褐色　D…有機燐（りん）　E…殺虫剤
【2】A…×　B…○　C…×　D…○
【3】A…×　B…○　C…×　D…○
〔解説〕C．チオ硫（りゅう）酸ナトリウム水溶液は、砒（ひ）素化合物や水銀、シアン化合物の解毒剤である。「4．毒性と解毒剤」275P参照）。
【4】A…×　B…○　C…○　D…×
〔解説〕B．「3．廃棄方法」255P参照。
C．「省令で定める保護具」42P参照。
【5】3
【6】A…○　B…○　C…×　D…○
【7】A…3　B…1　C…4　D…2
【8】A…5　B…3　C…4　D…1
〔解説〕2．酢酸エチル$CH_3COOC_2H_5$
【9】A…2　B…1　C…5　D…3
〔解説〕4．硫酸H_2SO_4
【10】A…1　B…5　C…3　D…4　E…2
【11】A…7　B…3　C…5　D…2　E…6
〔解説〕1．臭素Br_2
4．アクロレイン$CH_2=CHCHO$
【12】4

キーワードによる暗記一覧

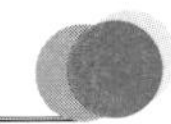

- 本書に掲載されている毒物・劇物の中から、特に覚えておくべき性状について、暗記用としてキーワードのみをまとめて一覧にしたものです。
- 試験直前など、頻出部分の要点を確認したいときなどにご利用いただけます。

1 色でおぼえる

▶▶黄色・褐色系

燐(りん)Pを含む化合物

固体	黄燐 P_4	白色または淡黄色のろう様半透明の固体
固体	五塩化燐 PCl_5	淡黄色の結晶
固体	五硫(りゅう)化燐 P_2S_5	淡黄色の結晶性粉末
固体	三硫化燐 P_4S_3	黄色または淡黄色の結晶
固体	燐化亜鉛 Zn_3P_2	暗赤色の光沢ある粉末
固体	燐化アルミニウム AlP	淡黄褐色の錠剤
液体	イソキサチオン $C_{13}H_{16}NO_4PS$	淡黄褐色の液体
液体	エチルチオメトン $C_8H_{19}O_2PS_3$	無色～淡黄色の液体

ベンゼン環＋NO_2の化合物

固体	ジニトロフェノール $C_6H_3(OH)(NO_2)_2$	黄色の結晶
固体	ピクリン酸 $C_6H_2(OH)(NO_2)_3$	淡黄色の光沢のある小葉状の結晶
固体	ピクリン酸アンモニウム $C_6H_2(ONH_4)(NO_2)_3$	輝黄色、輝赤色の結晶
固体	2－クロロニトロベンゼン $C_6H_4Cl(NO_2)$	黄色の針状(しんじょう)の結晶
液体	ニトロベンゼン $C_6H_5NO_2$	無色または淡黄色の油状の液体

クロム酸CrO_4の化合物

固体	クロム酸ストロンチウム $SrCrO_4$	淡黄色の粉末
固体	クロム酸ナトリウム $Na_2CrO_4 \cdot 10H_2O$	黄色の結晶
固体	クロム酸鉛 $PbCrO_4$	黄色または赤黄色の粉末
固体	無水クロム酸 CrO_3	暗赤色の針状の結晶

Check!!

燐(りん)化亜鉛と**無水クロム酸**は、どちらも「**暗赤色の固体**」です。燐化亜鉛は「**ホスフィン**」、無水クロム酸は「**酸化剤で潮解性**がある」という違いで区別しましょう！

その他

固体	ジクワット $C_{12}H_{12}Br_2N_2$	淡黄色の吸湿(きゅうしつ)性結晶
液体	アクロレイン $CH_2=CHCHO$	無色または帯黄色の液体
	イソキサチオン $C_{13}H_{16}NO_4PS$	淡黄褐色の液体
	クロルスルホン酸 $ClSO_3H$	無色または淡黄色の油状の液体
	五塩化アンチモン $SbCl_5$	淡黄色の液体

▶▶ 赤色・橙(とう)色系

重クロム酸Cr_2O_7の化合物

固体	重クロム酸アンモニウム $(NH_4)_2Cr_2O_7$	橙赤色の結晶
	重クロム酸カリウム $K_2Cr_2O_7$	橙赤色の柱状(ちゅうじょう)の結晶
	重クロム酸ナトリウム $Na_2Cr_2O_7 \cdot 2H_2O$	赤または橙色の結晶

カドミウムCdを含む化合物

固体	酸化カドミウム CdO	赤褐色の粉末
	硫(りゅう)化カドミウム CdS	黄橙色の粉末

その他

固体	塩化第二金 $AuCl_3$	紅色または暗赤色の結晶
	五酸化バナジウム V_2O_5	赤色～赤褐色の結晶

▶▶ 青色・黒色系

固体	クラーレ $C_{39}H_{46}N_2O_5$	または黒褐色の固体
	セレン Se	黒灰色のペレットまたは黒色の粉末
	硫酸第二銅 $CuSO_4 \cdot 5H_2O$	濃い藍色(あいいろ)の結晶

▶▶ 各三色もつ

固体	一酸化鉛(なまり) PbO	黄色～橙色～赤色の重い粉末
	酸化第二水銀 HgO	赤色～橙色～黄色の粉末
種々	砒(ひ)素 As	灰色・黄色・黒色の結晶

▶▶ ハロゲン

固体	沃素 I_2	黒灰色、金属様の光沢ある稜板状の結晶
液体	臭素 Br_2	赤褐色の重い液体
気体	塩素 Cl_2	黄緑色の気体

Check!!

ハロゲンの３種には**酸化力**（234P参照）、**腐食作用**、**殺菌力**があります。それぞれの特徴を**色**と関連づけて覚えましょう！

▶▶ 炎の色（炎色反応以外）

液体 気体	シアン化水素 HCN	点火⇒青紫色の炎を発し燃焼
気体	アンモニア NH_3	酸素中で黄色の炎をあげて燃焼
気体	クロルエチル C_2H_5Cl	緑色の辺縁を有する炎

Check!!

その他、主な**炎色反応**（69P参照）は覚えておきましょう。

2 色の変化 でおぼえる

▶▶ 黄色・褐色に変色

液体	ニコチン $C_{10}H_{14}N_2$	空気中で、無色⇒褐色
液体	沃化水素酸 HI aq	空気中で光により、無色⇒黄褐色（沃素が遊離）
液体	沃化メチル CH_3I	空気中で光により、無色⇒褐色

▶▶ 赤色・赤褐色に変色

固体	フェノール C_6H_5OH	空気中で酸化し、無色・白色⇒赤色
固体	ベタナフトール $C_{10}H_7OH$	空気中で徐々に、無色・白色⇒赤褐色
液体	アニリン $C_6H_5NH_2$	空気に触れて、無色（淡黄色）⇒赤褐色

Check!!

フェノールは「**特異な臭気と灼くような味**」という性質をセットで覚えて、ベタナフトールと明確に区別しましょう。

▶▶ 白色・黒色に変色

固体	硝(しょう)酸銀 $AgNO_3$	光により分解し、無色⇒黒色（銀が遊離）
	硫(りゅう)酸第二銅 $CuSO_4 \cdot 5H_2O$	150℃で、藍色(あいいろ)⇒白色（無水硫酸銅）
液体	四エチル鉛(なまり) $Pb(C_2H_5)_4$	日光により分解し、無色⇒白濁色

3 臭気と味 でおぼえる

▶▶ ニンニク臭

固体	黄燐(りん) P_4	気体	水素化砒(ひ)素（アルシン）AsH_3
液体	パラチオン $C_{10}H_{14}NO_5PS$		セレン化水素 H_2Se

Check!!

水素化砒素は「**水に溶けやすい気体**」、セレン化水素は「**水に溶けにくい気体**」で区別しましょう。

▶▶ 青酸(せいさん)臭・アーモンド臭

青酸臭・アーモンド臭

固体	シアン化カリウム KCN	有毒な青酸臭
液体	シアン化水素 HCN	青酸臭（焦げたアーモンド臭）
	ベンゾニトリル C_6H_5CN	甘いアーモンド臭

苦扁桃様(くへんとうよう)の香気

液体	ニトロベンゼン $C_6H_5NO_2$

▶▶ アンモニア臭・魚臭

液体	アンモニア水 NH_3 aq	息が詰まるような刺激臭
	トリブチルアミン $(C_4H_9)_3N$	特異臭（アミン臭）※アミン臭…魚の生臭さ
	ヒドラジン H_4N_2	アンモニアに似た臭い
気体	アンモニア NH_3	特有の刺激臭
	ジメチルアミン $(CH_3)_2NH$	魚臭（高濃度のものはアンモニア臭）
	メチルアミン CH_3NH_2	
	燐化水素（ホスフィン）PH_3	腐った魚の臭い

▶▶ フェノール様臭（特異の臭気）

固体	ジニトロフェノール $C_6H_3(OH)(NO_2)_2$
固体	フェノール C_6H_5OH
固体	ベタナフトール $C_{10}H_7OH$
固体・液体	クレゾール $C_6H_4(OH)CH_3$

▶▶ 酢酸臭

固体	クロロ酢酸ナトリウム $CH_2ClCOONa$
固体	モノフルオール酢酸ナトリウム $CH_2FCOONa$
液体	アクリル酸 $CH_2=CHCOOH$

▶▶ エーテル臭 ※エーテル $C_2H_5OC_2H_5$

液体	DDVP $C_4H_7Cl_2O_4P$
液体	アセトニトリル CH_3CN
液体	ブロムエチル C_2H_5Br
気体	クロルメチル CH_3Cl
液体・気体	エチレンオキシド C_2H_4O

▶▶ その他の臭気

固体	過酸化尿素 $CO(NH_2)_2 \cdot H_2O_2$	弱い特有の臭い（オゾン臭）
固体	五硫化燐（りん） P_2S_5	硫化水素臭
固体	ピクリン酸 $C_6H_2(OH)(NO_2)_3$	ニトロベンゼンの臭気
固体	メトミル $C_5H_{10}N_2O_2S$	弱い硫黄臭
液体	エチルチオメトン $C_8H_{19}O_2PS_3$	硫黄化合物特有の臭気
液体	酢酸エチル $CH_3COOC_2H_5$	強い果実様（かじつよう）の香気（こうき）
液体	ダイアジノン $C_{12}H_{21}N_2O_3PS$	かすかなエステル臭
液体	トルエン $C_6H_5CH_3$	ベンゼン臭（芳香）
液体	ニコチン $C_{10}H_{14}N_2$	不快なたばこ臭（分解生成物）
液体	メタノール CH_3OH	エタノールに似た香気
液体	メチルエチルケトン $C_2H_5COCH_3$	アセトン様の芳香
液体	2－メルカプトエタノール $HSCH_2CH_2OH$	腐った卵に似た不快臭
気体	ジボラン B_2H_6	ビタミン臭
気体	ブロムメチル CH_3Br	わずかに甘いクロロホルム様の臭い
気体	ホスゲン $COCl_2$	独特の青草（せいそう）臭
気体	メチルメルカプタン CH_3SH	腐ったキャベツ様の悪臭

▶▶ 味

甘味

液体	クロロホルム $CHCl_3$	気体	クロルメチル CH_3Cl
	ニトロベンゼン $C_6H_5NO_2$		

Check!!

甘味をもつものは**ニトロベンゼン**と、**炭素C**、**水素H**、**塩素Cl**の化合物と覚えるとよいでしょう。

苦味と灼くような味

固体	ジニトロフェノール $C_6H_3(OH)(NO_2)_2$	苦味
	ピクリン酸 $C_6H_2(OH)(NO_2)_3$	
	フェノール C_6H_5OH	灼くような味
	ベタナフトール $C_{10}H_7OH$	
液体	ブロムエチル C_2H_5Br	

Check!!

苦味と灼くような味をもつものは**ヒドロキシ基－OH**を含む化合物が多い、と覚えるとよいでしょう。

その他

固体	スルホナール $C_7H_{16}O_4S_2$	無味無臭
	モノフルオール酢酸アミド CH_2FCONH_2	
	モノフルオール酢酸ナトリウム $CH_2FCOONa$	からい味
	硫酸ニコチン $C_{10}H_{14}N_2 \cdot 1/2\ H_2SO_4$	刺激性の味
液体	ニコチン $C_{10}H_{14}N_2$	純品は刺激性の味

4 分解でおぼえる

▶▶ 塩素 Cl_2 を含む化合物

固体	亜塩素酸ナトリウム $NaClO_2$	加熱、衝撃、摩擦により爆発的に分解
	五塩化燐 PCl_5	加水分解⇒塩酸 HCl と燐酸 H_3PO_4 を生成
	三塩化アンチモン $SbCl_3$	加水分解⇒塩化水素 HCl の白煙を発生
液体	塩素（液化塩素）Cl_2	水素や炭化水素と爆発的に反応
	塩化チオニル $SOCl_2$	加水分解⇒ 塩化水素 HCl と二酸化硫黄 SO_2 を発生
	塩化ホスホリル $POCl_3$	湿気を含んだ空気で加水分解⇒ 燐酸 H_3PO_4 と塩化水素 HCl の白煙を発生
	過酸化水素 H_2O_2	加熱すると爆鳴を発して急に分解
	クロルスルホン酸 $ClSO_3H$	水と激しく反応⇒ 硫酸 H_2SO_4 と塩酸 HCl になる
	クロロホルム $CHCl_3$	空気と接触＋日光の作用で分解⇒ 塩素、塩化水素 HCl、ホスゲン $COCl_2$、四塩化炭素 CCl_4 を生じる。少量のアルコールで分解防止
	五塩化アンチモン $SbCl_5$	加熱分解⇒塩化アンチモン $SbCl_3$ を生じる
	三塩化燐 PCl_3	加水分解⇒塩酸 HCl と亜燐酸を生成
	トリクロロシラン $HSiCl_3$	加水分解⇒塩化水素 HCl のガスを発生
	四塩化炭素 CCl_4	湿気で分解⇒ 塩化水素 HCl、ホスゲン $COCl_2$ を生じる
気体	水素化砒素 AsH_3	酸化剤と爆発的に反応
	ホスゲン $COCl_2$	水により徐々に分解⇒ 炭酸ガス CO_2 と塩化水素 HCl になる

Check!!

塩素 Cl_2 を含む化合物は、**塩化水素（塩酸）HCl** に分解されます。

▶▶ 燐(りん)Pを含む化合物

固体	五硫化燐 P_2S_5	水、酸により分解⇒ 硫化水素 H_2S と燐酸 H_3PO_4 になる

Check!!

燐Pを含む化合物は、燐酸 H_3PO_4 に分解されます。

▶▶ その他

固体	塩化第一水銀 Hg_2Cl_2	光分解⇒ 塩化第二水銀 $HgCl_2$ と水銀Hgになる
	過酸化尿素 $CO(NH_2)_2 \cdot H_2O_2$	空気中で尿素、酸素、水に分解
	三硫(りゅう)化燐(りん) P_4S_3	沸騰(ふっとう)水で徐々に分解 ⇒硫化水素 H_2S と燐酸 H_3PO_4 を生成
	シアン化ナトリウム NaCN	酸と反応⇒青酸(せいさん)ガスを発生
	二酸化鉛 PbO_2	光分解⇒酸素を放出
	硫化バリウム BaS	加水分解⇒ 水酸化バリウム $Ba(OH)_2$ と水硫化バリウムを生成
	燐化アルミニウム AlP	湿気で分解⇒燐化水素 PH_3 を生じる
液体	アセトニトリル CH_3CN	加水分解⇒アセトアミド⇒ 酢酸 CH_3COOH とアンモニア NH_3 を生成
	過酸化水素 H_2O_2 過酸化水素水 H_2O_2 aq	常温で徐々に酸素と水に分解。安定剤として酸類または塩酸を添加
	ジメチル硫酸 $(CH_3O)_2SO_2$	加水分解⇒ メタノール CH_3OH などを生じる
	ブロムエチル C_2H_5Br	日光や空気と接触⇒ ブロム Br_2 を分離＋褐色
	ベンゾニトリル C_6H_5CN	加水分解⇒安息香酸 C_6H_5COOH になる
	沃(よう)化水素酸 HI aq	空気と日光の作用⇒ 沃素 I_2 を遊離＋黄褐色
気体	ジボラン B_2H_6	水により速やかに加水分解⇒ ホウ酸 $B(OH)_3$ と水素 H_2 を発生
	水素化砒(ひ)素 AsH_3	熱・光・水分によって分解⇒ 砒素Asを生じる

5 酸化と還元でおぼえる

▶▶ 酸化剤

重クロム酸 Cr_2O_7 の化合物

状態	品名
固体	重クロム酸アンモニウム $(NH_4)_2Cr_2O_7$
	重クロム酸カリウム $K_2Cr_2O_7$
	重クロム酸ナトリウム $Na_2Cr_2O_7$

クロム酸 CrO_4 の化合物

状態	品名
固体	クロム酸ナトリウム $Na_2CrO_4 \cdot 10H_2O$
	無水クロム酸 CrO_3

塩素酸 ClO_3・亜塩素酸 ClO_2 の化合物

状態	品名	品名
固体	亜塩素酸ナトリウム $NaClO_2$	塩素酸ナトリウム $NaClO_3$
	塩素酸カリウム $KClO_3$	

ハロゲン3種　※酸化力は、塩素・臭素 > 沃素

状態	品名	状態	品名
固体	沃(よう)素 I_2	気体	塩素 Cl_2
液体	臭(しゅう)素 Br_2		

その他

状態	品名	状態	品名
固体	過酸化ナトリウム Na_2O_2	固体	二酸化鉛 PbO_2
	硝(しょう)酸銀 $AgNO_3$	液体	硝酸 HNO_3

▶▶ 還元剤

状態	品名	状態	品名
固体	蓚(しゅう)酸 $(COOH)_2 \cdot 2H_2O$	液体	ギ酸 $HCOOH$
	ヒドロキシルアミン NH_2OH		ヒドラジン H_4N_2
			沃(よう)化水素酸 NH_2OH

▶▶ 酸化・還元作用

状態	品名	作用
液体	過酸化水素 H_2O_2	強い酸化力＋還元力

Check!!

酸化と還元の基本をしっかりおさえて、品名を見てどちらに分類されるかをきちんと覚えておきましょう。特に**過酸化水素**には要注意です！また、**ハロゲン**の3種については酸化作用のほか、228Pにも覚えておくべき特徴を掲載しています。

6 潮解性・風解性 でおぼえる

▶▶ 潮解性(ちょうかい)

ナトリウムNa・**カリウム**Kの化合物

固体	亜硝酸(しょう)カリウム KNO_2	シアン化ナトリウム NaCN
	亜硝酸ナトリウム $NaNO_2$	重クロム酸ナトリウム $Na_2Cr_2O_7 \cdot 2H_2O$
	塩素酸ナトリウム $NaClO_3$	水酸化カリウム KOH
	クロム酸ナトリウム $Na_2CrO_4 \cdot 10H_2O$	水酸化ナトリウム NaOH
	シアン化カリウム KCN	

Check!!

潮解性とは、**固体**が大気中の**水蒸気を吸収して溶解**する現象です。ただし、カリウムの化合物であっても、**塩素酸カリウム** $KClO_3$には**潮解性がありません。**

塩素Cl_2の化合物

固体	塩化亜鉛 $ZnCl_2$	三塩化アンチモン $SbCl_3$
	塩化第一錫(すず) $SnCl_2 \cdot 2H_2O$	トリクロル酢酸 CCl_3COOH
	塩化第二金 $AuCl_3$	モノクロル酢酸 $CH_2ClCOOH$
	五塩化燐(りん) PCl_5	

その他

固体	酢酸タリウム CH_3COOTl	フェノール C_6H_5OH
	硝酸亜鉛 $Zn(NO_3)_2 \cdot 6H_2O$	無水クロム酸 CrO_3
	硝酸バリウム $Ba(NO_3)_2$	

▶▶ 風解性(ふうかい)

固体	蓚酸(しゅう) $(COOH)_2 \cdot 2H_2O$	乾燥空気中で風解
	硫酸(りゅう)亜鉛 $ZnSO_4 \cdot 7H_2O$	風解性
	硫酸第二銅 $CuSO_4 \cdot 5H_2O$	風解して白色の無水硫酸銅になる

Check!!

風解性とは、結晶水（水和水）を含む**結晶**（水和物）が**結晶水を失って粉末**になる現象です。

7 反応でおぼえる

▶▶ 催涙性(さいるい)

カルボニル基 >C＝O をもつ

液体	アクロレイン $CH_2=CHCHO$	＋ 強い揮発性(きはつ)
液体	ブロムアセトン CH_3COCH_2Br	催涙ガス
液体	ホルマリン HCHO aq	＋ 刺激性の臭気
気体	ホルムアルデヒド HCHO	＋ 刺激臭

その他

固体	沃素(よう) I_2	＋ 腐食性(ふしょく)
液体	アクリルニトリル $CH_2=CHCN$	＋ 粘膜刺激性
液体	クロルピクリン $CCl_3(NO_2)$	＋ 強い粘膜刺激性

▶▶ 爆発性

燃焼による**自己爆発性**を示す

固体	ピクリン酸 $C_6H_2(OH)(NO_2)_3$	急熱や衝撃で爆発 ※安全のため15%以上の水を含有させる
固体	ピクリン酸アンモニウム $C_6H_2(ONH_4)(NO_2)_3$	急熱や衝撃で爆発することがある
液体 気体	エチレンオキシド C_2H_4O	空気がなくても火花や静電気で爆発

酸化剤

固体	塩素酸カリウム $KClO_3$	燃えやすい物質と混合すると、摩擦により爆発
固体	塩素酸ナトリウム $NaClO_3$	可燃物が混合すると、加熱、衝撃、摩擦により爆発

✓Check!!

酸化剤は**可燃物**と混合すると**爆発**します。

その他

固体	アジ化ナトリウム NaN_3	急に加熱すると爆発の危険性
液体	アクリル酸 $CH_2=CHCOOH$	重合(じゅうごう)が始まると爆発することがある
液体	アリルアルコール $CH_2=CHCH_2OH$	酸化剤と混合すると、発火または爆発の危険性
液体	ニッケルカルボニル $Ni(CO)_4$	急に熱すると分解して爆発
液体	メタノール CH_3OH	酸化剤と反応し火災や爆発の危険性
液体	四塩化炭素 CCl_4	金属と反応し火災や爆発の危険性
気体	アンモニア NH_3	空気との混合ガスは爆発の危険性

▶▶ 引火性

液体	アクリルニトリル $CH_2=CHCN$	液体	メチルエチルケトン $C_2H_5COCH_3$
液体	アクロレイン $CH_2=CHCHO$	液体	2－メルカプトエタノール $HSCH_2CH_2OH$
液体	アリルアルコール $CH_2=CHCH_2OH$		
液体	キシレン $C_6H_4(CH_3)_2$	液体・気体	エチレンオキシド C_2H_4O
液体	酢酸エチル $CH_3COOC_2H_5$		
液体	トルエン $C_6H_5CH_3$	気体	クロルエチル C_2H_5Cl
液体	二硫(りゅう)化炭素 CS_2	気体	クロルメチル CH_3Cl
液体	ブロムエチル C_2H_5Br	気体	ジメチルアミン $(CH_3)_2NH$
液体	メタノール CH_3OH	気体	水素化砒(ひ)素 AsH_3
液体	四エチル鉛 $Pb(C_2H_5)_4$	気体	メチルメルカプタン CH_3SH

Check!!

引火とは、他の火熱によって発火することです。液体物質は加熱によって、燃え出すのに必要な濃度の**蒸気**を発生させます。引火性のある液体や気体は、ほぼ**炭素C**、**水素H**、**硫黄S**で構成されています。

▶▶ 発火性

燐(りん)P・硫黄Sを多く含む化合物

固体	黄燐 P_4	放置すると50℃で発火
固体	五硫化燐 P_2S_5	空気中では260～290℃で発火・燃焼
固体	三硫化燐 P_4S_3	発火しやすい
気体	燐化水素 PH_3	自然発火性がある

アルカリ金属（禁水性物質と呼ばれるもの）

固体	カリウム K	水と激しく反応 ⇒反応熱により水素が発火
	ナトリウム Na	

その他

固体	過酸化ナトリウム Na_2O_2	有機物等に触れ、水分を吸うと自然発火
液体	ヒドラジン H_4N_2	空気中で発煙し、52℃で発火
気体	ジボラン B_2H_6	約38～52℃で自然発火

Check!!

発火とは、他から火源を与えなくても自ら燃焼することです。発火性のある液体や気体は、ほぼ炭素C、水素H、硫黄Sで構成されています。

▶▶不燃性

塩素Cl_2を多く含む化合物

固体	五塩化燐（りん） PCl_5	気体	ホスゲン $COCl_2$
液体	クロロホルム $CHCl_3$		

液体	塩化ホスホリル $POCl_3$	＋腐食（ふしょく）性が強い
	三塩化燐 PCl_3	＋腐食性が強い
	四塩化炭素 CCl_4	＋揮発（きはつ）すると重い蒸気となり、強い消火作用を示す
気体	塩素 Cl_2	＋化学的に活性

その他

液体	硫（りゅう）酸 H_2SO_4	気体	弗（ふっ）化水素 HF

固体	水酸化カリウム KOH	＋腐食性が強い
	水酸化ナトリウム NaOH	
液体	臭（しゅう）素 Br_2	引火性、燃焼性はない。強い腐食作用
	硝（しょう）酸 HNO_3	＋腐食性が激しい
	弗化水素酸 HF aq	＋濃厚なものは空気中で白煙を発生する

Check!!

不燃性のものは、物質自体は燃えません。不燃性に加えて腐食性や刺激性をもつものも多いので、あわせておさえておきましょう。

▶▶ 昇華性

ヒドロキシ基－OHを含む化合物

固体	ジニトロフェノール $C_6H_3(OH)(NO_2)_2$	昇華性がある
	蓚酸 $(COOH)_2 \cdot 2H_2O$	注意して加熱すると昇華
	ピクリン酸 $C_6H_2(OH)(NO_2)_3$	徐々に熱すると昇華
	ベタナフトール $C_{10}H_7OH$	昇華性がある

その他

固体	三酸化二砒素 As_2O_3	200℃に熱すると昇華
	沃素 I_2	昇華性がある

8 その他の特徴 でおぼえる

▶▶ 液化

液体 気体	シアン化水素 HCN	気温が低いと液体、高いと気体
気体	アンモニア NH_3	常温でも簡単に液化
	塩化水素 HCl	冷却すると液体及び固体になる
	クロルエチル C_2H_5Cl	圧縮液化ガスとして流通
	クロルメチル CH_3Cl	圧縮すると無色の液体になる
	弗化水素 HF	不燃性の無色の液化ガス
	ブロムメチル CH_3Br	圧縮冷却すると液化しやすい
	ホスゲン $COCl_2$	一般に圧縮液化されている

▶▶ 光を屈折

液体	ニトロベンゼン $C_6H_5NO_2$	ブロムエチル C_2H_5Br

2 鑑別方法

- 鑑別方法については、化学的な根拠で推測できるものと、そうでないものとがあるので、特徴をつかんで暗記をしていくのがよいでしょう。
- 鑑別方法でよく出る用語には、次のものがあります。

◎**熱灼**(ねっしゃく)………熱を加えて焼くこと。

◎**さらし粉**(こ)…次亜塩素酸カルシウムを有効成分とする白色の粉末。強い酸化漂白作用をもつ。酸化されることで、赤紫色に変色する。

◎**酒石酸**(しゅせきさん)……ワインの樽にたまる沈殿から発見されたため、この名がある。無色の結晶。白色の結晶性沈殿は、重酒石酸カリウム。

◎**吹管炎**(すいかんえん)……吹管（金属製の管）の吹き口から空気を吹き込み、他端の細い穴から吹き出る空気を炎に吹きつけたときに生じる炎。パチパチ音を立てるのは、結晶が割れるためである。

◎**蛍石**(けいせき)………弗(ふっ)化カルシウムを主成分とする鉱物。不純物により青・緑・灰・紫青・桃色などの色調を示す。紫外線の照射により蛍光を発する。

◆ 亜硝(しょう)酸塩類
（亜硝酸カリウム KNO_2 ／ 亜硝酸ナトリウム $NaNO_2$ ／ 亜硝酸メチル CH_3NO_2 など）

①炭の上に小さな孔をつくり、試料を入れて**吹管炎**で熱灼すると、パチパチ音を立てて分解する。

②希硫(りゅう)酸に冷時反応して分解し、褐色の蒸気（二酸化窒素 NO_2）を出す。

◆ アニリン $C_6H_5NH_2$ ➡ 197P

水溶液に**さらし粉**を加えると**紫色（赤紫色）**を呈する。

◆ アンモニア水 NH_3 aq ➡ 198P

①**濃塩酸でうるおしたガラス棒**を近づけると、**白い霧**が生じる。

②**塩酸**を加えて中和した後、**塩化白金溶液**を加えると**黄色**の**結晶性沈殿**を生じる。

▶ 白い霧は、塩化アンモニウム NH_4Cl である。

◆ 一酸化鉛(なまり) PbO ➡ 198P

希硝酸に溶かすと無色の液体となり、これに**硫化水素** H_2S を通じると**黒色の沈殿**（硫化鉛 PbS）を生じる。

◆ 塩化亜鉛 $ZnCl_2$ ➡ 199P

水に溶かし、**硝酸銀溶液**を加えると、**白色の沈殿**（塩化銀AgCl）を生じる。

◆ 塩化第二水銀 $HgCl_2$ ➡ 185P

溶液に**石灰水**を加えると、**赤色の沈殿**（酸化第二水銀HgO）を生じる。

▶ **石灰水**は、消石灰とも呼ばれる水酸化カルシウム$Ca(OH)_2$の飽和水溶液。

◆ 塩酸 HCl aq ➡ 200P

硝酸銀溶液を加えると、**白色の沈殿**（塩化銀AgCl）を生じる。

◆ 塩素酸塩類（塩素酸ナトリウム$NaClO_3$ など）

炭の上に小さな孔をつくり、試料を入れて**吹管炎**で熱灼すると、パチパチ音を立てて分解する。

◆ 塩素酸カリウム $KClO_3$ 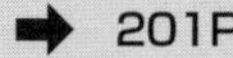 ➡ 201P

①熱すると酸素が発生し、これに塩酸を加えて熱すると、塩素が発生する。
②水溶液に**酒石酸**を多量に加えると、**白色の結晶性沈殿**（重酒石酸カリウム）を生じる。

▶ ①酸素が発生し、塩化カリウムKClになる。

◆ 黄燐 P_4 ➡ 186P

暗室内で**酒石酸**または硫酸酸性で**水蒸気蒸留**を行い、その際、冷却器あるいは流出管の内部に美しい**青白色の光**（燐光）がみられる。

▶ **水蒸気蒸留**は、水蒸気を物質中に吹き込んで揮発成分を水蒸気とともに蒸留する方法。水と混和しない物質の場合、目的とする物質の沸点よりも低い温度で留出することができる。

◆ 過酸化水素 H_2O_2 ➡ 201P

①**過マンガン酸カリウム**を還元し、クロム酸塩を**過クロム酸塩**に変える。
②**ヨード亜鉛**から**ヨードを析出**する。

▶ ①この場合、過酸化水素は**還元剤**としてはたらく。
②ヨード亜鉛ZnI_2の沃素の酸化数は－１であり、沃素になると０となる。この場合、過酸化水素は**酸化剤**としてはたらく。

◆ カドミウム化合物
（酸化カドミウムCdO ／ 塩化カドミウム$CdCl_2 \cdot 2.5H_2O$ ／ 硫化カドミウムCdS など）

①炭の上に小さな孔をつくり、無水炭酸ナトリウム（脱水炭酸ソーダ）の粉末とともに試料を**吹管炎**（すいかんえん）で熱灼（ねっしゃく）すると、褐色の固まりとなる。
②**フェロシアン化カリウム**を加えると、**白色の沈殿**を生じる。

◆ カリウム K ➡ 202P

白金線につけて**溶融炎**（ようゆうえん）で熱すると、**青紫色**の炎を放つ。この炎を**コバルト**の**色ガラス**で通して見ると**紅紫色**となる。

◆ クロルピクリン $CCl_3(NO_2)$ ➡ 204P

①水溶液に**金属カルシウム**を加え、これに**ベタナフチルアミン**及び**硫酸**（りゅう）を加えると**赤色の沈殿**を生じる。
②本品のアルコール溶液にジメチルアニリン及びブルシンを加えて溶解し、これにブロムシアン溶液を加えると、**緑色**ないし**赤紫色**を呈する。

◆ クロロホルム $CHCl_3$ ➡ 205P

①アルコール溶液に水酸化カリウム溶液と少量のアニリンを加えて熱すると、不快な刺激性の臭気を放つ。
②本品をレゾルシンと33％水酸化カリウム溶液と熱すると、黄赤色を呈し、緑色の**蛍石彩**（けいせきさい）を放つ。
③**ベタナフトール**と**濃厚水酸化カリウム溶液**と熱すると**藍色**（あいいろ）を呈し、空気にふれて緑から褐色（かっしょく）に変じ、酸を加えると**赤色の沈殿**を生じる。

◆ 酢酸鉛（なまり） $Pb(CH_3COO)_2 \cdot 3H_2O$ ➡ 206P

硫化水素を加えると、**黒色の沈殿**（硫化鉛PbS）を生じる。

◆ 酸化第二水銀 HgO ➡ 187P

小さな試験管に入れて熱すると、はじめ**黒色**に変わり、後に分解して**水銀**を残す。さらに熱すると、完全に**揮散**（きさん）してしまう。

▶ **揮散**…揮発（きはつ）性の物質が蒸発して拡散する現象。

◆ 蓚酸 $(COOH)_2 \cdot 2H_2O$

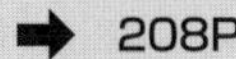

①水溶液をアンモニア水で弱アルカリ性にし、塩化カルシウムを加えると、**白色の沈殿**（蓚酸カルシウム $(COO)_2Ca$）を生じる。

②水溶液を**酢酸**で弱酸性にして**酢酸カルシウム**を加えると、**白色の結晶性沈殿**（蓚酸カルシウム）を生じる。

③水溶液は過マンガン酸カリウムの溶液の赤紫色を消す。

▶ 蓚酸を多量に摂取すると人体からカルシウムを奪い、不溶性の蓚酸カルシウムとなり、尿路結石の原因ともなる。

◆ 臭素 Br_2

➡ 208P

①澱粉のり液を**橙黄色**に染め、沃化カリウム澱粉紙を**藍変**し、**フルオレッセン溶液**を**赤変**する。

②外観（赤褐色の重い液体）と臭気（刺激性）によって容易に識別することができる。

◆ 硝酸 HNO_3

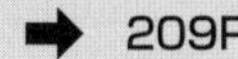

①**銅屑**を加えて熱すると**藍色**を呈して溶け、その際、**赤褐色の蒸気**（二酸化窒素 NO_2）を発生する。

②羽毛のような有機質を硝酸の中に浸し、特に**アンモニア水**でこれを潤すと、**黄色**を呈する。

▶ **藍色**は、銅が溶けた銅イオンによるもの。

◆ 硝酸銀 $AgNO_3$

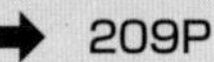

水溶液に**塩酸**を加えると、**白色の沈殿**（塩化銀 $AgCl$）を生じる。その溶液に硫酸と銅を加えて熱すると、**赤褐色の蒸気**（二酸化窒素 NO_2）を発生する。

◆ 水酸化カリウム KOH

➡ 209P

①水溶液に**酒石酸溶液**を過剰に加えると、**白色の結晶性沈殿**（重酒石酸カリウム）を生じる。

②塩酸を加えて中性にしたのち塩化白金溶液を加えると、黄色の結晶性沈殿を生じる。

◆ 水酸化ナトリウム $NaOH$

➡ 210P

水溶液を**白金線**に付けて無色の火炎中に入れると、火炎は著しく**黄色**に染まり、長時間続く。

▶ ナトリウムの炎色反応は黄色である。

◆ スルホナール $C_7H_{16}O_4S_2$

➡ 210P

木炭とともに熱すると、**メルカプタン**の臭気を放つ。

▶ **メルカプタン**は一般式R－SHで表される。メチルメルカプタンCH_3SHなどが該当し、都市ガスなどの臭気付与剤に用いられる。

◆ トリクロル酢酸 CCl_3COOH

➡ 211P

①**水酸化ナトリウム溶液**を加えて熱すると、**クロロホルムの臭気**を放つ。
②**アンチピリン**及び**水**を加えて熱すると、**クロロホルムの臭気**を放つ。

▶ **クロロホルム**$CHCl_3$の臭気は、特異な香気である。
②**アンチピリン**はフェニルジメチルピラゾロンの薬品名。白色無臭の結晶または粉末。

◆ ナトリウム Na

➡ 211P

白金線につけて**溶融炎**で熱すると、**黄色**の炎を放つ。この炎を**コバルト**の**色ガラス**で通して見ると、吸収されて**見えなくなる**。

◆ ニコチン $C_{10}H_{14}N_2$

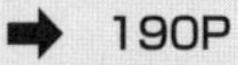
190P

①本品のエーテル溶液に、**ヨード**（**沃素**（よう））のエーテル溶液を加えると、**褐色の液状沈殿**を生じ、これを放置すると、**赤色の針状結晶**（しんじょう）となる。
②本品に**ホルマリン1滴**を加えた後、**濃硝酸**（しょう）**1滴**を加えると、**バラ色**を呈する。
③本品の硫（りゅう）酸性水溶液に、ピクリン酸を加えると、**黄色の沈殿**（ピクリン酸ニコチン）を生じる。

◆ ピクリン酸 $C_6H_2(OH)(NO_2)_3$

➡ 212P

①アルコール溶液は、**白色の羊毛**や**絹糸**（きぬいと）を**鮮黄色**に染める。
②**温飽和水溶液**は、シアン化カリウム溶液によって**暗赤色**を呈する。
③水溶液にさらし粉（こ）溶液を加えて**煮沸**（しゃふつ）すると、クロルピクリンの**刺激臭**を発する。

▶ ピクリン酸は淡黄色で、熱湯やアルコールに溶ける。

◆ フェノール C_6H_5OH ➡ 213P

①水溶液に**1/4量のアンモニア水**と数滴の**さらし粉**溶液を加えてあたためると、**藍色**（あいいろ）を呈する。

②水溶液に**過クロール鉄液**（塩化鉄Ⅲ）を加えると、**紫色**を呈する。

◆ 弗（ふっ）化水素酸 HF aq ➡ 192P

ロウを塗った**ガラス板**に針で任意の模様を描いたものに塗ると、ロウが削られた（ガラスが露出した）模様の部分のみ**腐食**（ふしょく）される。

◆ ベタナフトール $C_{10}H_7OH$ ➡ 214P

①水溶液にアンモニア水を加えると、**紫色の蛍石彩**（けいせきさい）を放つ。

②水溶液に塩化第二鉄溶液を加えると類緑色を呈し、のちに白色沈殿を生じる。

③水溶液に塩素水を加えると白濁し、これに過剰のアンモニア水を加えると透明となり、液は最初緑色を呈し、のちに褐色に変化する。

◆ ホルマリン HCHO aq／ホルムアルデヒド水溶液 ➡ 215P

①フェーリング溶液とともに熱すると、**赤色の沈殿**（酸化銅（Ⅰ）Cu_2O）を生じる。

②**アンモニア水**を加え、さらに**硝**（しょう）**酸銀溶液**を加えると、徐々に**金属銀**を析出する。

③水溶液に硝酸を加え、フクシン亜硫（りゅう）酸溶液を加えると**藍紫色**になる。

④**1%フェノール**溶液数滴を加え、硫酸上に層積すると、**赤色**の**輪層**を生成する。

▶ ①フェーリング液の還元と呼ばれる。フェーリング液（溶液）とともに熱すると、溶液中の銅（Ⅱ）イオンが還元されて、赤色の沈殿を生じる。
②**銀鏡反応**（ぎんきょう）と呼ばれる。硝酸銀溶液中の銀イオンが還元されて、銀を析出する。ガラス製の試験管内側に銀がめっきされることから、この名が付けられた。①と②はアルデヒドの還元性を示すため、よく用いられる反応である。
③藍紫色…藍色を帯びた紫色。

◆ 無機錫（すず）塩類（塩化第一錫 $SnCl_2 \cdot 2H_2O$ など）

炭の上に小さな孔をつくり、脱水炭酸ソーダの粉末とともに試料を**吹管炎**（すいかんえん）で熱灼（ねっしゃく）すると、**白色の粒状**となる。これに硝酸を加えても溶けない。

◆ 無水硫（りゅう）酸銅 $CuSO_4$ ➡ 216P

水を加えると**青色**を呈する。

▶ 水溶液にすることで、銅イオンが生成されて青くなる。

第3章 2 鑑別方法

◆ **メタノール** CH_3OH ➡ 216P

①あらかじめ熱灼(ねっしゃく)した**酸化銅**を加えると、**ホルムアルデヒド**ができ、酸化銅は還元されて**金属銅色**を呈する。

②**サリチル酸**と**濃硫酸**(りゅう)とともに熱すると、**芳香**のある**サリチル酸メチルエステル**を生じる。

▶ ①メタノールが酸化されてホルムアルデヒドが生成される。同時に、酸化銅が還元されて銅となる。

$CH_3OH + CuO \longrightarrow HCHO + H_2O + Cu$

②サリチル酸のエステル化

$C_6H_4(OH)COOH + CH_3OH \longrightarrow C_6H_4(OH)COOCH_3 + H_2O$

◆ **沃化水素酸**(よう) HI aq ➡ 217P

①水溶液に**硝酸銀溶液**(しょう)を加えると、**淡黄色**の沈殿（沃化銀AgI）を生じる。

②**塩化第二水銀溶液**を加えると、**赤色の沈殿**（沃化第二水銀HgI_2）を生じる。

◆ **沃素** I_2 ➡ 217P

澱粉(でんぷん)溶液に加えると**藍色**(あいいろ)を呈し、これを熱すると退色し、冷えると再び藍色を呈し、さらに**チオ硫酸ソーダ**(りゅう)の溶液を加えると**脱色**する。

▶ 藍色を呈するのは、沃素デンプン反応と呼ばれる。沃素分子がデンプン分子のらせん構造に入り込むことで呈色する。熱すると沃素がらせん構造から出ることで退色する。また、チオ硫酸ナトリウムは還元剤であり、沃素を還元して沃化ナトリウムNaIにすることで脱色し無色となる。

◆ **四塩化炭素** CCl_4 ➡ 217P

アルコール性の**水酸化カリウム溶液**と**銅粉**とともに煮沸(しゃふつ)すると、**黄赤色の沈殿**を生じる。

▶ **煮沸**…煮たてること。ぐらぐら煮ること。

◆ **硫酸** H_2SO_4 ➡ 218P

①希釈水溶液に塩化バリウムを加えると、**白色の沈殿**（硫酸バリウム$BaSO_4$）を生じる。

②濃硫酸は比重が極めて大きいため、水で薄めると**激しく発熱**し、ショ糖、木片などに触れるとそれらを**炭化**させて**黒く**する。

▶ ①硫酸バリウムは、塩酸や硝酸に溶けない。エックス線撮影の造影剤に使われる。

②濃硫酸は有機化合物に対し脱水作用がある。ショ糖の脱水はよく知られている。

$C_{12}H_{22}O_{11} \longrightarrow 12C + 11H_2O$

◆ 硫酸亜鉛 $ZnSO_4 \cdot 7H_2O$ ➡ 218P

①水に溶かして硫化水素を通じると、**白色の沈殿**（硫化亜鉛 ZnS）を生じる。
②水溶液に塩化バリウムを加えると、**白色の沈殿**（硫酸バリウム $BaSO_4$）を生じる。

◆ 硫(りゅう)酸第二銅 $CuSO_4 \cdot 5H_2O$ ➡ 219P

水溶液に硝(しょう)酸バリウムを加えると**白色の沈殿**（硫酸バリウム $BaSO_4$）を生じる。

◆ 燐(りん)化アルミニウム AlP ➡ 194P

本剤から発生した燐化水素ガスは、５～10％硝酸銀溶液をろ紙に吸着させたものを**黒(こく)変(へん)**させる。

▶ 硝酸銀 $AgNO_3$ は銀が遊離すると黒くなる。

● 練習問題 ●

【１】四塩化炭素の鑑識法について、最も適当なものを選びなさい。［関西R3］

☐ 1．アルコール溶液は、白色の羊毛又は絹糸を鮮黄色に染める。
2．水溶液を白金線につけて無色の火炎中に入れると、火炎は著しく黄色に染まる。
3．エーテル溶液に、ヨードのエーテル溶液を加えると、褐色の液状沈殿を生じ、これを放置すると赤色針状結晶となる。
4．木炭とともに熱すると、メルカプタンの臭気を放つ。
5．アルコール性の水酸化カリウムと銅粉とともに煮沸すると、黄赤色の沈殿を生成する。

【２】硝酸銀の鑑識法について、最も適当なものを選びなさい。［静岡R3］

☐ 1．木炭とともに加熱すると、メルカプタンの臭気を放つ。
2．アルコール溶液に、水酸化カリウム溶液と少量のアニリンを加えて熱すると、不快な刺激臭を放つ。
3．水溶液に過クロール鉄液を加えると、紫色を呈する。
4．水に溶かして塩酸を加えると、白色の沈殿を生成する。その溶液に硫酸と銅粉を加えて熱すると、赤褐色の蒸気を発生する。

【3】次の文は、ある物質の鑑別法に関する記述である。該当するものはどれか。
［長野R3］

「アンモニア水を加え、さらに硝酸銀水溶液を加えると、徐々に金属銀を析出する。また、フェーリング溶液とともに熱すると、赤色の沈殿を生成する。」

☐ 1．四塩化炭素
2．硝酸
3．ホルムアルデヒド水溶液（ホルマリン）
4．一酸化鉛
5．クロルピクリン

【4】次の鑑識法により同定される物質はどれか。［新潟R3］

「木炭とともに加熱すると、メルカプタンの臭気を放つ。」

☐ 1．スルホナール　2．ピクリン酸
3．ニコチン　4．ナトリウム

【5】次のA～Eの物質について、その鑑識法に関する記述として最も適切なものをそれぞれ選びなさい。［富山R4/R3］

☐ A．沃(よう)素
☐ B．ブロム水素酸
☐ C．一酸化鉛
☐ D．アニリン
☐ E．硫酸亜鉛

1．希硝酸に溶かすと、無色の液体となり、これに硫化水素を通すと、黒色の沈殿を生成する。
2．硝酸銀溶液を加えると、淡黄色の沈殿を生成する。この沈殿は硝酸に不溶、アンモニア水には塩化銀に比べて難溶。
3．この物質を水に溶かして硫化水素を通じると、白色の沈殿を生成する。また、この物質を水に溶かして塩化バリウムを加えると、白色の沈殿を生成する。
4．デンプンと反応すると藍色を呈し、これを熱すると退色し、冷えると再び藍色を現し、さらにチオ硫酸ナトリウムの溶液と反応すると脱色する。
5．この物質の水溶液にさらし粉を加えると、紫色を呈する。

【6】次の物質について、その鑑識法に関する記述として最も適切なものをそれぞれ選びなさい。［九州R4/R3］

☐ A．硝酸
☐ B．カリウム
☐ C．亜硝酸ナトリウム

1．白金線に試料をつけて溶融炎で熱し、炎の色を見ると青紫色となる
2．希硫酸に冷時反応して分解し、褐色の蒸気を出す。
3．銅屑を加えて熱すると、藍色を呈して溶け、その際赤褐色の蒸気を発生する。
4．ホルマリン1滴を加えたのち、濃硝酸1滴を加えると、ばら色を呈する。

【7】次の物質の識別方法として、最も適当なものはどれか。［北海道R4］

☐ A．トリクロル酢酸
☐ B．ベタナフトール
☐ C．臭素
☐ D．ヨウ化水素酸

1．外観と臭気によって、容易に識別できる。
2．水酸化ナトリウム溶液を加えて熱すれば、クロロホルム臭がする。
3．硝酸銀溶液を加えると淡黄色の沈殿が生じ、この沈殿はアンモニア水にわずかに溶け、硝酸には溶けない。
4．水溶液にアンモニア水を加えると、紫色の蛍石彩を放つ。

【8】以下の物質の鑑定法について、最も適当なものをそれぞれ一つ選びなさい。［中国R3］

☐ A．ニコチン
☐ B．クロルピクリン
☐ C．塩化亜鉛
☐ D．メタノール

1．水に溶かし、硝酸銀を加えると、白色の沈殿を生じる。
2．サリチル酸と濃硫酸とともに熱すると、芳香を生じる。
3．熱すると酸素を発生し、さらに塩酸を加えて熱すると塩素を発生する。
4．ホルマリン1滴を加えたのち、濃硝酸1滴を加えると、ばら色を呈する。
5．水溶液に金属カルシウムを加え、これにベタナフチルアミン及び硫酸を加えると、赤色の沈殿を生じる。

【9】次の文は、薬物の鑑別方法について記述したものである。正しいものの組合せはどれか。［群馬R4］

☐ A．四塩化炭素は、水溶液に金属カルシウムを加え、これにベタナフチルアミン及び硫酸を加えると、赤色の沈殿を生じる。

☐ B．スルホナールは、木炭とともに加熱すると、メルカプタンの臭気を放つ。

☐ C．クロルピクリンは、アルコール性の水酸化カリウムと銅粉とともに煮沸すると、黄赤色の沈殿を生じる。

☐ D．クロロホルムは、ベタナフトールと高濃度水酸化カリウム溶液を加えて熱すると藍色を呈し、空気に触れて緑より褐色に変化し、酸を加えると赤色の沈殿を生じる。

▶▶ 正解 ……………………………………………………………………………

※品名のみ表示している場合は、選択文の内容に該当する品名を表す。

【1】5

〔解説〕1．ピクリン酸$C_6H_2(OH)(NO_2)_3$　2．水酸化ナトリウム$NaOH$
3．ニコチン$C_{10}H_{14}N_2$　4．スルホナール$C_7H_{16}O_4S_2$

【2】4

〔解説〕1．スルホナール$C_7H_{16}O_4S_2$　2．クロロホルム$CHCl_3$
3．フェノールC_6H_5OH

【3】3

【4】1

【5】A…4　B…2　C…1　D…5　E…3

【6】A…3　B…1　C…2

〔解説〕4．ニコチン$C_{10}H_{14}N_2$

【7】A…2　B…4　C…1　D…3

【8】A…4　B…5　C…1　D…2

〔解説〕3．塩素酸カリウム$KClO_3$

【9】A…×　B…○　C…×　D…○

キーワードによる暗記一覧

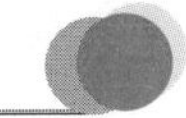

1 沈殿の色 でおぼえる

▶▶ 白色の沈殿

塩化亜鉛 $ZnCl_2$	＋ 硝酸銀溶液	➡ 塩化銀
塩酸 HCl aq		
硝酸銀 $AgNO_3$	＋ 塩酸	
塩素酸カリウム $KClO_3$	＋ 多量の酒石酸（しゅせきさん）	➡ 重酒石酸カリウム
水酸化カリウム KOH	＋ 過剰な酒石酸溶液	
カドミウム化合物（酸化カドミウム CdO など）	＋ フェロシアン化カリウム	➡ 沈殿（白色）
蓚（しゅう）酸 $(COOH)_2 \cdot 2H_2O$	＋ 塩化カルシウム	➡ 蓚酸カルシウム
	＋ 酢酸カルシウム	
硫（りゅう）酸第二銅 $CuSO_4 \cdot 5H_2O$	＋ 硝酸バリウム	➡ 硫酸バリウム
硫酸 H_2SO_4	＋ 塩化バリウム	
硫酸亜鉛 $ZnSO_4 \cdot 7H_2O$	＋ 塩化バリウム	
	⇨ 硫化水素を通じる	➡ 硫化亜鉛

▶▶ 赤色の沈殿

塩化第二水銀 $HgCl_2$	＋ 石灰水	➡ 酸化第二水銀
クロルピクリン $CCl_3(NO_2)$	＋ 金属カルシウム ＋ ベタナフチルアミン ＋ 硫酸	➡ 沈殿（赤色）
ホルマリン HCHO aq	⇨ フェーリング溶液と熱する	➡ 酸化銅
沃（よう）化水素酸 HI aq	＋ 塩化第二水銀溶液	➡ 沃化第二水銀

▶▶ 黄色系の沈殿

アンモニア水 NH_3 aq	＋ 塩酸 ＋ 塩化白金溶液	➡ 結晶性沈殿（黄色）
水酸化カリウム KOH		
ニコチン（硫酸性水溶液）$C_{10}H_{14}N_2$	＋ ピクリン酸	➡ ピクリン酸ニコチン
沃化水素酸 HI aq	＋ 硝（しょう）酸銀溶液	➡ 沃化銀（淡黄色）

▶▶ その他

四塩化炭素 CCl_4	＋ 水酸化カリウム溶液 ＋ 銅粉と煮沸	➡ 沈殿（黄赤色）
一酸化鉛(なまり) PbO	＋ 希硝(しょう)酸 ＋ 硫(りゅう)化水素	➡ 硫化鉛（黒色）
酢酸鉛 $Pb(CH_3COO)_2 \cdot 3H_2O$	＋ 硫化水素	

Check!!

同じ色の沈殿を持つものは、化学変化をイメージしながらどの生成物が沈殿するかをイメージすると、違いがわかりやすいでしょう。

2 溶液の色 でおぼえる

▶▶ 紫色・藍色(あいいろ)系の溶液

アニリン $C_6H_5NH_2$	＋ さらし粉(こ)	➡ 紫色（赤紫色）
クロロホルム $CHCl_3$	⇨ ベタナフトール ＋ 濃厚水酸化カリウム溶液を加えて熱する	➡ 藍色
沃(よう)素 I_2	＋ 澱粉(でんぷん)溶液	
硝(しょう)酸 HNO_3	⇨ 銅屑を加えて熱する	➡ 藍色 ➡ 溶ける
フェノール C_6H_5OH	＋ アンモニア水と数滴のさらし粉	➡ 藍色
	＋ 過クロール鉄液（塩化鉄Ⅲ）	➡ 紫色
ホルマリン HCHO aq	＋ フクシン亜硫酸溶液	➡ 藍紫(らんし)色

▶▶ 赤色・黄色系の溶液

臭(しゅう)素 Br_2	＋ 澱粉のり液	➡ 橙黄(とうおう)色
	＋ フルオレッセン溶液	➡ 赤色
ニコチン $C_{10}H_{14}N_2$	＋ ホルマリン1滴 ＋ 濃硝酸1滴	➡ バラ色
ピクリン酸（温飽和水溶液） $C_6H_2(OH)(NO_2)_3$	＋ シアン化カリウム溶液	➡ 暗赤色

▶▶ その他

クロルピクリン（アルコール溶液）$CCl_3(NO_2)$	＋ ジメチルアニリン ＋ ブルシン ＋ ブロムシアン溶液	➡ 緑色または赤紫色
クロロホルム $CHCl_3$	＋ レゾルシン ＋ 33％水酸化カリウム溶液	➡ 黄赤色 ＆ 蛍石彩(緑色)
ベタナフトール（水溶液）$C_{10}H_7OH$	＋ アンモニア水	➡ 蛍石彩(紫色)
無水硫酸銅 $CuSO_4$	＋ 水	➡ 青色

Check!!

例えば**バラ色**といえば**ニコチン**、**蛍石彩**といえば**クロロホルム・ベタナフトール**…といったように、他にはない特徴的なものはしっかりとおさえましょう。

3 発生する色でおぼえる

▶▶ 蒸気・光・炎

亜硝酸塩類（**亜硝酸ナトリウム** $NaNO_2$ など）	＋ 希硫酸（冷時反応）	➡ 褐色の蒸気
アンモニア水 NH_3 aq	＋ 濃塩酸のガラス棒	➡ 白い霧
黄燐 P_4	⇨ 酒石酸で水蒸気蒸留	➡ 青白色の光（燐光）
カリウム K	⇨ 白金線につけて、溶融炎で熱する	➡ 青紫色の炎
ナトリウム Na		➡ 黄色の炎
水酸化ナトリウム（水溶液）NaOH	⇨ 白金線につけて、火炎中に入れる	

Check!!

炎色反応（69P 参照）は、性状の部分でも出題されます。

▶▶ その他

酸化第二水銀 HgO	⇨ 熱する	➡ 黒色 ➡ 分解 ➡ 揮散
ピクリン酸 $C_6H_2(OH)(NO_2)_3$	＋ アルコール溶液	➡ 羊毛・絹糸を鮮黄色に染める
硫酸 H_2SO_4	＋ ショ糖、木片	➡ 炭化させ黒くする
燐化アルミニウム AlP	⇨ 発生した燐化水素ガス	➡ 硝酸銀溶液のろ紙を黒変

4 その他の特徴 でおぼえる

▶▶ 臭気

物質	操作	結果
クロロホルム（アルコール溶液）$CHCl_3$	＋ 水酸化カリウム溶液 ＋ 少量のアニリン	➡ 不快な刺激性の臭気
スルホナール $C_7H_{16}O_4S_2$	⇨ 木炭と加熱	➡ メルカプタンの臭気
トリクロル酢酸 CCl_3COOH	＋ 水酸化ナトリウム溶液と熱する	➡ クロロホルムの臭気
	＋ アンチピリン ＋ 水と熱する	
ピクリン酸（水溶液）$C_6H_2(OH)(NO_2)_3$	⇨ さらし粉溶液を加えて煮沸	➡ クロルピクリンの刺激臭

▶▶ 吹管炎を用いたもの

物質	操作	結果
亜硝酸塩類	⇨ 試料を吹管炎で熱灼 ＋ 脱水炭酸ソーダの粉末	➡ パチパチ音を立てて分解
塩素酸塩類（**塩素酸ナトリウム** $NaClO_3$ など）		
カドミウム化合物		➡ 褐色の固まりになる
無機錫塩類（**塩化第一錫** $SnCl_2$ など）		➡ 白色の粒状になる

✓Check!!

吹管炎とは、吹管でガス炎などを吹いたときに生じる炎をいいます。

▶▶ その他

物質	操作	結果
塩素酸カリウム $KClO_3$	⇨ 熱して酸素が発生 ＋ 塩酸	➡ 塩素を発生
過酸化水素 H_2O_2	＋ ヨード亜鉛	➡ ヨードを析出
臭素 Br_2	➡ 外観（赤褐色の重い液体）・刺激性の臭気	
ホルマリン HCHO aq	＋ 硝酸銀溶液	➡ 金属銀を析出
弗化水素酸 HF aq	⇨ ガラス板に塗る	➡ 塗った部分が腐食
メタノール CH_3OH	＋ 熱灼した酸化銅	➡ ホルムアルデヒドを生成
	＋ サリチル酸 ＋ 濃硫酸と熱する	➡ サリチル酸メチルエステルを生成

✓Check!!

弗化水素酸のガラスや金属などを腐食する性質や、臭素の外観と臭気より、性状から鑑別することもできます。特徴的な性状と一緒に覚えることで、さらに理解度が深まります。

3 廃棄方法

- 毒物劇物の廃棄の方法については、技術上の基準が厚生労働省から各都道府県知事あてに通知されています。本書では、同通知を基に廃棄の方法をまとめました。
- 廃棄方法でよく出る用語のうち、次のものはカッコ内の表現で記載されることがあります。
  ◎**ソーダ灰**（炭酸ソーダまたは炭酸ナトリウムNa_2CO_3）
  ◎**消石灰**（水酸化カルシウム$Ca(OH)_2$）
  ◎**石灰乳**（水酸化カルシウム$Ca(OH)_2$の飽和水溶液）

希釈法

◆ **過酸化水素水** H_2O_2 aq　◆ **過酸化尿素水** $CO(NH_2)_2 \cdot H_2O_2$
多量の水で**希釈**して処理する。

▶ 過酸化水素水と過酸化尿素に適用される。

中和法

酸性のものはアルカリで中和する

◆ **塩酸（塩化水素）** HCl　◆ **発煙硫酸**（りゅう） $H_2SO_4 \cdot SO_3$　◆ **硫酸** H_2SO_4
徐々に**石灰乳**などの攪拌（かくはん）溶液に加えて**中和**させた後、**多量の水で希釈**して処理する。
◆ **硝酸**（しょう） HNO_3
徐々に**ソーダ灰または消石灰**の攪拌溶液に加えて**中和**させた後、**多量の水で希釈**して処理する。消石灰の場合は上澄液（うわずみ）のみを流す。
◆ **ブロム水素酸** HBr　◆ **沃化水素酸**（よう） HI aq
水酸化ナトリウム水溶液で**中和**させた後、**多量の水で希釈**して処理する。

アルカリ性（塩基性）のものは酸で中和する

◆ **アンモニア** NH_3　◆ **アンモニア水** NH_3 aq　◆ **過酸化ナトリウム** Na_2O_2 ◆ **水酸化カリウム** KOH　◆ **水酸化ナトリウム** NaOH
水を加えて希薄な水溶液とし、**酸**（希塩酸、希硫酸など）で**中和**させた後、**多量の水で希釈**して処理する。

▶ 過酸化ナトリウムは水と反応すると水酸化ナトリウムを生成する。

溶解中和法

◆ **カリウム** K　◆ **ナトリウム** Na

不活性ガスを通じて酸素濃度を３％以下にした**グローブボックス**内で、乾燥した鉄製容器を用い、**エタノールを徐々に加えて**溶かす。溶解後、水を徐々に加えて加水分解し、希硫(りゅう)酸等で**中和**する。

▶ ナトリウムをエタノールに溶かすと、ナトリウムエトキシドC_2H_5ONa（カリウムの場合はカリウムエトキシド）と水素H_2を生じる。加水分解すると、水溶液はアルカリとなるため、これを酸で中和する。グローブボックスに不活性ガスを充てんして酸素濃度を下げるのは、発生する水素が発火しないようにするため。

酸化法

◆ **シアン化カリウム** KCN　◆ **シアン化ナトリウム** NaCN

水酸化ナトリウム水溶液を加えてアルカリ性（pH11以上）とし、**酸化剤**（次亜塩素酸ナトリウム、さらし粉(こ)等）の水溶液を加えてシアン成分CNを**酸化分解**する。シアン成分CNを分解した後、硫酸を加えて中和し、多量の水で希釈して処理する。

▶ アルカリ法（258P参照）でも処理ができる。

◆ **シアン化水素** HCN

多量の**水酸化ナトリウム水溶液**（20W/V％以上）に**吹き込んだ後**、**酸化剤**（次亜塩素酸ナトリウム、さらし粉等）の水溶液を加えてシアン成分CNを**酸化分解**する。シアン成分CNを分解したのち硫酸を加えて中和し、多量の水で希釈して処理する。

◆ **メチルメルカプタン** CH_3SH

水酸化ナトリウム水溶液（20W/V％以上）に徐々に**吹き込んで処理した後**、酸化剤（次亜塩素酸ナトリウム、さらし粉等）の水溶液を加えて**酸化分解**する。これに硫酸を加えて中和し、多量の水で希釈して処理する。

◆ **燐(りん)化水素（ホスフィン）** PH_3

多量の**次亜塩素酸ナトリウム水溶液**と**水酸化ナトリウムの混合溶液**に**吹き込んで**吸収させ、**酸化分解**させた後、多量の水で希釈して処理する。

▶ 20W/V％は、水溶液100mL中に水酸化ナトリウムNaOHが20g溶けていることを表す。
▶ シアン化水素、メチルメルカプタン、燐化水素はいずれも**気体**であるため、「**吹き込む**」をキーワードとして他の毒物劇物と区別することができる。

◆ **ジボラン** B_2H_6 ◆ **二硫化炭素** CS_2

次亜塩素酸ナトリウム水溶液と**水酸化ナトリウムの混合溶液**を撹拌しながら二硫化炭素を滴下し、**酸化分解**させた後、多量の水で希釈して処理する［二硫化炭素の例］。

◆ **燐化亜鉛** Zn_3P_2

多量の**次亜塩素酸ナトリウム水溶液**と**水酸化ナトリウムの混合溶液**を撹拌しながら少量ずつ加えて**酸化分解**する。過剰の次亜塩素酸ナトリウムをチオ硫酸ナトリウム水溶液で分解した後、希硫酸を加えて中和し、沈殿ろ過して埋立処分する。

◆ **ホルムアルデヒド** HCHO／**ホルマリン** HCHO aq

①**多量の水を加え希薄な水溶液**とした後、**次亜塩素酸塩水溶液を加えて分解**させ、廃棄する。
②**水酸化ナトリウム水溶液**などでアルカリ性とし、**過酸化水素水を加えて分解**させ、多量の水で希釈して処理する。

◆ **アクロレイン** $CH_2=CHCHO$

過剰の酸性亜硫酸ナトリウム水溶液に混合した後、**次亜塩素酸水溶液で分解**し、多量の水で希釈して処理する。

還元法

◆ **亜塩素酸ナトリウム** $NaClO_2$ ◆ **塩素酸カリウム** $KClO_3$
◆ **塩素酸ナトリウム** $NaClO_3$

還元剤（例えば**チオ硫酸ナトリウム**$Na_2S_2O_3$等）の**水溶液**に希硫酸を加えて酸性にし、この中に少量ずつ投入する。反応終了後、反応液を中和し、多量の水で希釈して処理する。

▶ **酸化剤**は**還元**させて処理する。
▶ アルカリ法（258Ｐ参照）でも処理ができる。

◆ **臭素** Br_2

多量の水で希釈し**還元剤**（例えば**チオ硫酸ナトリウム水溶液**など）の**溶液**を加えた後、中和する。その後、多量の水で希釈して処理する。

◆ **塩素** Cl_2

必要な場合（例えば多量の場合など）にはアルカリ処理法で処理した液に**還元剤**（例えば**チオ硫酸ナトリウム水溶液**など）の**溶液**を加えた後、中和する。その後、多量の水で希釈して処理する。

アルカリ法

◆ **アクリルニトリル** $CH_2=CHCN$

水酸化ナトリウム水溶液でpHを13以上に調整後、高温加圧下で加水分解する。

◆ **シアン化カリウム** KCN　◆ **シアン化ナトリウム** $NaCN$

水酸化ナトリウム水溶液で**アルカリ性**とし、高温加圧下で加水分解する。

▶ 水溶液が酸性になるとシアン化水素HCNが発生しやすくなるため、**アルカリ性**にしてから分解する。

▶ 酸化法（256P参照）でも処理ができる。

◆ **シアン化水素** HCN

多量の**水酸化ナトリウム水溶液**（20W/V%以上）に吹き込んだ後、**高温加圧下で加水分解**する。

◆ **塩素** Cl_2

多量の**アルカリ水溶液**（石灰乳または水酸化ナトリウム水溶液等）中に**吹き込んだ後**、多量の水で希釈して処理する。

◆ **ホスゲン** $COCl_2$

多量の**水酸化ナトリウム水溶液**（10%程度）に攪拌(かくはん)しながら少量ずつ**ガスを吹き込み**、分解した後、希硫酸(りゅう)を加えて中和する。

▶ いずれも「吹き込む」というキーワードから、**気体**と判断することができる。

◆ **塩化チオニル** $SOCl_2$　◆ **塩化ホスホリル** $POCl_3$　◆ **五塩化燐(りん)** PCl_5

多量の**アルカリ水溶液**（水酸化カルシウム、水酸化ナトリウム等の水溶液）に攪拌しながら少量ずつ加えて、**徐々に加水分解**させた後、希硫酸を加えて中和する［塩化チオニルの例］。

◆ **臭(しゅう)素** Br_2

アルカリ水溶液（石灰乳または水酸化ナトリウム水溶液）中に**少量ずつ滴下(てきか)**し、多量の水で希釈して処理する。

◆ **ジメチル硫酸** $(CH_3)_2SO_4$

多量の水または希アルカリ水溶液を加え、放置または攪拌して分解させた後、酸またはアルカリで中和する。

分解法

◆ **クロロピクリン** $CCl_3(NO_2)$

少量の界面活性剤を加えた亜硫酸ナトリウムと炭酸ナトリウムの**混合溶液中**で、撹拌し分解させた後、多量の水で希釈して処理する。

▶ クロルピクリンに**のみ**適用する。

焙焼法

金属化合物は還元焙焼法により金属として回収する

…金属化合物に還元剤を添加するなどして焙焼し金属化合物を還元する方法。

◆ **硝酸銀** $AgNO_3$
◆ **水銀化合物**（塩化第二水銀 $HgCl_2$ ／ 酸化第二水銀 HgO ／ 沃化第二水銀 HgI_2 など）

還元焙焼法により**金属として回収**する。

◆ **クロム酸鉛** $PbCrO_4$　◆ **硝酸亜鉛** $Zn(NO_3)_2 \cdot 6H_2O$
◆ **塩化第一錫** $SnCl_2$ ／ **無機錫塩類**（**液体**のもの）
◆ **カドミウム化合物**（塩化カドミウム $CdCl_2 \cdot 2.5H_2O$ など水溶性のもの）
◆ **鉛化合物**（一酸化鉛 PbO ／ 酢酸鉛 $Pb(CH_3COO)_2 \cdot 3H_2O$ ／ 二酸化鉛 PbO_2 など）
◆ **無機銅塩類**（硫酸第二銅 $CuSO_4 \cdot 5H_2O$ ／ 無水硫酸銅 $CuSO_4$ など）

多量の場合には還元焙焼法により**金属として回収**する。

※**焙焼**…製錬の工程において、融解点以下の温度で金属またはその化合物を焼き、酸化や還元などの化学変化をさせる操作をいう。

回収法

金属・半金属は、そのまま回収して再利用する

◆ **水銀** Hg　◆ **砒素** As

そのまま再利用するため蒸留する。

▶ 砒素Asは**非金属元素**に分類されるが、金属と非金属の中間の性質を示し、**半金属**と呼ばれることもある。
▶ 蒸留は液体を含む混合物を加熱して沸騰させ、生じた蒸気を冷やし、再び液体として分離する操作をいう（64P参照）。

◆ **セレン** Se

多量の場合には加熱し、蒸発させて金属セレンとして**捕集回収**する。

▶ **セレン**Seは非金属元素であるが、金属としての性質をあわせもつため、**砒素**Asとともに**半金属**と呼ばれる。

隔離法

▶▶ **毒性の高い金属・半金属**及びそれらの**化合物**が対象です。

固化隔離法で処理する

…毒物劇物をセメントで固めて、外部に溶出しないのを確認してから埋め立て処分する方法。

◆ **一酸化鉛** PbO　◆ **カドミウム化合物**（酸化カドミウムCdO など不溶性のもの）
◆ **セレン** Se　◆ **砒素** As

セメントを用いて固化し、溶出試験を行い、溶出量が判定基準以下であることを確認して埋立処分する。

◆ **炭酸バリウム** $BaCO_3$

セメントを用いて固化し、埋立処分する。

沈殿隔離法で処理する

…毒物劇物の水溶液を沈殿させてから、セメントで固化する方法。

◆ **カドミウム化合物**（酸化カドミウムCdO など不溶性のもの）
◆ **酢酸鉛** $Pb(CH_3COO)_2 \cdot 3H_2O$

水に溶かし、消石灰、ソーダ灰等の水溶液を加えて処理し、更に**セメントを用いて固化**する。溶出試験を行い、溶出量が判定基準以下であることを確認して**埋立処分**する。

◆ **水銀化合物**（塩化第二水銀$HgCl_2$ ／ 酸化第二水銀HgO ／ 沃化第二水銀HgI_2 など）

水に溶かし、硫化ナトリウムの水溶液を加え硫化水銀（Ⅱ）の沈殿を生成した後、**セメントを加えて固化**する。溶出試験を行い、溶出量が判定基準以下であることを確認して埋立処分する［塩化第二水銀の例］。

酸化隔離法で処理する

…毒物劇物を酸化分解させた後、沈殿ろ過してセメントで固化する方法。

◆ **四アルキル鉛**（四エチル鉛$Pb(C_2H_5)_4$ ／ 四メチル鉛$Pb(CH_3)_4$ を除く）

多量の**次亜塩素酸塩水溶液**を加えて**分解**させた後、消石灰、ソーダ灰等を加えて処理し、沈殿ろ過し更に**セメントを加えて固化**し、溶出試験を行い、溶出量が判定基準以下であることを確認して**埋立処分**する。

燃焼隔離法で処理する

…毒物劇物を燃焼させた後、沈殿ろ過してセメントで固化する方法。

◆ **四アルキル鉛**（**四エチル鉛** $Pb(C_2H_5)_4$ ／ **四メチル鉛** $Pb(CH_3)_4$ **を除く**）

アフターバーナー及びスクラバー（洗浄液にアルカリ液）を具備した焼却炉の火室へ噴霧し、焼却する。洗浄液に消石灰、ソーダ灰等の水溶液を加えて処理し、沈殿ろ過し、更に**セメントを用いて固化**する。溶出試験を行い、溶出量が判定基準以下であることを確認して**埋立処分**する。

▶ アフターバーナー及びスクラバーについては 264P参照。

沈殿法

▶▶ **毒性の低い金属・半金属の化合物**が対象です。

◆ **塩化第二金** $AuCl_3$

水に溶かし、水酸化ナトリウム、ソーダ灰等の水溶液を用いて**沈殿分離**する。

◆ **硝酸銀** $AgNO_3$

水に溶かし、食塩水を加えて塩化銀AgClとして、**沈殿ろ過**する。

◆ **塩化バリウム** $BaCl_2 \cdot 2H_2O$　◆ **硝酸バリウム** $Ba(NO_3)_2$

水に溶かし、硫酸ナトリウムの水溶液を加えて処理し、**沈殿ろ過して埋立処分**する。

◆ **炭酸バリウム** $BaCO_3$

水に懸濁（液体中に個体の微粒子が分散した状態）し、希硫酸を加えて加熱分解した後、消石灰、ソーダ灰等の水溶液を加えて中和し、**沈殿ろ過して埋立処分**する。

◆ **塩化第一錫** $SnCl_2 \cdot 2H_2O$　◆ **硝酸亜鉛** $Zn(NO_3)_2 \cdot 6H_2O$

◆ **無機錫塩類**（**液体**のもの）　◆ **硫酸第二銅** $CuSO_4 \cdot 5H_2O$

水に溶かし、**消石灰**、ソーダ灰等の水溶液を加えて処理し、**沈殿ろ過して埋立処分**する。

◆ **五塩化アンチモン** $SbCl_5$　◆ **三塩化アンチモン** $SbCl_3$

多量の水に溶かし、硫化ナトリウム水溶液を加えて処理し、**沈殿ろ過して埋立処分**する。

▶ **金属の化合物**に適用する。

◆ **弗化水素** HF

多量の消石灰水溶液中に**吹き込んで**吸収させ、中和し、**沈殿ろ過して埋立処分**する。

◆ **弗化水素酸** HF aq

多量の消石灰水溶液に撹拌しながら少量ずつ加えて中和し、**沈殿ろ過して埋立処分**する。

▶ **非金属の化合物**に適用する。

分解沈殿法

◆ **トリクロロシラン** $HSiCl_3$

多量の水酸化ナトリウム水溶液中に徐々に吹き込んでガスを吸収させた後、**希硫酸を加えて中和**し、**沈殿ろ過して埋立処分**する。

◆ **硅弗化ナトリウム** Na_2SiF_6

水に溶かし、**消石灰**等の水溶液を加えて処理した後、**希硫酸を加えて中和**し、**沈殿ろ過して埋立処分**する。

◆ **硅弗化水素酸** H_2SiF_6

多量の消石灰水溶液に撹拌しながら少量ずつ加えて**中和**し、**沈殿ろ過して埋立処分**する。

◆ **硼弗化水素酸** HBF_4

多量の塩化カルシウム水溶液に撹拌しながら少量ずつ加え、数時間加熱撹拌する。時々消石灰水溶液を加えて**中和**し、溶液が酸性を示さなくなるまで加熱した後、**沈殿ろ過して埋立処分**する。ろ液は多量の水で希釈して処理する。

▶ **ケイ素Siの化合物２種類など**に適用する。

酸化沈殿法

◆ **モノゲルマン** GeH_4

酸化分解させた後、**沈殿ろ過して埋立処分**する。

◆ **ニッケルカルボニル** $Ni(CO)_4$

多量の次亜塩素酸ナトリウム水溶液を用いて**酸化分解**した後、過剰の塩素を亜硫酸ナトリウム水溶液等で分解させ、硫酸を加えて中和し、**沈殿ろ過して埋立処分**する。

還元沈殿法

六価クロムを含む化合物の処理

◆ **クロム酸鉛**(なまり) $PbCrO_4$
◆ **クロム酸ナトリウム** $Na_2CrO_4 \cdot 10H_2O$
◆ **重クロム酸カリウム** $K_2Cr_2O_7$
◆ **重クロム酸ナトリウム** $Na_2Cr_2O_7$
◆ **無水クロム酸** CrO_3

希硫酸(りゅう)に溶かし、クロム酸を遊離させ、還元剤（硫酸第一鉄等）の水溶液を過剰に用いて**還元**した後、消石灰、ソーダ灰等の水溶液で処理し、水酸化クロム（Ⅲ）$Cr(OH)_3$として**沈殿ろ過**する。溶出試験を行い、溶出量が判定基準以下であることを確認して**埋立処分**する。

- ▶ 毒性の高い**六価クロム**Cr^{6+}を含む化合物を還元することにより、毒性の低い三価クロムCr^{3+}とした後、アルカリ処理することで水酸化クロム（Ⅲ）の沈殿とする。
- ▶ 六価クロムを含む化合物の処理で、通常のセメントを用いて行うコンクリート固化法は適切ではない。コンクリートによりアルカリ性になると、沈殿した水酸化クロム（Ⅲ）が溶解し、一部が六価クロムに戻るためである。

活性汚泥(おでい)法

微生物の作用で有機物を分解させる方法

…生物学的廃水処理法の一つで、廃水中の有機物を好気性微生物の作用で分解除去する方法。排水中に空気を通し（曝気(ばっき)）、微生物の作用により有機物を分解させる。繁殖した微生物は凝集してフロック状の汚泥となり、これを沈降分離すると排水は透明な処理液となる。

◆ **クレゾール** $C_6H_4(OH)CH_3$
◆ **エチレンオキシド** C_2H_4O

多量の水に少量ずつガスを吹き込み溶解し希釈した後、少量の硫酸を加えてエチレングリコールに変え、アルカリ水で中和し**活性汚泥**で処理する［エチレンオキシドの例］。

◆ **シアン化水素** HCN

多量の水酸化ナトリウム水溶液（20W/V％以上）に吹き込んだ後、多量の水で希釈して**活性汚泥槽**で処理する。

◆ **蓚酸**(しゅう) $(COOH)_2 \cdot 2H_2O$

ナトリウム塩とした後、**活性汚泥**で処理する。

◆ アリルアルコール $CH_2=CHCH_2OH$	◆ クロロ酢酸ナトリウム $CH_2ClCOONa$
多量の水で希釈し、**活性汚泥**で処理する。	

※**活性汚泥**…人為的・工学的に培養・育成した好気性微生物を主成分とする「生きた」浮遊性有機汚泥の総称である。
※**有機物**……炭素を成分とする化合物の総称である。ただし二酸化炭素などは無機物とする。
※**好気性微生物**…有機物などの栄養源を空気中の酸素で酸化し、生育・増殖する微生物をいう。
※**フロック**（floc）…綿くず状の沈殿物をいう。

燃焼法

▶▶ **多くの有機化合物**が対象です。

法令では燃焼設備を次のように定義しています。

［アフターバーナー］

焼却炉等の排気ガス中のHC（炭化水素）、CO（一酸化炭素）等を再燃焼させるために用いられる装置。

［スクラバー］

水または他の液体を利用して排気ガス中の粒子及び有害ガスを分離捕集する集じん装置。液体を含塵ガス中へ分散させ、粒子と液滴との衝突、増湿による粒子相互の付着凝集、液膜による捕集粒子の再飛散防止、凝縮による粒径の増大等による粒子の捕集並びに有害ガスの吸収を容易にした装置である。

燃焼しやすい&有毒ガスが発生しにくいもの

◆ アクリルニトリル $CH_2=CHCN$	◆ 酢酸エチル $CH_3COOC_2H_5$
◆ 蓚（しゅう）酸 $(COOH)_2 \cdot 2H_2O$	◆ トルエン $C_6H_5CH_3$
◆ メタノール CH_3OH	◆ メチルエチルケトン $C_2H_5COCH_3$
①**珪藻土**（けいそうど）**等**に吸収させて開放型の焼却炉で（少量ずつ）**焼却**する。 ②焼却炉の**火室へ噴霧**（ふんむ）し**焼却**する。	
◆ アクロレイン $CH_2=CHCHO$	
可燃性溶剤に溶かし焼却炉の火室へ噴霧し**焼却**する。	

▶ これらは、特に注意することなく焼却炉で焼却できる。

▶ 珪藻土は、藻類の一種である珪藻の殻の化石よりなる堆積（たいせき）物。主成分は二酸化ケイ素SiO_2。多孔質で吸水性に富み、軽くてもろい。耐火材や吸収剤の材料。

燃焼しやすい＆有毒ガスが発生しやすいもの

◆ **カルタップ** $C_7H_{15}N_3O_2S_2 \cdot ClH$
◆ **クロルエチル（塩化エチル）** C_2H_5Cl
◆ **クロルメチル（塩化メチル）** CH_3Cl
◆ **ジボラン** B_2H_6
◆ **二硫化炭素** CS_2
◆ **燐化水素（ホスフィン）** PH_3

①スクラバーを具備した焼却炉の**火室へ噴霧し焼却**する［クロルエチル、燐化水素の例］。
②アフターバーナー及びスクラバー（洗浄液にアルカリ液）を具備した焼却炉の**火室へ噴霧し焼却**する［クロルメチルの例］。

▶ スクラバー等を具備した焼却炉で焼却する。スクラバーにより、排ガス中の塩素などの有毒ガスを捕集できる。

燃焼しにくい＆有毒ガスが発生しにくいもの

◆ **アクリル酸** $CH_2=CHCOOH$
◆ **アニリン** $C_6H_5NH_2$
◆ **アリルアルコール** $CH_2=CHCH_2OH$
◆ **キシレン** $C_6H_4(CH_3)_2$
◆ **クレゾール** $C_6H_4(OH)CH_3$
◆ **トルイジン** $C_6H_4(NH_2)CH_3$
◆ **ニトロベンゼン** $C_6H_5NO_2$
◆ **フェノール** C_6H_5OH
◆ **ベタナフトール** $C_{10}H_7OH$
◆ **メタクリル酸** $CH_2=C(CH_3)COOH$

①木粉（おが屑）等に混ぜて（吸収させて）焼却炉で焼却する。
②**可燃性溶剤**とともに焼却炉の火室へ噴霧し焼却する。

▶ 可燃性のものと混ぜるなどして焼却する。

燃焼しにくい＆有毒ガスが発生しやすいもの

◆ **ジクロル酢酸** $CHCl_2COOH$
◆ **トリクロル酢酸** CCl_3COOH
◆ **ブロムエチル（臭化エチル）** C_2H_5Br
◆ **ブロムメチル（臭化メチル）** CH_3Br
◆ **モノクロル酢酸** $CH_2ClCOOH$
◆ **有機燐化合物**
（DDVP　$C_4H_7Cl_2O_4P$ ／ EPN　$C_{14}H_{14}NO_4PS$ ／ ダイアジノン　$C_{12}H_{21}N_2O_3PS$ など）

①木粉（おが屑）等に吸収させてアフターバーナー及びスクラバーを具備した焼却炉で焼却する。
②**可燃性溶剤**とともに、アフターバーナー及びスクラバーを具備した焼却炉の火室へ噴霧し、焼却する。

◆ **クロロホルム** $CHCl_3$
◆ **沃化メチル** CH_3I
◆ **四塩化炭素** CCl_4

過剰の可燃性溶剤または重油等の燃料とともにアフターバーナー及びスクラバーを具備した焼却炉の**火室へ噴霧**して、できるだけ**高温で焼却**する。

◆ **クロロ酢酸ナトリウム** $CH_2ClCOONa$

メタノールとともにアフターバーナー及びスクラバーを具備（ぐび）した焼却炉の**火室へ噴霧（ふんむ）**し、焼却する。

◆ **2－クロロニトロベンゼン** $C_6H_4Cl(NO_2)$

アフターバーナー及びスクラバーを具備した焼却炉で少量ずつまたは**可燃性溶剤**とともに焼却する。

◆ **燐（りん）化亜鉛** Zn_3P_2

木粉（おが屑）等の可燃物に混ぜて、スクラバーを具備した焼却炉で焼却する。

▶ 可燃性のものと混ぜ、更にスクラバー等を具備した焼却炉を使用して焼却する。

特別な方法による燃焼法

◆ **ピクリン酸** $C_6H_2(OH)(NO_2)_3$　◆ **ピクリン酸アンモニウム** $C_6H_2(ONH_4)(NO_2)_3$

①**炭酸水素ナトリウムと混合**したものを少量ずつ紙などで包み、他の木材、紙等と一緒に危害を生ずるおそれがない場所で、開放状態で焼却する。
②大過剰の可燃性溶剤とともに、アフターバーナー及びスクラバーを具備した焼却炉の火室へ噴霧して焼却する［ピクリン酸の例］。

▶ いずれも非常に爆発しやすい物質である。炭酸水素ナトリウム$NaHCO_3$（重曹）は消火剤にも使われており、混合して燃焼させることで爆発を防ぐ。

◆ **黄燐（おうりん）** P_4

廃ガス水洗設備及び必要があれば、アフターバーナーを具備した焼却設備で焼却する。

▶ 黄燐を燃焼させると有毒な五酸化二燐P_2O_5・P_4O_{10}が白煙となって発生する。これを廃ガス水洗設備で処理する。

◆ **カリウム** K　◆ **ナトリウム** Na

スクラバーを具備した焼却炉の中で乾燥した鉄製容器を用い、油または油を浸した布等を加えて点火し、**鉄棒でときどき撹拌（かくはん）**して完全に燃焼させる。残留物は放冷後、水に溶かし希硫（りゅう）酸等で中和する。

▶ 固体の金属を完全に燃焼させるため、鉄棒でときどき撹拌する必要がある。

◆ **ニッケルカルボニル** $Ni(CO)_4$

多量の**ベンゼンに溶解**し、スクラバーを具備した焼却炉の**火室へ噴霧**し、**焼却**する。

● 練習問題 ●

【1】「硝酸の廃棄方法について教えてください。」という質問に対する回答として、最も適切なものはどれか。［東京R3］

☐ 1．焼却炉の火室へ噴霧し焼却します。
2．セメントで固化し、溶出試験を行い、溶出量が判定基準以下であることを確認して、埋立処分します。
3．徐々にソーダ灰又は消石灰の撹拌（かくはん）溶液に加えて中和させた後、多量の水で希釈して処理します。
4．多量の次亜塩素酸ナトリウム水溶液を用いて酸化分解します。

【2】次のうち、ホルマリンの廃棄方法として、誤っているものはどれか。なお、廃棄方法は厚生労働省で定める「毒物及び劇物の廃棄の方法に関する基準」に基づくものとする。［東北R4］

☐ 1．酸化法
2．燃焼法
3．活性汚泥法
4．希釈法

【3】次のうち、「毒物及び劇物の廃棄の方法に関する基準」で定めるニトロベンゼンの廃棄の方法として、正しいものはどれか。［長野R3］

☐ 1．多量の水に吸収させ、希釈して活性汚泥で処理する。
2．セメントを用いて固化し、埋立処分する。
3．おが屑（くず）と混ぜて焼却するか、可燃性溶剤に溶かし焼却炉の火室へ噴霧し焼却する。
4．少量の界面活性剤を加えた亜硫酸ナトリウムと炭酸ナトリウムの混合溶液中で、撹拌し分解させた後、多量の水で希釈して処理する。
5．多量の水酸化ナトリウム水溶液中に徐々に吹き込んでガスを吸収させた後、希硫酸を加えて中和し、沈殿ろ過して埋立処分する。

【4】次の物質の廃棄方法として、最も適当なものを選びなさい。［栃木R4］

☐ A．水酸化ナトリウム

☐ B．塩酸

☐ C．ピクリン酸

1．徐々に石灰乳等の撹拌溶液に加えて中和させたあと、多量の水で希釈して処理する。

2．水で希薄な水溶液とし、酸で中和させたあと、多量の水で希釈して処理する。

3．炭酸水素ナトリウムと混合したものを少量ずつ紙等で包み、他の木材、紙等と一緒に危害を生ずる恐れがない場所で、開放状態で焼却する。

【5】次の物質の廃棄方法として、最も適当なものを選びなさい。［富山R4］

☐ A．ニッケルカルボニル

☐ B．硅弗（けいふっ）化ナトリウム

☐ C．過酸化尿素

☐ D．シアン化ナトリウム

☐ E．重クロム酸カリウム

1．水に溶かし、水酸化カルシウム等の水溶液を加えて処理した後、希硫酸を加えて中和し、沈殿濾（ろ）過して埋立処分する。

2．多量の水で希釈して処理する。

3．希硫酸に溶かし、還元剤（硫酸第一鉄等）の水溶液を過剰に用いて還元した後、水酸化カルシウム、炭酸ナトリウム等の水溶液で処理し、水酸化物として沈殿濾（ろ）過する。溶出試験を行い、溶出量が判定基準以下であることを確認して埋立処分する。

4．水酸化ナトリウム水溶液を加えてアルカリ性（pH11以上）とし、酸化剤（次亜塩素酸ナトリウム、さらし粉等）の水溶液を加えて酸化分解する。分解したのち硫酸を加え中和し、多量の水で希釈して処理する。

5．多量の次亜塩素酸ナトリウム水溶液を用いて酸化分解する。そののち過剰の塩素を亜硫酸ナトリウム水溶液等で分解させ、そのあと硫酸を加えて中和し、金属塩を沈殿濾（ろ）過し埋立処分する。

【6】次の物質の廃棄方法について、「毒物及び劇物の廃棄の方法に関する基準」の内容に照らし、最も適切なものをそれぞれ一つ選びなさい。［千葉R3］

☐ A．クロルメチル

☐ B．臭素

☐ C．アンモニア

☐ D．クロルピクリン

☐ E．塩化バリウム

1．アフターバーナー及びスクラバー（洗浄液にアルカリ液）を備えた焼却炉の火室に噴霧し焼却する。（燃焼法）

2．少量の界面活性剤を加えた亜硫酸ナトリウムと炭酸ナトリウムの混合溶液中で、攪拌（かくはん）し分解させた後、多量の水で希釈して処理する。（分解法）

3．水で希薄な水溶液とし、酸（希塩酸、希硫酸など）で中和させた後、多量の水で希釈して処理する。（中和法）

4．水に溶かし、硫酸ナトリウム水溶液を加えて処理し、沈殿濾（ろ）過して埋立処分する。（沈殿法）

5．アルカリ水溶液（水酸化カルシウム懸濁液又は水酸化ナトリウム水溶液）中に少量ずつ滴下し、多量の水で希釈して処理する。（アルカリ法）

【7】次のうち、劇物とその廃棄方法の組合せとして、正しいものには○を、誤っているものには×を選びなさい。［愛知R3］

☐ A．無水クロム酸 …………… 還元沈殿法

☐ B．トルエン ………………… 希釈法

☐ C．硝酸 ……………………… 中和法

☐ D．エチレンオキシド ……… 活性汚泥法

【8】「毒物及び劇物の廃棄の方法に関する基準」に基づく、次の物質の廃棄方法に関する記述の正誤について、正しいものには○を、誤っているものには×を選びなさい。［関西R4］

☐ A．アニリンは、可燃性溶剤とともに、焼却炉の火室に噴霧し焼却する。

☐ B．塩素は、多量の酸性水溶液に吹き込んだ後、多量の水で希釈して処理する。

☐ C．過酸化水素は、多量の水で希釈して処理する。

☐ D．酢酸エチルは、アルカリ水溶液で中和した後、多量の水で希釈して処理する。

【9】次の薬物とその適切な廃棄方法の組合せの正誤について、正しいものには○を、誤っているものには×を選びなさい。［群馬R4］

☐ A．水銀 …………………… ケイソウ土等に吸収させ、開放型の焼却炉で焼却する。

☐ B．クロルピクリン …… 少量の界面活性剤を加えた亜硫酸ナトリウムと炭酸ナトリウムの混合溶液中で、撹拌（かくはん）し分解させた後、多量の水で希釈して処理する。

☐ C．硫化バリウム ……… 水酸化ナトリウム水溶液を加えてpH11以上とし、酸化剤（次亜塩素酸ナトリウム等）の水溶液を加えて酸化分解する。

☐ D．硅弗化（けいふっか）水素酸 ……… 多量の水酸化カルシウム水溶液に撹拌（かくはん）しながら少しずつ加えて中和し、沈殿ろ過して埋立処分する。

▶▶ 正解 ………………………………………………………………………………

【1】3

【2】4

〔解説〕1．燃焼法　2．固化隔離法　3．中和法　4．酸化法

【3】3

〔解説〕1．活性汚泥法　2．固化隔離法　3．燃焼法
4．分解法（クロルピクリンにのみ適用）　5．分解沈殿法

【4】A…2　B…1　C…3

〔解説〕A＆B．中和法　C．燃焼法

【5】A…5　B…1　C…2　D…4　E…3

【6】A…1　B…5　C…3　D…2　E…4

【7】A…○　B…×　C…○　D…○

〔解説〕B．トルエンは燃焼法。

【8】A…○　B…×　C…○　D…×

〔解説〕B．アルカリ法を用いる。
D．燃焼法を用いる。

【9】A…×　B…○　C…×　D…○

〔解説〕A．水銀Agは回収法を用いる。選択肢は燃焼法の説明。
C．硫化バリウムBaSは沈殿法を用いる。選択肢は酸化法の説明。

キーワードによる暗記一覧

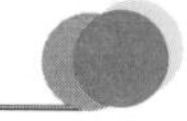

1 特徴的な出題ワードでおぼえる

希釈法	「多量の水で**希釈**して処理する」
中和法	「**酸（アルカリ）**で**中和**させた後、多量の水で希釈して処理する」
溶解中和法	「グローブボックス内で、**エタノール**を徐々に**加えて溶かす**」
酸化法	「〜を**酸化分解**する」 「**酸化分解させた**後、〜」
還元法	「**還元剤の**水溶液に〜」 「**還元剤の溶液**を加えた後、〜」
アルカリ法	「高温加圧下で**加水分解**する」 「**アルカリ水溶液**に少量ずつ加えて〜」 「**水酸化ナトリウム水溶液に撹拌**しながら〜」
分解法	「少量の**界面活性剤**を加えた〜」
還元焙焼（ばいしょう）法	「還元して**金属として回収**する」
回収法	「**そのまま再利用**するため**蒸留**する」 「**捕集回収**する」
固化隔離法 沈殿隔離法	「**セメント**を用いて**固化**し〜」
沈殿法	「**沈殿分離**する」 「**沈殿ろ過**する」 「〜処理し、**沈殿ろ過**して**埋立処分**する」
分解沈殿法	「**中和**して、**沈殿ろ過**して**埋立処分**する」
還元沈殿法	「**還元剤**の水溶液を**過剰に用いて**、**沈殿ろ過**して**埋立処分**する」
活性汚泥（おでい）法	「**活性汚泥**で処理する」
燃焼法	「〜**焼却**する」

Check!!

特徴的な文章を断片的にでも覚えておくことで、問題文から廃棄法の種類を特定し、選択肢から適切な毒物劇物を選ぶことができます。

2 物質から適応する方法 でおぼえる

過酸化水素水、過酸化尿素水	➡ 希釈法

塩酸、硝酸、発煙硫酸、硫酸、ブロム水素酸、沃化水素酸	▶ 酸性のものはアルカリで中和	➡ 中和法
アンモニア、アンモニア水、過酸化ナトリウム、水酸化カリウム、水酸化ナトリウム	▶ アルカリ（塩基）性のものは酸で中和	

カリウム、ナトリウム	➡ ①溶解中和法	▷ 「グローブボックス」「エタノール」「中和」
	➡ ②燃焼法	▷ 「鉄棒でときどき攪拌」

シアン化カリウム、シアン化ナトリウム	➡ ①酸化法 ➡ ②アルカリ法	▷ 水酸化ナトリウム水溶液を加え、アルカリ性の液体にする

シアン化水素	➡ ①酸化法 ➡ ②アルカリ法 ➡ ③活性汚泥法

ホルマリン、ホルムアルデヒド	➡ 酸化法

アクロレイン	▶ 燃焼しやすく有毒ガスが発生しにくい	➡ ①酸化法 ②燃焼法
二硫化炭素、ジボラン、燐化水素（ホスフィン）	▶ 燃焼しやすく有毒ガスが発生しやすい	
燐化亜鉛	▶ 燃焼しにくく有毒ガスが発生しやすい	

亜塩素酸ナトリウム、塩素酸カリウム、塩素酸ナトリウム	➡ 還元法

塩素	▶ 「吹き込んだ」＝ 気体	➡ ①還元法 ②アルカリ法
臭素	▶ 「滴下」＝ 液体	

ホスゲン、塩化チオニル、塩化ホスホリル、五塩化燐、ジメチル硫酸	➡ アルカリ法

アクリルニトリル	➡ ①アルカリ法 ➡ ②燃焼法

クロルピクリン	➡ 分解法

物質		廃棄方法
水銀		➡ 回収法
セレン、砒素（半金属）		➡ ①回収法 ➡ ②固化隔離法
無機銅塩類		➡ 還元焙焼法
炭酸バリウム		➡ ①沈殿法 ➡ ②固化隔離法
硝酸銀、塩化第一錫、硝酸亜鉛、硫酸第二銅、無機錫塩類（液体のもの）		➡ ①沈殿法 ➡ ②還元焙焼法
水銀化合物、カドミウム化合物（水溶性）、酢酸鉛		➡ ①還元焙焼法 ➡ ②沈殿隔離法
一酸化鉛、カドミウム化合物（不溶性）		➡ 固化隔離法
四アルキル鉛（四エチル鉛及び四メチル鉛を除く）	▶ 毒性の高い四アルキル鉛	➡ ①酸化隔離法 ➡ ②燃焼隔離法
塩化第二金、塩化バリウム、硝酸バリウム、五塩化アンチモン、三塩化アンチモン	▶ 毒性が低い金属化合物	➡ 沈殿法
弗化水素、弗化水素酸	▶ 非金属の化合物	➡ 沈殿法
硅弗化水素酸、硅弗化ナトリウム、トリクロロシラン、硼弗化水素酸		➡ 分解沈殿法
モノゲルマン		➡ 酸化沈殿法
ニッケルカルボニル		➡ ①酸化沈殿法 ➡ ②燃焼法
クロム酸ナトリウム、重クロム酸カリウム、重クロム酸ナトリウム、無水クロム酸	▶ 毒性の高い六価クロムを含む化合物	➡ 還元沈殿法

物質	廃棄方法
クロム酸鉛	➡ ①還元沈殿法 ➡ ②還元焙焼法

物質	廃棄方法
エチレンオキシド、蓚酸	➡ 活性汚泥法

物質	性質	廃棄方法
アリルアルコール、クレゾール	▶ 燃焼しにくく有毒ガスが発生しにくい	➡ ①活性汚泥法 ②燃焼法
クロロ酢酸ナトリウム	▶ 燃焼しにくく有毒ガスが発生しやすい	

物質	性質	廃棄方法
アクリルニトリル、酢酸エチル、トルエン、メタノール、メチルエチルケトン	▶ 燃焼しやすく有毒ガスが発生しにくい	➡ 燃焼法
クロルエチル、クロルメチル	▶ 燃焼しやすく有毒ガスが発生しやすい	
アクリル酸、アニリン、キシレン、トルイジン、ニトロベンゼン、フェノール、ベタナフトール、メタクリル酸	▶ 燃焼しにくく有毒ガスが発生しにくい	
DDVP、EPN、ジクロル酢酸、ダイアジノン、トリクロル酢酸、ブロムエチル、ブロムメチル、モノクロル酢酸、クロロホルム、沃化メチル、四塩化炭素、2－クロロニトロベンゼン	▶ 燃焼しにくく有毒ガスが発生しやすい	

物質	廃棄方法	備考
ピクリン酸、ピクリン酸アンモニウム	➡ 燃焼法	▷ 炭酸水素ナトリウムと混合して少量ずつ
黄燐		▷ 廃ガス水洗設備

4 毒性と解毒剤

▪ 次の化合物や塩類には、以下の毒物劇物が一例として挙げられます。

◎**亜硝酸塩類**…………亜硝酸カリウム／亜硝酸ナトリウム／亜硝酸メチル
◎**塩素酸塩類**…………塩素酸カリウム／塩素酸ナトリウム／塩素酸バリウム
◎**クロム酸塩類**………クロム酸ストロンチウム／クロム酸ナトリウム／クロム酸鉛
◎**シアン化合物**（または**無機シアン化合物**）
……シアン化カリウム／シアン化銀／シアン化水素／シアン化ナトリウム
◎**セレン化合物**………セレン化水素／二酸化セレン
◎**鉛化合物**……………一酸化鉛／酢酸鉛／二酸化鉛
◎**砒素化合物**…………亜砒酸ナトリウム／三酸化二砒素／水素化砒素／砒酸／砒酸カリウム
◎**無機銅塩類**…………硫酸第二銅／無水硫酸銅
◎**有機塩素化合物**……アルドリン／エンドリン
◎**有機弗素化合物**……モノフルオール酢酸アミド／モノフルオール酢酸ナトリウム
◎**有機燐化合物**………アルドリン／エンドリン
◎**有機塩素化合物**……イソキサチオン／ジメトエート／ダイアジノン／パラチオン／DDVP／DEP/EPN
◎**カーバメート系殺虫剤**……BPMC/オキサミル／カルバリル

主な解毒剤

毒物劇物名	解毒剤
砒素、砒素化合物、水銀	◆ **BAL**（ジメルカプロール） ◆ **チオ硫酸ナトリウム** $Na_2S_2O_3$
無機銅塩類	◆ **BAL**（ジメルカプロール）
有機燐化合物	◆ **PAM**（2－ピリジンアルドキシムメチオジド、プラリドキシムヨウ化物） ◆ **硫酸アトロピン**
シアン化合物	◆ **亜硝酸ナトリウム** $NaNO_2$ ◆ **亜硝酸アミル** $C_5H_{11}NO_2$ ◆ **チオ硫酸ナトリウム** $Na_2S_2O_3$
蓚酸塩類、硫酸タリウム	◆ **カルシウム剤**
沃素	◆ **澱粉溶液**
有機弗素化合物	◆ **アセトアミド** CH_3CONH_2
強酸類（塩酸、硝酸など）、メタノール	◆ **重炭酸ナトリウム** $NaHCO_3$
黄燐	◆ **ヨードの希薄溶液**

カーバメート系殺虫剤、ニコチン	◆ 硫酸アトロピン
クロルピクリン、クロルエチル、クロルメチル、ブロムエチル、ブロムメチル	◆ 強心剤 ◆ 興奮剤
硝酸銀	◆ 牛乳 ◆ 卵白
スルホナール	◆ 重炭酸ナトリウム $NaHCO_3$ ◆ 重炭酸マグネシウム $MgCO_3$ ◆ 酢酸カリウム液 CH_3COOK
有機塩素化合物	◆ バルビタール製剤
ニトロベンゼン	◆ ブドウ糖注射

▶ カーバメート系殺虫剤は、C・H・O・Nからなるカーバメートと呼ばれる独特の構造を持つ薬剤である。自然界にあるカラバルという豆から発見された成分をヒントに、化学的に合成されるようになった。

◎ BPMC　$C_{12}H_{17}NO_2$　　◎オキサミル $C_7H_{13}N_3O_3S$　　◎カルバリル $C_{12}H_{11}NO_2$

▶ 有機燐を含むものを有機燐系殺虫剤という。

毒性の用語

TCAサイクル	クエン酸回路とも呼ばれ、エネルギーを作り出す生化学反応回路である。酸素呼吸を行う生物全般に見られ、細胞の中のミトコンドリアの中ではたらいている。
咽頭	口腔、鼻腔及び食道の間の筋肉性の袋状の管。呼吸・嚥下などの作用をする。
壊疽	壊死した部分が腐敗した状態。
黄疸	胆汁色素であるビリルビン（黄色の色素）が皮膚や粘膜に沈着した状態。
角膜	眼球の前面を覆う透明な膜。いわゆる黒目の範囲。光線を通すため血管はないが、神経は豊富にある。
カタル	粘液を分泌する粘膜細胞に炎症が起き、その結果多量の粘液分泌を起こす状態をいう。このような炎症をカタル性炎という。
角化症	皮膚の表面の角質層が異常に厚く堅くなる疾患。うおのめ・たこなど。
かっ血	気管支・肺などから出血して血を吐き出すこと。
血液毒	血液中の赤血球を破壊する作用のある毒物。ヘビ毒やハチ毒が該当。

血色素尿（けっしきそにょう）	血色素（ヘモグロビン）が混じった暗赤色ないし赤褐色の尿。
結膜	まぶたの裏と眼球の表面を覆っている無色透明の粘膜。両方を結ぶ膜であるため、この名がある。
口腔（こうこう）	口の中の空間で、鼻腔や咽頭に連なる部分。医学用語では「こうくう」という。
喉頭（こうとう）	上方は咽頭、下方は気管に連なる部分。軟骨に囲まれており、声帯がある。
呼吸血管運動中枢	呼吸運動を自律的に調節する呼吸中枢及び心臓や血管の運動調節にあずかる中枢。脳の最下部の延髄（えんずい）にある。
コリンエステラーゼ	神経伝達物質のアセチルコリンを加水分解する酵素である。アセチルコリンを分解することで、神経の信号を消去する。有機燐（りん）化合物はコリンエステラーゼのはたらきを阻害する物質で、強い神経興奮作用を示す。
散瞳（さんどう）	瞳孔（どうこう）が拡大した状態。
脂肪変性	主として肝臓、腎臓、筋肉、血管壁などの臓器や組織の細胞が変化し、病的に脂肪が現れる現象。
縮瞳（しゅくどう）	瞳孔が収縮した状態。生理的には明るい所で起こり、病的には瞳孔散大筋の麻痺などで起こる。
腫脹（しゅちょう）	炎症などが原因で、からだの組織や器官の一部がはれ上がること。
神経毒	①神経系を障害し、筋肉の麻痺（まひ）を症状とする毒物。フグ毒など。 ②中枢神経系に作用する薬物の総称。
振戦（しんせん）**（震顫**（しんせん）**）**	震えの一種。規則的なリズムを保って周期的に繰り返される小刻みな振動。
心房細動（しんぼうさいどう）	心臓上部の心房がけいれんを起こしたように細かく波打ち、心臓の補助ポンプとしての、まとまったはたらきをしない状態。
赤血球	血液の主成分をなす単細胞。血液容量の約半分を占める。血色素（ヘモグロビン）をもち、酸素と二酸化炭素を運び、ガス交換の機能を果す。
代謝性アシドーシス	腎不全などの代謝異常によって、重炭酸イオンが減少し、動脈血のpHが低下（酸性化）した状態。
大赤血球性貧血（ひんけつ）	貧血の分類の一つで、大球性貧血ともいう。赤血球が通常より大きくなることで起こる。
チアノーゼ	血液中の酸素が欠乏して、皮膚や粘膜が青紫色になった状態。

てんかん	脳の神経細胞が過剰に興奮して、主に反復性の発作（ほっさ）を起こす病気。
疼痛（とうつう）	ずきずきする痛み。うずき。
尿毒症	腎臓の機能障害のため、尿中に排泄されるべき代謝老廃物などが血液のなかに蓄積されて起こる症候群。
肺水腫	肺の組織に体液がたまった状態。
ポルフィリン尿	尿が赤色を呈していること、またはその尿。
末梢神経障害	全身に分布する末梢神経が障害されることにより、手足のしびれや痛み、筋力の低下などが現れる病気の総称。
メトヘモグロビン	ヘモグロビンが酸化されたもの。メトヘモグロビンは酸素結合能力を欠くため、生理的な範囲をこえて増加すると、貧血症状を呈する。
薬傷（やくしょう）	腐食（ふしょく）性薬品などによる皮膚の損傷。やけど。
溶血	赤血球の膜が破れて、中のヘモグロビンが溶出する現象。ヘモグロビンは暗赤色をしている。

毒性

◆化合物・塩類等の毒物劇物

亜硝（しょう）酸塩類	亜硝酸イオンNO_2^-がヘモグロビンを酸化させ酸素運搬機能を失わせるため、血液はしだいに暗黒色となる。また、中枢神経を麻痺するとともに、血管の壁の筋肉にはたらいて弛緩させる。心臓を直接には侵さない。めまいがして、ひどくなると血圧が下がる。呼吸が激しくなり、痙攣（けいれん）したり、気を失ってぼんやりする。
塩素酸塩類	**血液はどろどろ**になり、どす黒くなる。腎臓が侵されるため尿に血が混じり、尿の量が少なくなる。症状が重くなると、気を失って、痙攣を起こして死に至ることがある。
カーバメート系殺虫剤	血液中の**コリンエステラーゼ**と結合し、その作用を**阻害**する。
クロム酸塩類	口と食道が**帯赤黄色**に染まり、のちに青緑色に変化する。腹痛、嘔吐、血便などを起こす。

シアン化合物（無機シアン化合物）	①シアンが体内に入ると、直ちに症状が現れる。軽症では、頭痛、めまい、嘔吐のほか、特徴的な症状として、顔面紅潮、呼吸促進、頻脈（ひんみゃく）、**代謝性アシドーシス**などが生じる。量が多く重症の場合は、血圧低下、呼吸困難、心房細動、肺水腫、痙攣（けいれん）、意識消失が生じ、やがて呼吸停止、**心停止**につながる。 ②大量のガスを吸入した場合は、**急速に死をまねき**、数回の呼吸と痙攣のもとに倒れる。やや少量の場合には、呼吸困難、呼吸痙攣などの刺激症状があり、ついで呼吸麻痺（まひ）で倒れる。
セレン化合物	急性中毒として胃腸障害、神経過敏症、くしゃみ等があり、慢性中毒では、著しい蒼白、息の**ニンニク臭**、指、歯、**毛髪等を赤くする。**
鉛（なまり）化合物	慢性中毒では、皮膚が蒼白くなり、体力が減退し衰弱してくる。口の中が臭く、**歯ぐきが灰白色**となり、症状が重くなると歯が抜けることがある。
砒（ひ）素化合物	急性中毒は二つあり、いずれも数時間ないし数日間以内に**死に至る。** ①麻痺型：意識喪失、昏睡（こんすい）、呼吸血管運動中枢の急性麻痺（まひ）を起こす。 ②胃腸型：咽頭（いんとう）、食道等に熱灼（ねっしゃく）感を起こし、腹痛、嘔吐、口渇（こうかつ）などがあり、症状は**コレラ**に似ている。 慢性中毒では、食欲不振や吐き気等から、皮膚障害（**角化症**、色素沈着等）、爪・**毛髪の欠損**や萎縮（いしゅく）、末梢神経障害等が現れる。内臓は脂肪変性を起こし、高度の衰弱または心臓麻痺で倒れる。
有機弗（ふっ）素化合物	口や呼吸により体内に摂取されるばかりでなく、皮膚からも吸収される。中毒は、生体細胞内の**TCAサイクル**の阻害によって主として起こり、その症状は呼吸中枢障害型、心臓型、中枢神経型の三つに大別される。人ではこれらの型が混合して発症する場合が多い。
有機燐（りん）化合物	口や呼吸により体内に摂取されるばかりでなく、皮膚からの吸収が激しい。血液中の**コリンエステラーゼ**と結合し、その作用を**阻害**する。**副交感神経刺激症状**がでる。軽症ではめまい、倦怠感、頭痛がみられ、中等症以上になると**縮瞳（しゅくどう）**、意識混濁になる。
燐化アルミニウムとその分解促進剤とを含有する製剤	頭痛、吐き気、嘔吐、悪寒、めまい等の症状を起こす。

◆ あ行の毒物劇物

アクリルアミド $CH_2=CHCONH_2$	高濃度のものを連続投与すると、全身の**振戦**、四肢麻痺、衰弱などを起こす。
アクリルニトリル $CH_2=CHCN$	**粘膜刺激作用が強く**、気道、目、消化器を刺激して、流涙その他の粘膜からの分泌を促進させる。皮膚に接触すると水疱を生じる。粘膜から吸収されやすく、めまい、頭痛、悪心、嘔吐、腹痛、下痢をきたし、意識喪失、呼吸麻痺で死に至る。
アクロレイン $CH_2=CHCHO$	目と呼吸器系を激しく刺激する。また、皮膚を刺激し、**気管支カタル**や結膜炎を起こす。
アニリン $C_6H_5NH_2$	蒸気の吸入、皮膚からの吸収により、血液に作用して、**メトヘモグロビン**をつくり、**チアノーゼ**を起こさせる。血液毒かつ神経毒である。重症ではさらに嘔吐、下痢、腎炎を起こし、痙攣、意識喪失、ついに死に至ることがある。
アンモニア NH_3	吸入した場合、すべての露出している**粘膜を刺激**し、咳、結膜炎、口腔、鼻、咽喉粘膜の**発赤**をきたす。また、高濃度の場合は、口唇、結膜の腫脹、**一時的な失明**をきたす。
アンモニア水 NH_3 aq	吸入した場合、**鼻や喉を激しく刺激**する。長時間吸入を続けると、肺や気管支に炎症を起こす。また、目に入った場合は、結膜や角膜に炎症を起こし、**失明**する危険性が高い。
エチレンクロルヒドリン C_2H_5ClO	皮膚から容易に吸収され、全身中毒症状を引き起こす。中枢神経系、肝臓、腎臓、肺に著明な障害を与える。
塩化水素 HCl	目と呼吸器系粘膜を激しく刺激する。また、**喉頭痙攣**や肺水腫を起こす。
塩酸 HCl aq	強酸のため、人体に触れると皮膚を腐食する。
塩素／液化塩素 Cl_2	粘膜に接触すると刺激症状を呈し、目、鼻、咽喉及び**口腔粘膜に障害**を与える。吸入すると、窒息感、喉頭及び**気管支筋の硬直**をきたし、呼吸困難に陥る。液化塩素では吸入した場合、鼻、気管支などの**粘膜が激しく刺激**され、多量吸入したときは、**かっ血**、胸の痛み、呼吸困難、チアノーゼなどを起こす。
黄燐 P_4	**非常に毒性が強い**。内服では、一般的に、服用後暫時で胃部の疼痛、灼熱感、**ニンニク臭のおくび**（げっぷ）、悪心、嘔吐をきたす。吐瀉物はにんにく臭を有し、暗所では燐光を発する（青白く光る）。

◆か行の毒物劇物

過酸化水素 H_2O_2	**35％以上**の溶液が皮膚に触れた場合、**やけど（薬傷）**を起こす。目に入った場合、角膜が侵され、場合によっては失明する。
過酸化尿素 $CO(NH_2)_2 \cdot H_2O_2$	酸化作用があり、高濃度液は局所刺激作用がある。
カルタップ $C_7H_{15}N_3O_2S_2 \cdot ClH$	吸入した場合、吐き気、**振戦**（しんせん）、よだれを流す等の症状を呈することがある。
ギ酸 HCOOH	吸入すると、鼻、のど、気管支等の粘膜を刺激し、炎症を起こす。
キシレン $C_6H_4(CH_3)_2$	吸入すると、目、鼻、のどを刺激し、はじめに**短時間の興奮期**を経て、**深い麻酔状態**に陥ることがある。皮膚からも吸収され、皮膚を刺激するとともに、同様の中毒症状を起こすことがある。
クレゾール $C_6H_4(OH)CH_3$	皮膚に付着した直後には異常がなくても、数分後に痛み、やけど（薬傷）を起こす。吸入した場合、倦怠感（けんたい）、嘔吐（おうと）等の症状を起こすことがある。
クロルエチル C_2H_5Cl **クロルメチル** CH_3Cl	高濃度の蒸気を吸入した場合、麻酔作用が現れることがある。
クロルスルホン酸 $ClSO_3H$	皮膚を激しく腐食（ふしょく）する。
クロルピクリン $CCl_3(NO_2)$	吸入すると、**分解しないで組織内に吸収**され、**各器官に障害**を与える。血液に入ると、**メトヘモグロビン**をつくり、また、中枢神経や心臓、眼結膜を侵し、肺にも強い障害を与える。
クロロホルム $CHCl_3$	①原形質毒であり、**脳の節細胞を麻酔**させ、**赤血球を溶解**する。吸収すると、はじめに嘔吐、瞳孔の縮小、運動性不安が現れ、脳およびその他の神経細胞を麻酔させる。 ②吸入すると、強い**麻酔作用**があり、めまい、頭痛、吐き気を起こす。

◆さ行の毒物劇物

酢酸エチル $CH_3COOC_2H_5$	蒸気は粘膜を刺激し、持続的に吸入すると肺、腎臓及び心臓に障害をきたす。
シアン化水素 HCN	**極めて猛毒**で、希薄な蒸気でも吸入すると、呼吸中枢を刺激して麻痺（まひ）を起こす。

ジクワット $C_{12}H_{12}Br_2N_2$	誤って嚥下した場合には、消化器障害、ショックのほか、数日遅れて腎臓の機能障害、肺に軽度の障害を起こすことがあるため、特に症状がない場合にも至急医師による手当てを受ける。
ジボラン B_2H_6	吸入すると咳、めまい、息苦しさ、吐き気、咽頭痛、脱力感を覚える。
重クロム酸カリウム $K_2Cr_2O_7$	粘膜や皮膚の刺激性が大きい。
蓚酸 $(COOH)_2 \cdot 2H_2O$	**血液中の石灰（カルシウム）分を奪取**し、神経系を侵す。急性中毒になると、胃痛、嘔吐、口腔、咽頭の炎症のほか、腎臓が侵される。皮膚に付着すると**発赤**、痛み、**水疱**を生じ、蒸気を吸入すると肺水腫を起こすことがある。
臭素 Br_2	揮発性が強く、かつ腐食作用が激しく、目や上気道の粘膜を強く刺激する。蒸気の吸入により咳、鼻出血、めまい、頭痛等を起こし、**眼球結膜の着色**、発声異常、気管支炎、**気管支喘息のような発作**等をきたす。皮膚に付着すると激しく侵す。
硝酸 HNO_3	**皮膚に触れるとガス**を発生し、組織ははじめ**白く**、しだいに**深黄色**となる。吸入すると、**肺水腫**を起こすことがある。蒸気は目、呼吸器などの粘膜及び皮膚に強い刺激性をもつ。
水銀 Hg	高濃度の蒸気を吸入すると、呼吸器、粘膜を刺激し、重傷の場合は**肺炎**を起こす。慢性中毒では歯茎が腫れ、顔面が蒼白になる。目に入った場合、異物感を与え、粘膜を刺激する。
水酸化ナトリウム NaOH	濃厚水溶液は強アルカリ性で**腐食性が強く**、皮膚をはじめとし、**体組織を損傷**する。目に入った場合、結膜や角膜が激しく侵され、失明する危険性が高い。経口摂取すると、口内、食道、胃などの粘膜を腐食して死に至る。
スルホナール $C_7H_{16}O_4S_2$	嘔吐、めまい、胃腸障害、腹痛、下痢または便秘などを起こし、運動失調、麻痺、腎臓炎、尿量減退、**ポルフィリン尿**（**尿が赤色を呈する**）として現れる。
セレン Se	吸入すると、のどを刺激する。はなはだしい場合には肺炎を起こすことがある。目に入った場合、異物感を与え、粘膜を刺激する。

◆た行の毒物劇物

トルイジン $C_6H_4(NH_2)CH_3$	吸入した場合、**チアノーゼ**、頭痛、めまい、眠気が起こることがある。
トルエン $C_6H_5CH_3$	蒸気の吸入により、はじめに**短時間の興奮期**を経て、**深い麻酔状態**に陥ることがある。皮膚からも吸収され、中毒症状を起こすことがある。頭痛、**食欲不振**等がみられ、大量では緩和な**大赤血球性貧血**(ひんけつ)をきたす。麻酔性が強い。

◆な行の毒物劇物

ニコチン $C_{10}H_{14}N_2$	**猛烈な神経毒**である。急性中毒では、よだれ、吐き気、悪心、嘔吐(おうと)があり、ついで脈拍緩徐不整となり、発汗、呼吸困難、痙攣(けいれん)などをきたす。慢性中毒では、咽頭(いんとう)、喉頭(こうとう)等のカタル、心臓障害、視力減弱、めまい、動脈硬化等をきたし、ときとして精神異常を引き起こすことがある。
二酸化セレン SeO_2	吸入した場合、発熱、頭痛、気管支炎を起こし、はなはだしい場合には肺水腫を起こすことがある。皮膚に触れた場合、皮膚に浸透し、痛みを与え、**黄色**に変色する。**爪の間**から入りやすい。
ニッケルカルボニル $Ni(CO)_4$	吸入すると、皮膚、粘膜を強く刺激する。急性では肺を刺激し、中枢神経系に障害を起こす。
ニトロベンゼン $C_6H_5NO_2$	皮膚、呼吸器、消化器などから吸収される。中毒症状は頭痛、めまいで、重症になると苦悶(くもん)、嘔吐、麻痺、痙攣等を起こす。
二硫化炭素(りゅう) CS_2	神経毒で、脳及び神経細胞の**脂肪変性**をきたし、筋肉を萎縮(いしゅく)させ、かつ、溶血作用を呈する。皮膚から吸収される場合もある。

◆は行の毒物劇物

パラコート $C_{12}H_{14}Cl_2N_2$	誤って嚥下(えんげ)した場合には、消化器障害、ショックのほか、数日遅れて肝臓、腎臓、肺等の機能障害を起こすことがあるため、特に症状がない場合にも至急医師による手当てを受ける。
ピクリン酸 $C_6H_2(OH)(NO_2)_3$	粉や蒸気を吸入した場合、目、鼻、口腔等の粘膜や気管に障害を起こし、皮膚に湿疹(しっしん)が出ることがある。多量に服用すると、嘔吐(おうと)、下痢(げり)などを起こし、**諸器官は黄色**に染まる。

砒素 As	吸入した場合、鼻、のど、気管支等の**粘膜を刺激**し、頭痛、めまい、悪心、**チアノーゼ**を起こすことがある。はなはだしい場合には**血色素尿**を排泄し、**肺水腫**を起こし、呼吸困難を引き起こす。
フェノール C_6H_5OH	皮膚に付くと**やけど（薬傷）**を起こし、**白く**なる。内服すると、口腔、咽頭、胃に高度の灼熱感を訴え、悪心、嘔吐、めまいを起こし、失神、虚脱、呼吸麻痺で倒れる。**尿**は**特有の暗赤色**を呈する。
弗化水素 HF **弗化水素酸** HF aq	吸入した場合、鼻、のど、気管支、肺等の粘膜が刺激され、**肺水腫**を生じ、呼吸困難を起こす。皮膚に触れると、激しい痛みを感じて、著しく**腐食**される。弗化水素酸の場合は、低濃度であっても皮膚に付着すると、その場では異常がなくても数時間後に痛みだすことがある。特に指先の場合が激しく、数日後に爪が剥離することがある。
ブロムアセトン CH_3COCH_2Br	蒸気は目を強く刺激し、催涙作用が強い。皮膚に触れると水疱を生じ、激痛を与える。
ブロムエチル **（臭化エチル）** C_2H_5Br	頭痛、目及び鼻孔の刺激、呼吸困難等として現れ、皮膚につくと水疱を生じる。
ブロムメチル **（臭化メチル）** CH_3Br	蒸気を吸入した場合、頭痛、目や鼻孔の刺激、呼吸困難をきたす。普通の燻蒸濃度※では臭気を感じないため、気付くのが遅れ、中毒を起こす。 ※通常、液化ガスの状態でボンベ等に保存されている。
ベタナフトール $C_{10}H_7OH$	吸入した場合、**腎炎**を起こし、はなはだしい場合には死に至ることがある。また肝臓を侵して黄疸が出たり、溶血を起こして**血色素尿**をみることもある。
ホルムアルデヒド水溶液（ホルマリン） HCHO aq	蒸気は粘膜を刺激し、**鼻カタル**、結膜炎、気管支炎などを起こす。高濃度のものは皮膚に壊疽を起こし、しばしば**湿疹**を生じさせる。

◆ま行の毒物劇物

無水クロム酸 CrO_3	皮膚に触れると、**やけど（薬傷）**を起こす。

メタノール CH_3OH	誤飲すると、頭痛、めまい、嘔吐(おうと)、下痢(げり)、腹痛などを起こす。致死量に近ければ**麻酔状態**になり、**視神経が侵され失明**することがある。皮膚からも吸収され、同様に酩酊(めいてい)、頭痛、目のかすみ等の症状が現れることがある。中毒の原因は、蓄積作用と、**神経細胞内でギ酸が発生**することによる、酸中毒症による。
メチルエチルケトン $C_2H_5COCH_3$	吸入すると目、鼻、のどなどの粘膜を刺激し、**高濃度で麻酔状態**となる。皮膚に触れると、乾性の炎症（鱗状症(りんじょうしょう)…魚の鱗(うろこ)のように皮膚の表面が硬くなる）を起こす。
モノフルオール酢酸ナトリウム $CH_2FCOONa$	哺乳動物ならびに人間には強い毒作用を呈するが、皮膚を刺激したり、皮膚から吸収されることはない。摂取すると生体細胞内の**TCAサイクル**（アコニターゼ）を阻害し、歩行障害、不整脈等を引き起こす。また、激しい嘔吐が繰り返され、**胃の疼痛(とうつう)**を訴え、しだいに意識が混濁(こんだく)し、**てんかん性痙攣(けいれん)**、脈拍の遅緩(ちかん)が起こり、**チアノーゼ**、**血圧下降**をきたす。心機能の低下で死に至ることがある。

◆や行の毒物劇物

沃(よう)化メチル CH_3I	**中枢神経系の抑制作用**及び肺の刺激症状が現れる。皮膚に付着して蒸発が阻害された場合には**発赤(ほっせき)**、**水疱(すいほう)**形成をみる。
沃素 I_2	皮膚に触れると**褐色に染め**、その揮散する蒸気を吸入すると、**めまい**や**頭痛**を伴う一種の酩酊（ヨード熱）を起こす。
四塩化炭素 CCl_4	揮発(きはつ)性蒸気を吸入すると、はじめ頭痛、悪心などをきたし、また**黄疸(おうだん)**のように角膜が黄色となり、しだいに**尿毒症**様をきたす。重症なときは死に至る。

◆ら行の毒物劇物

硫(りゅう)酸（濃硫酸） H_2SO_4	皮膚に触れると、激しい**やけど**（**薬傷**）をきたす。
硫酸タリウム Tl_2SO_4	殺鼠(そ)剤として使われ、摂取すると、嘔吐、痙攣(けいれん)、麻痺(まひ)等の症状を呈し、次第に呼吸困難となり、虚脱症状となる。
燐(りん)化亜鉛 Zn_3P_2	嚥下(えんげ)吸入すると、胃及び肺で**胃酸や体内の水と反応して燐化水素**（**ホスフィン**）が**発生**することにより、頭痛、吐き気、嘔吐、悪寒、めまい等の中毒症状を起こす。

● 練習問題 ●

【1】次のうち、有機燐(りん)化合物による中毒の解毒に用いられるものとして、正しいものはどれか。［静岡R4］

☐ 1．2－ピリジルアルドキシムメチオダイド（別名：PAM）
2．アセトアミド
3．亜硝酸ナトリウム
4．カルシウム剤

【2】次の物質とその中毒の対処に適切な解毒剤・拮抗剤について、正しいものには○を、誤っているものには×を選びなさい。［関西R4］

☐ A．蓚(しゅう)酸塩類 …………… アセトアミド
☐ B．シアン化合物 ……… 硫酸アトロピン
☐ C．ヨード ……………… 澱(でん)粉溶液

【3】次のうち、四塩化炭素の毒性として、最も適当なものはどれか。［東北R3］

☐ 1．吸入した場合、窒息感、喉頭及び気管支筋の強直を起こし、呼吸困難に陥ることがある。
2．吸入した場合、頭痛、食欲不振等がみられ、大量では緩和な大赤血球性貧血を起こすことがある。
3．蒸気は鼻、のど、気管支、肺等を激しく刺激し、炎症を起こすことがある。
4．吸入した場合、はじめ頭痛、悪心等をきたし、また、黄疸(だん)のように角膜が黄色となり、次第に尿毒症様を呈し、はなはだしいときは死亡することがある。

【4】次の文章は、ある物質の毒性や中毒症状について述べたものである。最も適当なものを選びなさい。［茨城R4］

☐ A．血液中のカルシウム分を奪取し、神経系を侵す。急性中毒症状は、胃痛、嘔吐、口腔・咽喉の炎症、腎障害などである。
☐ B．嘔吐、めまい、胃腸障害、腹痛、下痢または便秘などを起こし、運動失調、麻痺、腎臓炎、尿量減退、ポルフィリン尿として現れる。

1．ピクリン酸　　2．メタノール　　3．アニリン
4．スルホナール　　5．蓚(しゅう)酸

【5】次の物質とその毒性に関する記述について、正しいものには○を、誤っているものには×を選びなさい。［関西R4］

☐ A．セレン …………吸入した場合、のどを刺激する。はなはだしい場合には、肺炎を起こすことがある。

☐ B．酢酸エチル ……吸入した場合、短時間の興奮期を経て、麻酔状態に陥ることがある。

☐ C．臭素 ……………吸入した場合、皮膚や粘膜が青黒くなる（チアノーゼ症状）。頭痛、めまい、眠気がおこる。はなはだしい場合には、こん睡、意識不明となる。

【6】次の物質の毒性として、最も適当なものを選びなさい。［富山R4/R3］

☐ A．チメロサール

☐ B．硝酸

☐ C．ニコチン

☐ D．キシレン

☐ E．フェノール

☐ F．クロルピクリン

1．急性中毒では、よだれ、吐気、悪心、嘔(おう)吐があり、次いで脈拍緩徐不整となり、発汗、瞳孔縮小、意識喪失、呼吸困難、痙攣(けいれん)をきたす。慢性中毒では、咽頭、喉頭等のカタル、心臓障害、視力減弱、めまい、動脈硬化等をきたし、ときに精神異常を引き起こす。

2．吸入すると、分解されずに組織内に吸収され、各器官が障害される。血液中でメトヘモグロビンを生成し、また中枢神経や心臓、眼結膜を侵し、肺も強く障害する。

3．蒸気は眼、呼吸器等の粘膜及び皮膚に強い刺激性をもつ。作用が強いものが皮膚に触れると気体を生成して、組織ははじめ白く、次第に深黄色となる。

4．吸入すると、眼、鼻、のどを刺激する。高濃度で興奮、麻酔作用あり。

5．吸入した場合、鼻、のど、気管支の粘膜に炎症を起こし、水銀中毒を起こす。

6．極めて猛毒で、希薄な蒸気でも吸入すると、呼吸中枢を刺激し、次いで麻痺(ひ)させる。

7．皮膚や粘膜につくと火傷を起こし、その部分は白色となる。経口摂取した場合には口腔(くう)、咽喉、胃に高度の灼(しゃく)熱感を訴え、悪心、嘔(おう)吐、めまいを起こし、失神、虚脱、呼吸麻痺(ひ)で倒れる。尿は特有の暗赤色を呈する。

【7】次の物質について、毒性の説明として最も適当なものの番号を選びなさい。
［神奈川R3］

☐ A．クロロホルム
☐ B．メタノール
☐ C．パラフェニレンジアミン
☐ D．過酸化水素
☐ E．シアン化水素

1．頭痛、めまい、嘔吐、下痢、腹痛等を起こし、致死量に近ければ麻酔状態になり、視神経が侵され、眼がかすみ、失明することがある。
2．極めて猛毒で、希薄な蒸気でも吸入すると呼吸中枢を刺激し、次いで麻痺させる。
3．原形質毒であり、脳の節細胞を麻痺させ、赤血球を溶解する。吸収すると、はじめに嘔吐、瞳孔の縮小、運動性不安が現れる。
4．溶液、蒸気いずれも刺激性が強い。35%以上の溶液は皮膚に水疱を作りやすい。眼には腐食作用を及ぼす。
5．皮膚に触れると皮膚炎（かぶれ）、眼に作用すると角結膜炎、結膜浮腫、呼吸器に対しては気管支喘息を起こす。

【8】次の毒物又は劇物の毒性等として、最も適当なものはどれか。［愛知R4］

☐ A．硫酸
☐ B．フェニレンジアミン
☐ C．二硫化炭素
☐ D．弗(ふっ)化水素酸

1．神経毒であり、吸入すると、興奮状態を経て麻痺(ひ)状態に入り、意識が朦朧(もうろう)とし、呼吸麻痺(ひ)に至ることがある。中毒からの回復期に猛烈な頭痛を伴う。
2．皮膚に触れると、激しい痛みを感じて、著しく腐食される。組織浸透性が高く、薄い溶液でも指先に触れると爪の間に浸透し、数日後に爪が剥離(はくり)することがある。
3．油様の液体で、皮膚に触れると激しいやけど（薬傷）を起こす。
4．皮膚に触れると皮膚炎（かぶれ）、眼に作用すると角結膜炎、呼吸器に対し気管支喘息を引き起こす。これらの作用は、オルト体、メタ体及びパラ体の３つの異性体のうち、パラ体で最も強い。

【9】次の物質の毒性や中毒の症状として、最も適当なものはどれか。［北海道R4］

☑ A．ブロムメチル（別名：臭化メチル、メチルブロマイド）

☑ B．モノフルオール酢酸ナトリウム

☑ C．トリクロルヒドロキシエチルジメチルホスホネイト（別名：トリクロルホン、DEP）

1．主な中毒症状は激しいおう吐が繰り返され、胃の疼痛、意識混濁、けいれん、徐脈が起こり、チアノーゼ、血圧低下をきたす。

2．通常の燻蒸濃度では臭気を感じにくく、中毒を起こすおそれがある。吸入した場合、吐き気、おう吐、頭痛、歩行困難、けいれん、視力障害、瞳孔散大等の症状を起こすことがある。

3．コリンエステラーゼ阻害作用により、神経系に影響を与え、頭痛、めまい、おう吐、縮瞳、けいれん等を起こす。

4．皮膚に触れた場合、激しいやけどを引き起こす。

▶▶ 正解 ……………………………………………………………………………………

※品名のみ表示している場合は、選択文の内容に該当する品名を表す。

【1】1
【2】A…×　B…×　C…○
【3】4
〔解説〕1．塩素Cl_2
　　2．トルエン$C_6H_5CH_3$
　　3．ホルムアルデヒド水溶液（ホルマリン）HCHO aq
【4】A…5　B…4
【5】A…○　B…○　C…×
【6】A…5　B…3　C…1　D…4　E…7　F…2
〔解説〕6．シアン化水素HCN
【7】A…3　B…1　C…5　D…4　E…2
【8】A…3　B…4　C…1　D…2
【9】A…2　B…1　C…3
〔解説〕4．硫酸H_2SO_4

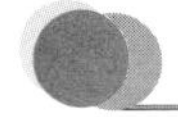

キーワードによる暗記一覧

1 特徴的な用語でおぼえる

▶▶ TCA サイクル

モノフルオール酢酸ナトリウム	有機弗(ふっ)素化合物

▶▶ 赤色の尿

スルホナール	[ポルフィリン尿]
砒(ひ)素、ベタナフトール	[血色素尿(けっしきそにょう)]
フェノール	[特有の暗赤色の尿]

▶▶ カタル

アクロレイン	[気管支カタル]	ホルマリン	[鼻カタル]

▶▶ コリンエステラーゼ

カーバメート系殺虫剤	有機燐(りん)化合物

▶▶ 振(しん)せん

アクリルアミド	カルタップ

▶▶ チアノーゼ

アニリン	トルイジン	モノフルオール酢酸ナトリウム
液化塩素	砒素	

▶▶ ニンニク臭

黄(おう)燐	セレン

▶▶ 麻酔

キシレン、トルエン	［はじめ短時間の興奮期を経て、深い麻酔状態に陥る］
クロルエチル、クロルメチル	［高濃度の蒸気で麻酔作用が現れる］
クロロホルム	［脳の節細胞を麻酔］［赤血球を溶解］［瞳孔の縮小］［強い麻酔作用］
メタノール	［麻酔状態］［視神経］［失明］［ギ酸］
メチルエチルケトン	［高濃度で麻酔状態］

▶▶ メトヘモグロビン

アニリン	クロルピクリン

▶▶ 薬傷（やくしょう）（やけど）

過酸化水素	フェノール	濃硫酸（りゅう）
クレゾール	無水クロム酸	

▶▶ その他

鉛（なまり）化合物	［歯ぐきが灰白色になる］
過酸化水素	［35%以上の溶液］
シアン化合物	［急速に死をまねく］［代謝性アシドーシス］
蓚（しゅう）酸	［血液中の石灰（カルシウム）分を奪取］［腎障害］
ニコチン	［猛烈な神経毒］
二酸化セレン	［爪の間から入りやすい］
二硫化炭素	［脳及び神経細胞の脂肪変性］
砒（ひ）素化合物	［コレラの症状］［角化症、爪・毛髪の欠損］
四塩化炭素	［黄疸（おうだん）のように角膜が黄色］［尿毒症］
硫酸タリウム	［虚脱症状］
燐（りん）化亜鉛	［胃及び肺で胃酸や水と反応して燐化水素（ホスフィン）を生成］

2 症状でおぼえる

▶▶ 血液に関するもの

亜硝酸塩類	[メトヘモグロビン] [血液はしだいに暗黒色]
アニリン	[メトヘモグロビン] [チアノーゼ] [血液毒かつ神経毒]
液化塩素	[かっ血]
塩素酸塩類	[血液はどろどろになり、どす黒くなる]
クロロホルム、トルイジン、 クロルピクリン	[赤血球溶解]
トルエン	[緩和な大赤血球性貧血]

▶▶ 粘膜に関するもの

アンモニア、 重クロム酸カリウム	[粘膜刺激性]
ギ酸、酢酸エチル	[粘膜に刺激]
塩素、液化塩素	[粘膜に刺激] [窒息感] [呼吸困難] [口腔粘膜に障害]
臭素	[眼球結膜の着色] [気管支喘息]
砒素、弗化水素	[粘膜を刺激] [肺水腫]

▶▶ 皮膚に関するもの

塩酸、クロルスルホン酸	[皮膚を腐食]
硝酸	[皮膚に触れるとガスを発生] [組織はしだいに深黄色]
水酸化ナトリウム	[腐食性が強い] [体組織を損傷]
二酸化セレン	[皮膚に浸透し、痛みを与え、黄色に変色]
弗化水素酸	[皮膚に触れると激しい痛み]
ホルムアルデヒド	[皮膚に壊疽] [湿疹]
沃化メチル	[皮膚に付着して蒸発が阻害] [発赤・水疱]
沃素	[皮膚を褐色に染める] [一種の酩酊]
四塩化炭素	[黄疸]

▶▶ 口に関するもの

鉛化合物（なまり）	［歯ぐきが灰白色］
塩化水素	［喉頭痙攣（こうとうけいれん）］
クロム酸塩類	［口と食道が帯赤黄色］

▶▶ 目に関するもの

アンモニア	［一時的な失明］
臭素	［眼球結膜の着色］
メタノール	［視神経が侵され失明］
有機燐（りん）化合物	［縮瞳（しゅくどう）］

▶▶ 神経に関するもの

エチレンクロルヒドリン	［中枢神経系］
ニコチン	［猛烈な神経毒］
ニッケルカルボニル	［中枢神経系障害］
メタノール	［神経細胞内でギ酸発生］
有機燐化合物	［副交感神経刺激症状］

▶▶ その他

シアン化水素	［極めて猛毒］［希薄な蒸気］［呼吸中枢を刺激］
水銀	［肺炎］［歯茎の腫れ］［顔面蒼白］
トルイジン	［チアノーゼ］［眠気］
ニトロベンゼン	［皮膚・呼吸器・消化器から吸収］
パラコート	［数日遅れて内臓の機能障害を起こす］
ピクリン酸	［諸器官を黄色に染める］
ブロムメチル	［呼吸困難］［臭気を感じない］

Check!!

専門的な医療用語が多く全体的に難しい印象を受けますが、特徴的な用語や症状をもつものを覚えておくと、実際の試験で選択肢を絞りやすくなります。
解毒剤については、第１章で取り扱った取締法第12条（32P参照）と共通する部分もあるので、一緒におさえておくことで理解度が深まります。

5 貯蔵方法

- 一般的な毒物劇物は、密栓して冷暗所に保管する貯蔵方法を用います。本書では、毒物劇物の性質によって特徴をもつ貯蔵方法をまとめています。

- 貯蔵方法でよく出る器具には次のようなものがあります。

◎**共栓（ともせん）ガラス瓶**
フタもガラスでできている瓶。

◎**カーボイ**（carboy）
容量が20～60リットルの大型瓶の容器で、化学薬品の搬送や貯蔵などに用いられる。

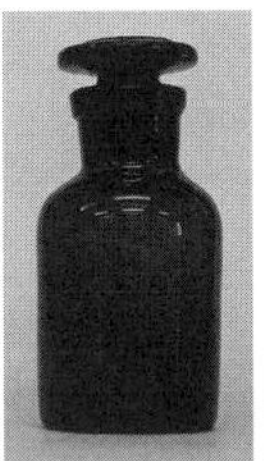
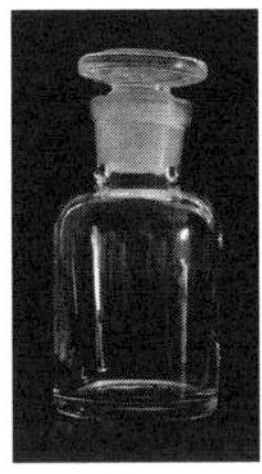

▲ 共栓ガラス瓶

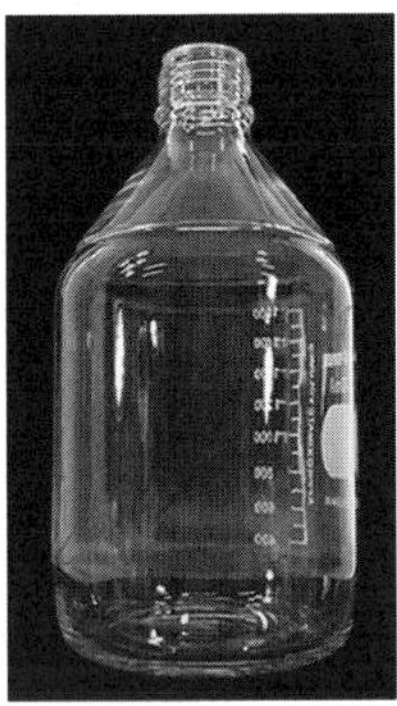

▲ カーボイ

◆あ行の毒物劇物

アクリルニトリル $CH_2=CHCN$	引火点が低いため、火花を生じるような器具から離す。また、強酸及び強塩基からも離す必要がある。できるだけ直接空気に触れることを避けるため、**窒素のような不活性ガスの雰囲気**の中に貯蔵する。貯蔵室は防火性とし、適当な換気装置を備える。
アクロレイン $CH_2=CHCHO$	火気厳禁。**非常に反応性に富む物質**であるため、**安定剤**を加え、空気を遮断して貯蔵する。
亜砒（ひ）酸ナトリウム $NaAsO_2$	よく密栓して貯える。
アンモニア水 NH_3 aq	特有の刺激臭のある**揮（き）発（はつ）性の液体**のため、**密栓**して保管する。
塩化亜鉛 $ZnCl_2$	**潮解性（ちょうかいせい）**があるため、**密栓**して貯蔵する。
塩素酸ナトリウム $NaClO_3$	**潮解性**があり、強い酸化剤で、有機物、金属粉等の可燃物が混在すると、加熱等により爆発する性質があるので、乾燥した換気のよい冷暗所に貯蔵する。
黄燐（おうりん） P_4	空気に触れると発火しやすいので、**水中に沈めて瓶に入れ**、さらに**砂を入れた缶中に固定**して、冷暗所に保管する。

◆か行の毒物劇物

過酸化水素 H_2O_2	少量ならば**褐色ガラス瓶**、多量ならば**カーボイ**などを使用し、**3分の1の空間**を保って貯蔵する。直射日光を避け、冷所に、金属塩や有機性蒸気を放出する物質と離して貯蔵する。温度の上昇、動揺などによって爆発することがある。アルカリ存在下では分解するため、一般に安定剤として**少量の酸**（燐酸や尿酸）が**添加**される。
カリウム K	水分の混入、火気を避け、**石油中に貯蔵**する。
クロルピクリン $CCl_3(NO_2)$	金属腐食性と揮発性があるため、**耐腐食性容器**に入れ、密栓して冷暗所に貯蔵する。
クロロホルム $CHCl_3$	純品は空気と日光によって変質するため、**少量のアルコール**を加えて分解を防止し、冷暗所に貯蔵する。
五硫化燐 P_2S_5	火災、爆発の危険性があり、わずかな熱で発火し発生した硫化水素で爆発することがあるので、換気のよい**冷暗所**に貯蔵する。

◆さ行の毒物劇物

三酸化二砒素 As_2O_3	少量であればガラス瓶で密栓、多量であれば**木樽**に入れ貯蔵する。
三硫化燐 P_4S_3	少量ならば、共栓ガラス瓶を用い、多量ならば**ブリキ缶**を使用し、**木箱**に入れる。引火性、自然発火性、爆発性物質を遠ざけて、通風のよい冷所に保管する。
シアン化カリウム KCN **シアン化ナトリウム** NaCN	少量ならばガラス瓶、多量ならばブリキ缶または鉄ドラムを用い、**酸類とは離して**※、空気の流通のよい**乾燥した冷所**に密封して貯蔵する。 ※酸と接触すると、シアン化水素を発生する（188P参照）。
シアン化水素 HCN	少量ならば**褐色ガラス瓶**、多量ならば**銅製シリンダー**を用いる。直射日光及び加熱を避け、**通風のよい冷所**に置く。極めて猛毒であるため爆発性、燃焼性物質と離す。
臭素 Br_2	少量ならば共栓ガラス瓶、多量ならばカーボイなどを用いて、**濃塩酸**、**アンモニア水**、**ガスなどと離して**冷所に保管する。直射日光を避け、通風をよくする。
硝酸銀 $AgNO_3$	**光によって分解して黒く**なるため、褐色瓶等に貯蔵する。

水酸化カリウム KOH	**炭酸ガス（二酸化炭素）と水を強く吸収**するため、**密栓**して保管する。 $2KOH + CO_2 \longrightarrow K_2CO_3 + H_2O$
水酸化ナトリウム NaOH	**炭酸ガス（二酸化炭素）と水を吸収する**性質が強く、空気中で潮解（ちょうかい）するため、**密栓**して保管する。
水素化砒（ひ）素 **（アルシン）** AsH_3	気体であるため、ボンベに貯蔵する。

◆な・は・や行の毒物劇物

ナトリウム Na	空気中にそのまま保存することはできないので、通常**石油中に貯蔵**する。冷所で雨水等の漏れが絶対にない場所に保管する。
二硫（りゅう）化炭素 CS_2	少量は共栓（ともせん）ガラス瓶、多量は鋼製ドラム缶等を用い、直射日光を避け、可燃性のものから離して、冷所に貯蔵する。**揮発（きはつ）性、引火性が極めて強い**ため、開封済みのものは**蒸留水を混ぜておく**と安全である。
ピクリン酸 $C_6H_2(OH)(NO_2)_3$	火気に対し安全で隔離された場所に、**硫黄、沃（よう）素、ガソリン、アルコール等と離して保管**する。鉄、銅、鉛等の**金属容器は使用しない**（通常、安全のため、15％以上の水を含有させる）。
弗（ふっ）化水素酸 HF aq	大部分の**金属**、**ガラスを腐食（ふしょく）**する性質がある。銅、鉄、コンクリートまたは木製のタンクにゴム、鉛、ポリ塩化ビニルあるいは**ポリエチレンのライニング**を施した容器を用いる。火気厳禁。
ブロムメチル **（臭化メチル）** CH_3Br	常温では気体であるため、**圧縮冷却して液化**した状態で、**圧縮容器**に入れ、直射日光等を避けて、冷暗所に貯蔵する。
ベタナフトール $C_{10}H_7OH$	**空気や光線に触れると赤変（せきへん）**するため、遮光して保管する。
ホルムアルデヒド水溶液（ホルマリン） HCHO aq	**低温では混濁（こんだく）**することがあるため、**常温で貯蔵**する。一般に重合（じゅうごう）を防ぐため10％程度のメタノールが添加してある。**光分解性**があるため、直射日光を避ける。ホルムアルデヒド35～38％含有する水溶液をホルマリンという。
沃（よう）素 I_2	気密容器を用い、通風のよい冷所に貯蔵する。腐食されやすい金属、**濃塩酸**、**アンモニア水**、**アンモニアガス**、**テレビン油**等は、なるべく**引き離しておく**。

四エチル鉛（なまり） $Pb(C_2H_5)_4$	容器は**特別製のドラム缶**を用い、出入を遮断できる独立倉庫で、火気のないところを選定し、**床面**は**コンクリート**または分厚（ぶんあつ）な枕木（まくらぎ）の上に保管する。
四塩化炭素 CCl_4	**亜鉛**または**錫**（すず）**メッキ**をした**鋼鉄**（こうてつ）**製容器**で保管し、高温に接しない場所に貯蔵する。ドラム缶で保管する場合は、雨水が漏入（ろうにゅう）しないようにし、直射日光を避け冷所に置く。**蒸気**は**空気**より**重く**、**低所に滞留する**ため、地下室など換気の悪い場所には保管しない。

● 練習問題 ●

【1】次のうち、カリウムの貯蔵方法として、最も適当なものはどれか。［東北R4］

☐ 1．火気に対し安全で隔離された場所に、ガソリン、アルコール等と離して保管する。鉄、銅、鉛等の金属容器を使用しない。

2．亜鉛または錫（すず）メッキをした鋼鉄製容器で保管し、高温に接しない場所に保管する。

3．空気中にそのまま貯蔵することはできないので、通常、石油中に貯蔵する。水分の混入、火気を避け貯蔵する。

4．冷暗所に貯蔵する。純品は空気と日光によって変質するので、少量のアルコールを加えて分解を防止する。

【2】次のうち、過酸化水素水の貯蔵方法として、最も適当なものはどれか。
［愛知R2］

☐ 1．二酸化炭素と水を吸収する性質が強いため、密栓して貯蔵する。

2．揮発しやすいため、密栓して貯蔵する。

3．亜鉛又は錫メッキをした鋼鉄製容器で保管し、高温に接しない場所に保管する。

4．少量ならば褐色ガラス瓶、大量ならばカーボイなどを使用し、3分の1の空間を保って貯蔵する。

【3】次のうち、劇物とその貯蔵についての記述の組合せとして、正しいものには○を、誤っているものには×を選びなさい。［愛知R4］

□ A．沃（よう）素 ………………… 容器は気密容器を用い、通風の良い冷所に保管する。腐食されやすい金属、濃塩酸、アンモニア水などはなるべく引き離しておく。

□ B．二硫化炭素 ……… 揮発性、引火性が極めて強いため、開封済みのものは水を加えて保管する。

□ C．ピクリン酸 ……… ガラスを溶かす性質があるので、鋼鉄製の容器に保管する。

【4】次の物質の貯蔵方法として、最も適当なものを選びなさい。［富山R4/R3］

□ A．臭素
□ B．アンモニア水
□ C．四エチル鉛
□ D．メチルエチルケトン

1．成分が揮発しやすいので、密栓して保管する。
2．少量ならば共栓ガラス瓶、多量ならばカーボイ、陶製壺（つぼ）等に保管し、直射日光を避けて、通風をよくする。
3．引火しやすく、また、その蒸気は空気と混合して爆発性の混合ガスとなるので、火気は近付けないで保管する。
4．容器は特別製のドラム缶を用い、出入を遮断できる独立倉庫で、火気のないところを選定し、床面はコンクリートまたは分厚な枕木の上に保管する。

【5】次の物質について、貯蔵方法の説明として最も適当なものを選びなさい。
［神奈川R4］

□ A．アクロレイン
□ B．四塩化炭素
□ C．黄燐（りん）
□ D．ベタナフトール

1．空気や光線に触れると赤変するため、遮光して貯蔵する。
2．空気中にそのまま貯蔵することはできないので、通常石油中に貯蔵する。
3．亜鉛又は錫（すず）メッキをした鋼鉄製容器で保管し、高温に接しない場所に保管する。ドラム缶で保管する場合は、雨水が漏入しないようにし、直射日光を避け冷所に貯蔵する。
4．火気厳禁。非常に反応性に富む物質なので、安定剤を加え、空気を遮断して貯蔵する。
5．空気に触れると発火しやすいので、水中に沈めて瓶に入れ、さらに砂を入れた缶中に固定して、冷暗所に貯蔵する。

【6】次の物質の貯蔵方法について、最も適切なものを選びなさい。［千葉R3］

☐ A．弗(ふっ)化水素酸
☐ B．ブロムメチル
☐ C．ナトリウム
☐ D．アクリルニトリル

1．空気中にそのまま保存することはできないので、通常石油中に保管する。冷所で雨水などの漏れが絶対にない場所に保存する。
2．空気や光線に触れると赤変するため、遮光して貯蔵する。
3．常温では気体なので、圧縮冷却して液化し、圧縮容器に入れ、直射日光その他、温度上昇の原因を避けて、冷暗所に貯蔵する。
4．炎や火花を生じるような器具から離し、また、強酸と激しく反応するので、強酸とも安全な距離を保ち貯蔵する。できるだけ、直接空気に触れることを避け、窒素のような不活性ガスの雰囲気の中に貯蔵する。
5．銅、鉄、コンクリート又は木製のタンクにゴム、鉛、ポリ塩化ビニルあるいはポリエチレンのライニングを施したものを用いる。火気厳禁。

▶▶ 正解 ……………………………………………………………………

※品名のみ表示している場合は、選択文の内容に該当する品名を表す。

【1】3
〔解説〕1．ピクリン酸$C_6H_2(OH)(NO_2)_3$
2．四塩化炭素CCl_4
4．クロロホルム$CHCl_3$

【2】4
〔解説〕1．水酸化カリウムKOH、水酸化ナトリウムNaOH
2．アンモニア水NH_3 aq
3．四塩化炭素CCl_4

【3】A…○　B…○　C…×

【4】A…2　B…1　C…4　D…3

【5】A…4　B…3　C…5　D…1
〔解説〕2．カリウムK

【6】A…5　B…3　C…1　D…4
〔解説〕2．ベタナフトール$C_{10}H_7OH$

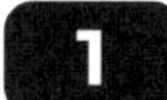

キーワードによる暗記一覧

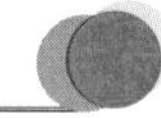

1 保存する動作でおぼえる

▶▶ ～の中に保存

[水中に沈めて瓶(びん)に入れる]	黄燐(おうりん)
[水分の混入、火気を避け、石油中に貯蔵]	カリウム
	ナトリウム

▶▶ ～と離して保存

[強酸及びや強塩基から離す]	アクリルニトリル
[酸類と離す] [乾燥した冷所]	シアン化カリウム
	シアン化ナトリウム
[濃塩酸、アンモニア水、ガスと離す] [共栓ガラス瓶、カーボイ]	臭(しゅう)素
[硫黄、沃(よう)素、ガソリン、アルコールと離す] [金属容器は使用しない] [15%以上の水を含有]	ピクリン酸
[腐食(ふしょく)されやすい金属、濃塩酸、アンモニア水と離す]	沃(よう)素

▶▶ 安定剤を加えて保存

[非常に反応性に富むため安定剤を加えて空気を遮断]	アクロレイン
[安定剤として少量の酸] [褐色ガラス瓶、カーボイ] [3分の1の空間]	過酸化水素
[少量のアルコールを加えて、空気と日光によって変質]	クロロホルム

2 保存する容器 でおぼえる

［耐腐食性容器］［密栓］	クロルピクリン
［ガラス瓶で密栓、多量であれば木樽］	三酸化二砒素
［共栓ガラス瓶、多量であればブリキ缶］［木箱］	三硫化燐
［褐色ガラス瓶、多量であれば銅製シリンダー］	シアン化水素
［ポリ塩化ビニル、ポリエチレンのライニングを施した容器］	弗化水素酸
［圧縮冷却し液化した状態で圧縮容器］	ブロムメチル
［特別製のドラム缶］［床面はコンクリート］	四エチル鉛
［亜鉛または錫メッキをした鋼鉄製容器］ ［蒸気は空気より重く、低所に滞留］	四塩化炭素

3 性質 でおぼえる

［揮発性］［密栓］	アンモニア水
［不活性ガスの雰囲気］	アクリルニトリル
［潮解性］［密栓］	塩化亜鉛
［潮解性］［可燃物が混在すると爆発］［冷暗所］	塩素酸ナトリウム
［光によって分解して黒くなる］［褐色瓶］	硝酸銀
［炭酸ガス（二酸化炭素）と水を吸収］［密栓］	水酸化カリウム 水酸化ナトリウム
［低温でも揮発性、引火性が強い］ ［開封後は蒸留水を混ぜておく］	二硫化炭素
［空気や光に触れて赤変］［遮光］	ベタナフトール
［低温で混濁］［常温］［光分解性］	ホルムアルデヒド （ホルマリン）

Check!!

特徴的なキーワードと品名をしっかり結びつけることができれば、出題頻度の低い品名が登場しても、迷わずに解答できるようになります。過去問題を解いて出題のコツをつかんでおくのもよいでしょう。

6 主な用途

- 本書では出題傾向が高く、特徴のある用途をもつ毒物劇物を中心にまとめています。また毒物劇物によっては、性状より用途を推測できるものも多数あります。

用語解説

用語	解説
～化剤	置換基を含む薬剤のこと。アルキル化剤にはアルキル基（$-CH_3$や$-CH_3CH_2$等）、スルホン化剤にはスルホン基（$-SO_3H$）、メチル化剤にはメチル基（$-CH_3$）が含まれている
アンチノック剤	エンジンの燃焼室での異常燃焼（ノッキング）を防ぐために、燃料に少量加える物質
界面活性剤	界面張力を著しく低下させる物質。水に対しては、せっけん・油・アルコールなど
加硫（りゅう）	ゴムの製造過程で、ゴムの弾性を発揮させるために行う工程
カーバメート系殺虫剤	化学式にC、H、O、Nからなるカーバメートを含む殺虫剤。カルバメートとも呼ばれる
燻蒸（くんじょう）	有毒ガスを発生させて、病菌及び害虫を殺すこと。倉庫内など空間を密閉して行う。特に土壌（どじょう）を対象とする場合は土壌燻蒸という
抗コクシジウム剤	コクシジウム病の発症防止薬
合成樹脂可塑剤	合成樹脂に加えて柔軟性や耐候性を改良する添加薬品類の総称。可塑とは「柔らかく形を変えやすい」という意味
獣炭（じゅうたん）	獣の血・骨・肉などを乾留して得られる炭物質
試薬	化学分析・実験などで、化学反応を起こさせるために用いる化学薬品
タール	石炭・木炭などの固体有機物の乾留によって生じる、黒色または褐色の粘性の油状物質
ドーピングガス	半導体中に不純物元素をわずかに混入する際に使用するガス
捺染剤（なっせん）	捺染に使用する布に色模様を染め出す薬剤
抜染剤（ばっせん）	抜染に使用する色抜きの薬剤
冶金（や）	金属を精製し加工すること
有機燐（りん）系殺虫剤	化学式に燐Pを含む殺虫剤
釉薬（ゆうやく）	装飾や水分の吸収を防ぐため、素焼の陶磁器の表面に掛けるもの

用途

◆あ行の毒物劇物

物質	用途
亜塩素酸ナトリウム $NaClO_2$	繊維、木材、食品等の**漂白**
アクリルアミド $CH_2=CHCONH_2$	地盤の**土質安定剤**、水処理剤、紙力増強剤、接着剤の原料
アクリルニトリル $CH_2=CHCN$	合成繊維、**合成ゴム**、**合成樹脂**、塗料、農薬、医薬、染料などの製造の重要な原料
アクロレイン $CH_2=CHCHO$	各種薬品の合成原料のほか、医薬、アミノ酸、香料、染料、殺菌剤の製造の原料
アジ化ナトリウム NaN_3	試薬、**医療検体の防腐剤**、エアバッグのガス発生剤
亜硝酸イソプロピル（しょう） $(CH_3)_2CHNO_2$	合成色素、ジェット燃料、医薬品中間体
亜硝酸ナトリウム $NaNO_2$	ジアゾ化合物の製造、染色工場の顕色剤、試薬
亜硝酸メチル CH_3NO_2	ロケット燃料等
アニリン $C_6H_5NH_2$	**タール中間物**、医薬品及び染料等の製造原料、写真現像用のハイドロキノン等の原料
アンモニア水 NH_3 aq	化学工業用・医薬用の原料、試薬
エチレンオキシド C_2H_4O	**有機合成原料**、**界面活性剤**、有機合成顔料、**燻蒸消毒**（くんじょう）、殺菌剤
塩化亜鉛 $ZnCl_2$	脱水剤、木材防腐剤、活性炭の製造、**乾電池材料**、脱臭剤、染料安定剤など
塩化カドミウム $CdCl_2・2.5H_2O$	工業用の顔料、試薬
塩化水素 HCl	塩酸の製造原料、（無水物は）塩化ビニルの原料
塩酸 HCl aq	化学工業用の塩化物、膠（にかわ）の製造、獣炭（じゅうたん）の精製、染色・色素工業
塩素 Cl_2	酸化剤、**紙・パルプの漂白剤**、殺菌剤、上水道の消毒剤
塩素酸カリウム $KClO_3$	工業用マッチ・煙火・爆発物の製造、抜染（ばっせん）剤、酸化剤
塩素酸ナトリウム $NaClO_3$	**除草剤**、酸化剤、抜染剤
黄燐（おうりん） P_4	酸素の吸収剤、赤燐（せきりん）その他の燐化合物及び**殺鼠（そ）剤**の原料、**マッチ**（日本では禁止されている）、発煙剤の原料

◆か行の毒物劇物

過酸化水素 H_2O_2	酸化剤、殺菌剤、獣毛や羽毛などの漂白剤
過酸化ナトリウム Na_2O_2	酸化剤、漂白剤、医療用の試薬
カルバリル $C_{12}H_{11}NO_2$	カーバメート（カルバメート）系殺虫剤
キシレン $C_6H_4(CH_3)_2$	溶剤、**染料中間体**などの有機合成原料、試薬
クレゾール $C_6H_4(OH)CH_3$	消毒、殺菌、木材の防腐剤、合成樹脂可塑剤
クロム酸ストロンチウム $SrCrO_4$	さび止め顔料
クロム酸鉛 $PbCrO_4$	顔料
クロルエチル C_2H_5Cl	合成化学工業での**アルキル化剤**
クロルスルホン酸 $ClSO_3H$	スルホン化剤、煙幕
クロルピクリン $CCl_3(NO_2)$	**土壌燻蒸剤**
クロルメコート $C_5H_{13}Cl_2N$	農薬、植物成長調整剤
クロロホルム $CHCl_3$	各種溶媒
硅弗化水素酸 H_2SiF_6	**セメントの硬化促進剤**、錫の電解精錬や鍍金の際の電解液
硅弗化ナトリウム Na_2SiF_6	ホーローの釉薬、試薬

◆さ行の毒物劇物

酢酸エチル $CH_3COOC_2H_5$	**香料**、**溶剤**、有機合成原料
酢酸タリウム CH_3COOTl	殺鼠剤
サリノマイシンナトリウム $C_{42}H_{69}O_{11}Na$	飼料添加物（**抗コクシジウム剤**）
酸化第二水銀 HgO	塗料、試薬
酸化鉛（一酸化鉛 PbO など）	**ゴムの加硫促進剤**、顔料、試薬
酸化バリウム BaO	**乾燥剤**
三酸化二砒素 As_2O_3	殺虫剤、殺鼠剤、陶磁器の釉薬など
三硫化燐 P_4S_3	硫化燐**マッチ**の原料、有機化合物の製造及び化学実験用試薬など
シアン化カリウム KCN シアン化ナトリウム $NaCN$	**冶金**、**鍍金**、分析試薬、写真、殺虫剤
シアン化銀 $AgCN$	鍍金、写真、試薬

シアン化水素 HCN	殺虫剤（果実など）、船底倉庫の殺鼠剤、シアン化合物の原料、化学分析試薬など
シアン酸ナトリウム $NaOCN$	除草剤、有機合成、鋼の熱処理
ジクワット $C_{12}H_{12}N_2Br_2$	除草剤
ジメチルアミン $(CH_3)_2NH$	**界面活性剤**の原料など
ジメチル硫酸 $(CH_3)_2SO_4$	メチル化剤
臭化銀 $AgBr$	写真感光材料
重クロム酸カリウム $K_2Cr_2O_7$	**工業用の酸化剤**、媒染(ばいせん)剤、製革用・電気鍍金用・電池調整用・顔料などの原料、試薬
蓚(しゅう)酸 $(COOH)_2 \cdot 2H_2O$	染料原料（捺染(なっせん)剤）、**木・コルク・綿**・わら製品などの**漂白剤**、真ちゅうや銅の**化学研磨剤**、酸洗浄液
硝(しょう)酸亜鉛 $Zn(NO_3)_2 \cdot 6H_2O$	工業用の捺染剤
硝酸銀 $AgNO_3$	鍍金、写真、試薬、医薬用
水銀 Hg	寒暖計、気圧計その他の理化学機械、整流器、医薬品、歯科用アマルガム
水酸化ナトリウム $NaOH$	**セッケン**製造、**パルプ**工業、染料工業、レーヨン工業、諸種の合成化学、試薬、農薬など
スルホナール $C_7H_{16}O_4S_2$	**殺鼠(そ)剤**
セレン Se	**ガラスの脱色**、釉薬(ゆうやく)、整流器

◆た・な行の毒物劇物

ダイアジノン $C_{12}H_{21}N_2O_3PS$	有機燐(りん)系の**殺虫剤**
ダイファシノン $C_{23}H_{16}O_3$	**殺鼠剤**
トルエン $C_6H_5CH_3$	**爆薬**、染料、香料、サッカリン、合成高分子材料などの原料、**溶剤**、分析用試薬
ニッケルカルボニル $Ni(CO)_4$	高圧アセチレン重合、オキソ反応などにおける触媒、ガソリンの**アンチノック剤**
ニトロベンゼン $C_6H_5NO_2$	**純アニリンの製造原料**、タール中間物の製造原料、合成化学の酸化剤、特種溶媒、石けん香料
二硫(りゅう)化炭素 CS_2	ゴムの加硫作業、ゴムの接着作業、マッチの製造、溶剤

◆は行の毒物劇物

パラコート $C_{12}H_{14}Cl_2N_2$	**除草剤**
パラチオン $C_{10}H_{14}NO_5PS$	有機燐系の**殺虫剤**（遅効(ちこう)性）
ピクリン酸 $C_6H_2(OH)(NO_2)_3$	農薬（クロルピクリン）や染料の合成原料、花火、塩類は爆発薬
砒(ひ)素 As	散弾の製造、化学工業用材料。少量は花火の製造用
ヒドラジン H_4N_2	**ロケット燃料**
ヒドロキシ酢酸 $C_2H_4O_3$	皮膚・毛・爪のケア製品等の**化粧品**、洗浄剤、塗料剥離(はくり)剤、繊維加工仕上げ剤、pH調整剤、有機化学合成の出発物質
フェノール C_6H_5OH	サリチル酸、ピクリン酸など種々の医薬品及び染料の製造原料、防腐剤、ベークライト、人造タンニンの原料、試薬など
フェンバレレート $C_{25}H_{22}ClNO_3$	野菜、果樹等のアブラムシ類、コナガ、アオムシ、ヨトウムシ等の駆除
弗(ふっ)化水素酸 HF aq	**ガラスのつや消し**、フロンガスの原料、ガソリンのアルキル化反応の触媒、金属の酸洗剤、半導体のエッチング剤など
弗化スルフリル F_2SO_2	農薬（殺虫剤）
ブロムエチル（臭化エチル） C_2H_5Br	アルキル化剤
ブロムメチル（臭化メチル） CH_3Br	果樹・種子・貯蔵食糧等の病害虫に対する燻蒸(くんじょう)剤
ベタナフトール $C_{10}H_7OH$	染料製造原料、防腐剤（医療用）、試薬など
ホスゲン $COCl_2$	樹脂・染料の原料
ホルマリン HCHO aq **ホルムアルデヒド** HCHO	**燻蒸剤**、フィルムの硬化、**人造樹脂**、色素合成などの製造

◆ま行の毒物劇物

無水クロム酸 CrO_3	工業用の酸化剤、試薬
無水硫(りゅう)酸銅 $CuSO_4$	乾燥剤、試薬
メタノール CH_3OH	染料、樹脂、塗料などの溶剤、燃料、試薬、標本保存用など
メチルメルカプタン CH_3SH	殺虫剤、香料、**付臭剤**、触媒活性調整剤、反応促進剤など
メトミル $C_5H_{10}N_2O_2S$	カーバメート系殺虫剤
モノフルオール酢酸ナトリウム $CH_2FCOONa$	野ねずみの駆除（殺鼠(そ)剤）

◆や・ら行の毒物劇物

沃(よう)化メチル CH_3I	病害虫に対する燻蒸(くんじょう)剤
沃素 I_2	アニリン色素の製造、消毒剤
四エチル鉛 $Pb(C_2H_5)_4$	ガソリンの**アンチノック剤**
四塩化炭素 CCl_4	洗浄剤・清浄剤の製造、化学薬品、引火性の少ないベンジンの製造
硫酸 H_2SO_4	肥料、各種化学薬品の製造、石油の精製、冶金(やきん)、塗料、顔料などの製造、**乾燥剤**、試薬
硫酸タリウム Tl_2SO_4	殺鼠剤
硫酸ニコチン $C_{10}H_{14}N_2 \cdot 1/2\ H_2SO_4$	病害虫に対する接触剤、医薬その他の原料
燐(りん)化亜鉛 Zn_3P_2	殺鼠剤
燐化水素 PH_3	半導体工業における**ドーピングガス**
六弗(ふっ)化タングステン WF_6	半導体配線の原料

◆英字の毒物劇物

DDVP $C_4H_7Cl_2O_4P$ / **EPN** $C_{14}H_{14}NO_4PS$	有機燐系の殺虫剤
EDDP $C_{14}H_{15}O_2PS_2$	有機燐系殺菌剤

● 練習問題 ●

【1】次のうち、塩素の用途として最も適するものはどれか。［新潟R4］

☐ 1．酸化剤　　2．防錆(せい)剤
3．還元剤　　4．界面活性剤

【2】酢酸鉛の主な用途として、最も適当なものはどれか。［北海道R3］

☐ 1．獣毛、羽毛、綿糸などを漂白するのに用いられるほか、消毒及び防腐の目的で医療用に用いられる。
2．工業用にレーキ顔料、染料等の製造用として使用されるほか、試薬として用いられる。
3．酸化剤、媒染剤、製革用等に用いられるほか、試薬として用いられる。
4．香料、溶剤、有機合成の材料として用いられる。

【3】次の物質の主な用途として、最も適当なものを選びなさい。［栃木R4］

☐ A．1, 1'－ジメチル－4, 4'－ジピリジニウムヒドロキシド（別名：パラコート）
☐ B．エチルパラニトロフェニルチオノベンゼンホスホネイト（別名：EPN）
1．土壌燻(くん)蒸剤
2．殺虫剤
3．除草剤

【4】次の物質の用途として、最も適切なものを選びなさい。［茨城R4］

☐ A．シアン酸ナトリウム
☐ B．無水クロム酸
1．溶剤　　2．乾燥剤　　3．酸化剤
4．防腐剤　　5．除草剤

【5】次の物質とその用途について、正しいものには○を、誤っているものには×を選びなさい。［関西R4］

☐ A．クレゾール ……………… 防腐剤、消毒剤
☐ B．硅弗(けいふっ)化水素酸 …………… 漂白剤
☐ C．アクリルニトリル ……… 化学合成上の主原料で合成繊維の原料

【6】次のうち、気圧計に用いられるものはどれか。［長野R3］

☐ 1．クレゾール　　2．アジ化ナトリウム
3．水銀　　4．硫酸タリウム
5．ぎ酸

【7】次の物質の主な用途として、最も適当なものをそれぞれ一つ選びなさい。

［岐阜R4］

☐ A．クロルエチル
☐ B．サリノマイシンナトリウム
☐ C．ベタナフトール
☐ D．燐(りん)化亜鉛

1．飼料添加剤（抗コクシジウム剤）
2．染料製造原料、防腐剤
3．合成化学工業でのアルキル化剤
4．ロケット燃料
5．殺鼠(そ)剤

【8】次の物質の代表的な用途について、最も適切なものをそれぞれ一つ選びなさい。［千葉R4］

☐ A．臭化銀
☐ B．アクリルニトリル
☐ C．三酸化二砒(ひ)素
☐ D．五酸化バナジウム
☐ E．アジ化ナトリウム

1．写真感光材料
2．殺虫剤、殺鼠(そ)剤、除草剤、皮革の防虫剤、陶磁器の釉薬(ゆうやく)
3．試薬、試薬・医療検体の防腐剤、エアバッグのガス発生剤
4．合成繊維、合成ゴム、合成樹脂、塗料、農薬、医薬、染料の原料
5．触媒、塗料、顔料、蓄電池、蛍光体

【9】次の物質について、その主な用途として最も適当なものはどれか。［神奈川R3］

☐ A．アクロレイン
☐ B．蓚(しゅう)酸
☐ C．四アルキル鉛
☐ D．セレン

1．ガソリンへの混入
2．捺染(なっせん)剤、木・コルク・綿・藁(わら)製品等の漂白剤
3．殺鼠(そ)剤
4．アミノ酸（メチオニン、葉酸、リジン）の製造原料
5．ガラスの脱色、釉(ゆう)薬

【10】次の物質の主な用途として、最も適当なものを選びなさい。［富山R4/R3］

☐ A．エチレンオキシド

☐ B．S－メチル－N－［(メチルカルバモイル) －オキシ］－チオアセトイミデート（別名：メトミル（メソミル））

☐ C．塩化亜鉛

☐ D．硫酸タリウム

1．殺虫剤。キャベツ等のアブラムシ、アオムシ、ヨトウムシ、ハスモンヨトウ、稲のニカメイチュウ、ツマグロヨコバイ、ウンカの駆除

2．アルキルエーテル等の有機合成原料、燻(くん)蒸消毒、殺菌剤

3．脱水剤、木材防腐剤、活性炭の原料、乾電池材料、脱臭剤、染料安定剤

4．殺そ剤

▶▶ 正解 ……………………………………………………………………………………

※品名のみ表示している場合は、選択文の内容に該当する品名を表す。

【1】1

【2】2

〔解説〕1．過酸化水素H_2O_2

3．重クロム酸カリウム$K_2Cr_2O_7$

4．酢酸エチル$CH_3COOC_2H_5$

【3】A…3　B…2

【4】A…5　B…3

【5】A…○　B…×　C…○

【6】3

【7】A…3　B…1　C…2　D…5

〔解説〕4．亜硝(しょう)酸メチルCH_3NO_2、ヒドラジンH_4N_2

【8】A…1　B…4　C…2　D…5　E…3

【9】A…4　B…2　C…1　D…5

【10】A…2　B…1　C…3　D…4

キーワードによる暗記一覧

▶▶ 農薬

有機燐系殺虫剤	DDVP、EPN、ダイアジノン、パラチオン
カーバーメート系殺虫剤	カルバリル、メトミル
除草剤	塩素酸ナトリウム、パラコート、ジクワット
土壌燻蒸剤	クロルピクリン
燻蒸剤	ホルムアルデヒド、沃化メチル
殺鼠剤	スルホナール、ダイファシノン、 モノフルオール酢酸ナトリウム、硫酸タリウム、燐化亜鉛
野菜・果樹等の アブラムシ類の駆除	フェンバレレート

▶▶ 殺菌・消毒・防腐

医療検体の防腐剤	アジ化ナトリウム
木材の防腐剤	塩化亜鉛、クレゾール
防腐剤	フェノール、ベタナフトール
消毒、殺菌	塩素、クレゾール
燻蒸消毒	エチレンオキシド

▶▶ 漂白剤

繊維、木材、食品等の漂白	亜塩素酸ナトリウム
紙・パルプの漂白剤	塩素
木・コルク・綿の漂白剤	蓚酸

▶▶ 酸化剤

酸化剤	塩素、塩素酸カリウム、塩素酸ナトリウム、 過酸化水素、過酸化ナトリウム
工業用の酸化剤	重クロム酸カリウム、無水クロム酸
合成化学の酸化剤	ニトロベンゼン

▶▶ 製造原料

合成ゴム、合成樹脂の原料	アクリルニトリル
殺菌剤の原料	アクロレイン
タール中間物の製造原料	アニリン、ニトロベンゼン

活性炭の製造	塩化亜鉛
石けん・紙・パルプの製造	水酸化ナトリウム
純アニリンの製造原料	ニトロベンゼン
散弾の製造	砒（ひ）素
工業用染料製造原料	ベタナフトール
アニリン色素の製造	沃（よう）素
半導体配線の原料	六弗（ふっ）化タングステン

▶▶ **特徴的なワード**のもの

アマルガム	水銀
アルキル化剤	クロルエチル、ブロムエチル
アンチノック剤	ニッケルカルボニル、四エチル鉛
界面活性剤	エチレンオキシド、ジメチルアミン
ガラスの脱色	セレン
ガラスのつや消し	弗化水素酸
乾燥剤	酸化バリウム
乾電池材料	塩化亜鉛
香料	酢酸エチル
ゴムの加硫促進剤	酸化鉛
写真感光材料	臭化銀
飼料添加物（抗コクシジウム剤）	サリノマイシンナトリウム
人造樹脂	ホルムアルデヒド
セメントの硬化促進剤	硅弗（けいふっ）化水素酸
洗浄剤、清浄剤	四塩化炭素
染料中間体	キシレン
土質安定剤	アクリルアミド
皮膚・毛・爪のケア製品等の化粧品	ヒドロキシ酢酸
付臭剤	メチルメルカプタン
マッチ	黄燐（おうりん）、三硫（りゅう）化燐、二硫化炭素
冶金（やきん）、鍍金（めっき）	シアン化カリウム、シアン化ナトリウム
釉薬（ゆうやく）	硅弗化ナトリウム、三酸化二砒素、セレン
溶剤	キシレン、酢酸エチル、トルエン、二硫化炭素、メタノール
ロケット燃料	亜硝（しょう）酸メチル、ヒドラジン

7 漏えい時の措置

- 「毒物及び劇物の運搬事故時における応急措置に関する基準」では、毒物劇物ごとに応急措置の方法が定められています。
- 漏(ろう)えい時の措置として共通する内容をまとめると次のとおりです。

◆ 風下の人を退避させる。
◆ 漏えいした場所の周辺にはロープを張るなどして人の立ち入りを禁止する。
◆ 可燃性のものは、付近の着火源となるものを速やかに取り除く。
◆ 作業の際には必ず保護具を着用する。
◆ 風下での作業を行わないこと。
◆ 濃厚な廃液が河川等に排出されないように注意する。

- 漏えい時の措置の内容から、漏えいしている対象物の違い（固体・液体・気体）を推測することができます。また、多くは「**空容器に回収**」をしています。

固体 …「飛散した**もの**は空容器にできるだけ回収し、～」
液体 …「漏えいした**液**は、土砂等でその流れを止め、～」
気体 …「漏えいした**ボンベ**等を～」

- 漏えい時の措置の基準は、少量の場合と多量の場合とで分けて定められています。本書では、特に表示がない限り「**多量の場合**」としてまとめてあります。
- 漏えい時の措置でよく出る用語のうち、次のものはカッコ内の表現で記載されることがあります。

◎**ソーダ灰**（炭酸ソーダまたは炭酸ナトリウムNa_2CO_3）
◎**重曹**（重炭酸ナトリウム$NaHCO_3$）
◎**消石灰**（水酸化カルシウム$Ca(OH)_2$）

水で希釈・洗い流す・溶かす

水溶性のものは水で希釈する

◆ **過酸化水素** H_2O_2　◆ **ホルマリン** HCHO aq　◆ **メタノール** CH_3OH

漏えいした液は土砂等でその流れを止め、安全な場所に導き、**多量の水**を用いて十分に**希釈**して**洗い流す**［過酸化水素、メタノールの例］。

▶ メタノールは引火することがあるが、水によく溶けるため、水で希釈して洗い流す。

アンモニアは水で洗い流す

◆ アンモニア NH_3 ／ アンモニア水 NH_3 aq

［少量］漏えい箇所を**濡れむしろ等**で覆い、遠くから多量の水をかけて**洗い流す**。
［多量］漏えい箇所を濡れむしろ等で覆い、ガス状のアンモニアに対しては遠くから霧状の水をかけて吸収させる。アンモニア水の場合、漏えいした液は土砂等で流れを止め、安全な場所に導いて、**遠くから多量の水**をかけて**洗い流す**。

水にガスを吸収させる

◆ エチレンオキシド C_2H_4O

漏えいした**ボンベ等**を多量の水に容器ごと投入して**ガスを吸収**させて処理し、その処理液を多量の水で希釈して流す。

▶ エチレンオキシドはエーテル臭のある気体で、引火しやすい。また、水に溶ける。

水に溶かす

◆ 過酸化ナトリウム Na_2O_2

飛散したものはできるだけ空容器に回収する。回収したものは、**発火のおそれ**があるので速やかに**多量の水に溶かして処理**する。回収したあとは、多量の水を用いて洗い流す。

▶ 過酸化ナトリウムは、加水分解により水酸化ナトリウムと過酸化水素を生成する。この際、多量の熱を発生し、更に過酸化水素から酸素が発生する。このため、油脂や布等に触れると発火することがある。

ピクリン酸は水を含ませて回収

◆ ピクリン酸 $C_6H_2(OH)(NO_2)_3$　◆ ピクリン酸アンモニウム $C_6H_2(ONH_4)(NO_2)_3$

飛散したものは空容器にできるだけ回収し、そのあとを多量の水を用いて洗い流す。なお、回収の際は飛散したものが乾燥しないよう適量の水を散布して行い、また、回収物の保管、輸送に際しても**十分に水分を含んだ状態を保つ**ようにする。用具及び容器は**金属製のものを使用してはならない**。

▶ 乾燥すると、熱や摩擦・衝撃によって爆発しやすくなる。このため、水を含ませた状態で回収・保管する。また、金属と反応するとより爆発しやすくなる。

アルカリを用いる・アルカリ性にする

銅イオンはアルカリで処理

◆ **硫酸第二銅** $CuSO_4 \cdot 5H_2O$
飛散したものは空容器にできるだけ回収し、そのあとを**消石灰**、ソーダ灰等の水溶液を用いて処理し、多量の水を用いて洗い流す。

▶ 銅イオンCu^{2+}を含む水溶液にアルカリを加えると、水酸化第二銅$Cu(OH)_2$（青白色沈殿）が生成される。

◆ **メトミル** $C_5H_{10}N_2O_2S$
飛散したものは空容器にできるだけ回収し、そのあとを**消石灰**等の水溶液を用いて処理し、多量の水で洗い流す。

有機燐化合物はアルカリで処理

◆ **DDVP** $C_4H_7Cl_2O_4P$　◆ **EPN** $C_{14}H_{14}NO_4PS$ ◆ **エチルチオメトン** $C_8H_{19}O_2PS_3$　◆ **ダイアジノン** $C_{12}H_{21}N_2O_3PS$
漏えいした液は土砂等でその流れを止め、安全な場所に導き、空容器にできるだけ回収し、そのあとを**消石灰等**の水溶液を用いて処理し、多量の水を用いて洗い流す。洗い流す場合には**中性洗剤等**の分散剤を使用する。

▶ いずれもアルカリで分解処理する。処理後は、付着物を洗剤で洗い流す。

毒ガスは水酸化ナトリウムと酸化剤の混合溶液で処理

◆ **ジボラン** B_2H_6　◆ **水素化砒素（アルシン・砒化水素）** AsH_3 ◆ **セレン化水素** H_2Se　◆ **燐化水素（ホスフィン）** PH_3
漏えいしたボンベ等を多量の**水酸化ナトリウム水溶液**と**酸化剤**（次亜塩素酸ナトリウム、さらし粉等）の水溶液の**混合溶液**に容器ごと投入してガスを吸収させ、酸化処理し、そのあとを多量の水を用いて洗い流す［燐化水素の例］。

▶ 水酸化ナトリウムで**アルカリ性**にすることで、ガスの発生を防ぐ。同時に、**酸化剤**で分解する。

シアン化合物はアルカリ性にする

◆ **シアン化水素** HCN

漏えいしたボンベ等を多量の**水酸化ナトリウム水溶液**（20W/V%以上）に**容器ごと投入**してガスを吸収させ、さらに**酸化剤**（次亜塩素酸ナトリウム、さらし粉等）の水溶液で酸化処理を行い、多量の水を用いて洗い流す。

▶ シアン化水素は沸点が26℃であるため、一般にボンベで液化した状態または水溶液として運搬される。水溶液をアルカリ性にするとシアン化水素ガスが発生しにくくなる。その後、酸化剤でシアンCNを分解し、二酸化炭素と窒素にする。

▶ さらし粉…次亜塩素酸カルシウムを有効成分とする白色の粉末。強い酸化漂白作用をもつ。酸化されることで、赤紫色に変色する。

◆ **シアン化カリウム** KCN　◆ **シアン化銀** AgCN　◆ **シアン化ナトリウム** NaCN

飛散したものは空容器にできるだけ回収し、そのあとに**水酸化ナトリウム**、ソーダ灰等の水溶液を散布してアルカリ性（**pH11以上**）とし、さらに**酸化剤**（次亜塩素酸ナトリウム、さらし粉等）の水溶液で酸化処理を行い、多量の水を用いて洗い流す。

▶ オキシシアン化第二水銀を含むシアン化合物の処理方法である。

硫酸鉄を散布

六価クロムと酸化剤は硫酸第一鉄で処理

◆ **クロム酸ナトリウム** $Na_2CrO_4 \cdot 10H_2O$
◆ **重クロム酸ナトリウム** $Na_2Cr_2O_7 \cdot 2H_2O$　◆ **無水クロム酸** CrO_3

飛散したものは空容器にできるだけ回収し、そのあとを還元剤（**硫酸第一鉄等**）の水溶液を散布し、消石灰、ソーダ灰等の水溶液で処理した後、多量の水を用いて洗い流す。

▶ 毒性の高い六価クロムを還元して、毒性の低い三価クロムにする。その後、アルカリで水酸化クロム$Cr(OH)_3$にして処理する。

◆ **亜塩素酸ナトリウム** $NaClO_2$

飛散したものは空容器にできるだけ回収し、そのあとを還元剤（**硫酸第一鉄等**）の水溶液を散布し、消石灰、ソーダ灰等の水溶液で処理し、多量の水を用いて洗い流す。

▶ 亜塩素酸ナトリウムは強力な酸化剤であり、還元剤である硫酸第一鉄$FeSO_4$で還元して処理する。

砒(ひ)素は硫酸第二鉄で処理

◆ **砒酸** AsH_3O_4　◆ **砒素** As　◆ **三酸化二砒素（亜砒酸）** As_2O_3

飛散したものは空容器にできるだけ回収し、そのあとを**硫(りゅう)酸第二鉄（硫酸鉄（Ⅲ））等**の水溶液を散布し、消石灰、ソーダ灰等の水溶液を用いて処理した後、多量の水を用いて洗い流す。

様々な水溶液で処理

バリウム化合物は硫酸ナトリウムで処理

◆ **塩化バリウム** $BaCl_2 \cdot 2H_2O$　◆ **硝(しょう)酸バリウム** $Ba(NO_3)_2$

飛散したものは空容器にできるだけ回収し、そのあとを**硫酸ナトリウム**の水溶液を用いて処理し、多量の水を用いて洗い流す。

▶ 硫酸ナトリウムNa_2SO_4で処理すると、水に溶けにくい硫酸バリウム$BaSO_4$（白色沈殿）が生成される。

銀化合物は食塩水で処理

◆ **硝酸銀** $AgNO_3$　◆ **硫酸銀** Ag_2SO_4

飛散したものは空容器にできるだけ回収し、そのあとを**食塩水**を用いて**塩化銀**とし、多量の水を用いて洗い流す。

▶ 食塩水NaCl aqで処理すると、水に溶けにくい塩化銀AgCl（白色沈殿）が生成される。

◆ **アクロレイン** $CH_2=CHCHO$

漏えいした液は土砂等でその流れを止め、安全な場所に穴を掘るなどしてためる。これに**亜硫酸水素ナトリウム水溶液**（約10％）を加え、時々攪拌(かくはん)して反応させた後、多量の水で十分に希釈して洗い流す。

中和して処理

酸はアルカリで中和する

◆ **塩酸** HCl aq　◆ **クロルスルホン酸** $ClSO_3H$　◆ **ジクロル酢酸** $CHCl_2COOH$
◆ **硝酸** HNO_3　◆ **発煙硫酸** $H_2SO_4 \cdot SO_3$　◆ **硫酸** H_2SO_4

漏えいした液は土砂等でその流れを止め、土砂等に吸着させるか、または安全な場所に導いて遠くから徐々に注水してある程度希釈した後、**消石灰、ソーダ灰等で中和**し多量の水を用いて洗い流す。発生するガスは霧状の水をかけて吸収させる［塩酸の例］。

◆ 弗化水素酸 HF aq

漏えいした液は土砂等でその流れを止め、安全な場所に導き、できるだけ空容器に回収し、そのあと徐々に注水してある程度希釈した後、**消石灰等**の水溶液で処理し、多量の水を用いて洗い流す。発生する**ガスは霧状の水をかけて吸収**させる。

◆ ブロム水素酸（臭化水素酸）HBr　◆ 沃化水素酸 HI aq

漏えいした液はある程度水で徐々に希釈した後、**消石灰**、ソーダ灰等で中和し、多量の水を用いて洗い流す。

◆ トリクロル酢酸 CCl_3COOH　◆ モノクロル酢酸 $CH_2ClCOOH$

飛散したものは速やかに掃き集めて空容器に回収し、そのあとを**消石灰**、ソーダ灰等で中和し、多量の水を用いて洗い流す。

▶ いずれも固体であるため、掃き集めて回収し、その後で中和する。

◆ ホスゲン $COCl_2$

漏えいした液は土砂等でその流れを止め、安全な場所に導き、**重曹**、またはソーダ灰と消石灰からなる混合物の水溶液で注意深く中和する。

▶ ホスゲンは気体であるが、運搬時は圧縮液化ガスとなっている。ホスゲンは加水分解して二酸化炭素と塩化水素を生成する。そのため、漏えい時はアルカリで中和する必要がある。

◆ 硫化バリウム BaS

飛散したものは空容器にできるだけ回収し、その後**硫酸第一鉄**の水溶液を用いて中和し、多量の水を用いて洗い流す。

アルカリは酸で中和

◆ 水酸化カリウム水溶液 KOH aq　◆ 水酸化ナトリウム水溶液 NaOH aq

漏えいした液は土砂等でその流れを止め、土砂等に吸着させるか、または安全な場所に導いて**多量の水**をかけて洗い流す。必要があれば**更に中和**し、多量の水を用いて洗い流す。

◆ 水酸化バリウム $Ba(OH)_2$

飛散したものは空容器にできるだけ回収し、その後**希硫酸**を用いて中和し、多量の水を用いて洗い流す。

様々な方法で回収

灯油または流動パラフィンの入った容器に回収

◆ **カリウム** K　◆ **ナトリウム** Na

露出したものは、速やかに拾い集めて灯油または**流動パラフィン**の入った容器に回収する。

◆ **カリウムナトリウム合金** KNa

漏えいした液は速やかに乾燥した砂等に吸着させ、灯油または**流動パラフィン**の入った容器に回収する。

▶ 流動パラフィンは、石油の比較的軽質の潤滑油を分留によって精製した、無色・無味・無臭の油状液体。ホワイトオイルとも呼ばれる。化粧品の原料や精密機械の潤滑油に使われている。ナトリウム及びカリウムは水と激しく反応する。

そのまま回収する

◆ **水銀** Hg

漏えいしたときは空容器にできるだけ回収し、さらに土砂などに混ぜて空容器に**全量を回収**し、そのあとを多量の水で洗い流す。

泡や水で覆う

引火性の強いものは泡で覆う

◆ **キシレン** $C_6H_4(CH_3)_2$　◆ **酢酸エチル** $CH_3COOC_2H_5$
◆ **トルエン** $C_6H_5CH_3$　◆ **メチルエチルケトン** $C_2H_5COCH_3$

漏えいした液は、土砂等でその流れを止め、安全な場所に導き、**液の表面を泡で覆い**、できるだけ空容器に回収する。

▶ これらはいずれも引火性が強く、時間の経過とともに多量の蒸気が発生する。表面を泡で覆うことで、蒸気の発生を抑えるとともに、引火しにくくなる。

発火・引火物は水で覆う

◆ **黄燐**（おうりん） P_4

漏出したものの表面を速やかに土砂または多量の**水で覆い**、**水を満たした空容器に回収**する。

▶ 黄燐は空気に触れると発火するため、水で覆って回収する。

◆ **二硫化炭素** CS_2

漏えいした液は、土砂等でその流れを止め安全な場所に導き**水で覆った後**、土砂等に吸収させて空容器に回収し、**水封後密栓**する。そのあとを多量の水を用いて洗い流す。

▶ 二硫化炭素は水に溶けにくく、非常に引火性が強い（引火点－30℃）液体である。また、比重は1.26で水より重い。このため、水で覆うことで引火の危険性を大幅に低下させる。

その他の措置

ハロゲン２種は、むしろ・シートをかぶせる

◆ **液化塩素** Cl_2　◆ **臭素** Br_2

漏えい箇所や漏えいした液には消石灰を十分に散布し、**むしろ**、**シート**等をかぶせ、その上に更に**消石灰**を散布して吸収させる。漏えい容器には散布しない。多量にガスが噴出した場所には、遠くから霧状の水をかけて吸収させる。

▶ 臭素は赤褐色の揮発しやすい液体なので、むしろ・シート等をかぶせることで、ガスの発生を抑えることができる。この後、消石灰にガスを吸収させる。

水に溶けにくいものは洗剤で洗い流す

◆ **クロロホルム** $CHCl_3$　◆ **四塩化炭素** CCl_4

漏えいした液は土砂等でその流れを止め、安全な場所に導き、空容器にできるだけ回収し、そのあとを多量の水を用いて洗い流す。洗い流す場合には**中性洗剤等**の分散剤を使用する。

▶ クロロホルムと四塩化炭素はいずれも水に溶けにくい。このため、回収後は中性洗剤を使用してよく洗い流す必要がある。分散剤は、細かい微粒子を液体の中に均一に分散させるはたらきがあり、洗剤の中にも含まれている。

液化ガスはそのまま蒸発させる

◆ **クロルメチル（塩化メチル）** CH_3Cl　◆ **ブロムメチル（臭化メチル）** CH_3Br

［少量］漏えいした液は**速やかに蒸発**するので、周辺に近づかないようにする。

［多量］漏えいしたときは、土砂等でその流れを止め、液が拡がらないようにして**蒸発**させる。

▶ ともに気体であり、運搬時はボンベ等に液化して充てんされている。

専門業者に処理を委託する

◆ **ジメチルアミン** $(CH_3)_2NH$　◆ **メチルアミン** CH_3NH_2

漏えいしたボンベ等の露出箇所に木栓等を打ち込み、できるだけ漏出を止め、さらに濡れた布等で覆った後、できるだけ速やかに**専門業者**に処理を委託する。

専門家の指示により処理する

◆ **クロルピクリン** $CCl_3(NO_2)$

［少量］漏えいした液は布で拭き取るか、またはそのまま**風にさらして蒸発**させる。
［多量］漏えいした液は土砂等でその流れを止め、多量の活性炭または消石灰を散布して覆い、至急**関係先に連絡し専門家の指示**により処理する。

◆ **四アルキル鉛（なまり）**（四エチル鉛 $Pb(C_2H_5)_4$ ／ 四メチル鉛 $Pb(CH_3)_4$ を除く）

漏えいした液は、活性白土、砂、おが屑などでその流れを止め、**過マンガン酸カリウム水溶液**（5%）または**さらし粉（こ）**で十分処理するとともに、至急**関係先に連絡し専門家**に任せる。

● 練習問題 ●

【1】シアン化ナトリウムの漏えい時の措置について「毒物及び劇物の運搬事故時における応急措置に関する基準」に照らし、最も適当なものはどれか。［北海道R3］

☐ 1．飛散したものは空容器にできるだけ回収する。砂利等に付着している場合は、砂利等を回収し、そのあとに水酸化ナトリウム等の水溶液を散布してアルカリ性とし、さらに酸化剤（次亜塩素酸ナトリウム、さらし粉等）の水溶液で酸化処理を行い、多量の水を用いて洗い流す。

2．少量の場合、漏えいした液は過マンガン酸カリウム水溶液（5%）、さらし粉水溶液又は次亜塩素酸ナトリウム水溶液で処理すると共に、至急関係先に連絡し、専門家に任せる。

3．流動パラフィン浸漬品の場合、露出したものは、速やかに拾い集めて灯油又は流動パラフィンの入った容器に回収する。砂利、石等に付着している場合は、砂利、石等ごと回収する。

4．多量の場合、漏えいした液は土砂等でその流れを止め、多量の活性炭又は消石灰を散布して覆い、至急関係先に連絡し専門家の指示により処理する。

【2】次の物質の漏えい又は飛散した場合の応急措置として、最も適するものをそれぞれ選びなさい。［香川R4］

☐ A．硝酸
☐ B．メチルエチルケトン
☐ C．ピクリン酸
☐ D．クロム酸ナトリウム

1．飛散したものは空容器にできるだけ回収し、そのあとを還元剤（硫酸第一鉄等）の水溶液を散布し、水酸化カルシウム、炭酸ナトリウム等の水溶液で処理した後、多量の水で洗い流す。
2．少量では、漏えいした液は亜硫酸水素ナトリウム水溶液（約10%）で反応させた後、多量の水で十分に希釈して洗い流す。多量では、漏えいした液は、土砂等でその流れを止め、安全な場所に穴を掘るなどしてためる。これに亜硫酸水素ナトリウム水溶液（約10%）を加え、時々撹拌して反応させた後、多量の水で十分に希釈して洗い流す。この際、蒸発したガスが大気中に拡散しないよう霧状の水をかけて吸収させる。
3．多量に漏えいした場合、漏えいした液は土砂等でその流れを止め、これに吸着させるか、又は安全な場所に導いて、遠くから徐々に注水してある程度希釈した後、水酸化カルシウム、炭酸ナトリウム等で中和し多量の水で洗い流す。
4．漏えいした液は、少量では土砂等に吸着させて空容器に回収する。多量では、土砂等でその流れを止め、安全な場所に導き、液の表面を泡で覆い、できるだけ空容器に回収する。
5．飛散したものは空容器にできるだけ回収し、そのあとを多量の水で洗い流す。なお、回収の際は飛散したものが乾燥しないよう、適量の水で散布して行い、また、回収物の保管、輸送に際しても十分に水分を含んだ状態を保つようにする。用具及び容器は金属製のものを使用してはならない。

【3】毒物及び劇物の運搬事故時における応急措置の具体的な方法として厚生労働省が定めた「毒物及び劇物の運搬事故時における応急措置に関する基準」に基づき、次の毒物又は劇物が漏えい又は飛散した際の措置として、最も適当なものを選びなさい。［三重R4］

☐ A．クロルピクリン
☐ B．過酸化ナトリウム
☐ C．トルエン
☐ D．キノリン

1．多量に漏えいした場合、漏えいした液は、土砂等でその流れを止め、安全な場所に導き、液の表面を泡で覆（おお）い、できるだけ空容器に回収する。
2．飛散したものは、空容器にできるだけ回収する。回収したものは、発火のおそれがあるので速やかに多量の水に溶かして処理する。回収したあとは、多量の水を用いて洗い流す。この場合、濃厚な廃液が河川等に排出されないよう注意する。
3．漏えいした液は、土砂等でその流れを止め、安全な場所に導き、密閉可能な空容器にできるだけ回収し、そのあとを多量の水を用いて洗い流す。洗い流す場合には、中性洗剤等の分散剤を使用して洗い流す。この場合、濃厚な廃液が河川等に排出されないよう注意する。
4．多量に漏えいした場合、漏えいした液は、土砂等でその流れを止め、多量の活性炭又は消石灰を散布して覆（おお）い、至急関係先に連絡し、専門家の指示により処理する。この場合、漏えいした本物質が、河川等に排出されないように注意する。

【4】次の物質の漏えい時の措置について、「毒物及び劇物の運搬事故時における応急措置に関する基準」に照らし、最も適切なものをそれぞれ一つ選びなさい。

［千葉R3］

☐ A．カリウム
☐ B．四アルキル鉛
☐ C．エチレンオキシド
☐ D．臭素
☐ E．ブロムメチル

1．付近の着火源となるものは速やかに取り除く。多量の場合、漏えいした液は、活性白土、砂、おが屑（くず）などでその流れを止め、過マンガン酸カリウム水溶液（5％）又はさらし粉で十分に処理する。
2．多量の場合、漏えい箇所や漏えいした液には水酸化カルシウムを十分に散布し、むしろ、シート等を被せ、その上にさらに水酸化カルシウムを散布して吸収させる。漏えい容器には散水しない。
3．流動パラフィン浸漬（しんせき）品の場合、露出したものは、速やかに拾い集めて灯油又は流動パラフィンの入った容器に回収する。砂利、石等に付着している場合は砂利等ごと回収する。
4．付近の着火源となるものは速やかに取り除く。漏えいしたボンベ等を多量の水に容器ごと投入して気体を吸収させ、処理し、その処理液を多量の水で希釈して流す。
5．多量の場合、漏えいした液は土砂等でその流れを止め、液が広がらないようにして蒸発させる。

【5】以下の物質が漏えいまたは飛散した場合の応急措置について、最も適切なものを選びなさい。［中国R3］

□ A．硝酸銀
□ B．塩化カドミウム
□ C．硫化バリウム
□ D．黄燐（りん）

1．飛散したものは空容器にできるだけ回収し、そのあとを硫酸第一鉄の水溶液を加えて処理し、多量の水で洗い流す。
2．飛散したものは空容器にできるだけ回収し、そのあとを食塩水を用いて処理し、多量の水で洗い流す。
3．少量の漏えいした液は、速やかに蒸発するので周辺に近づかないようにする。
4．漏出したものの表面を速やかに土砂または多量の水で覆い、水を満たした容器に回収する。
5．飛散したものは空容器にできるだけ回収し、そのあとを消石灰、ソーダ灰等の水溶液を用いて処理し、多量の水で洗い流す。

▶▶ 正解 ……………………………………

※品名のみ表示している場合は、選択文の内容に該当する品名を表す。

【1】1
〔解説〕2．四アルキル鉛（なまり）PbR_4
3．カリウムK、ナトリウムNa
4．クロルピクリン$CCl_3(NO_2)$
【2】A…3　B…4　C…5　D…1
〔解説〕2．アクロレイン$CH_2=CHCHO$
【3】A…4　B…2　C…1　D…3
【4】A…3　B…1　C…4　D…2　E…5
【5】A…2　B…5　C…1　D…4
〔解説〕3．クロルメチル（塩化メチル）CH_3Cl、ブロムメチル（臭化メチル）CH_3Br

キーワードによる暗記一覧

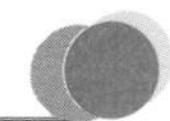

▶▶ 固体

過酸化ナトリウム	［発火のおそれがある］［水に溶かす］
ピクリン酸、ピクリン酸アンモニウム	［乾燥しないように適量の水を散布］［金属容器は使用しない］
硫(りゅう)酸第二銅、メトミル	［消石灰等の水溶液を用いて処理する］
有機燐(りん)化合物（DDVP、エチルチオメトン、ダイアジノンなど）	［消石灰等の水溶液で処理する］［中性洗剤］
シアン化カリウム、シアン化銀、シアン化ナトリウム	［水酸化ナトリウム水溶液］［酸化剤］
亜塩素酸ナトリウム、無水クロム酸、クロム酸ナトリウム、重クロム酸ナトリウムなど	［還元剤（硫酸第一鉄）］
砒(ひ)素、砒酸、三酸化二砒素	［硫酸第二鉄］
塩化バリウム、硝酸バリウム	［硫酸ナトリウムの水溶液］
硝(しょう)酸銀、硫酸銀	［食塩水］［塩化銀］
トリクロル酢酸、モノクロル酢酸	［消石灰等で中和する］
水酸化バリウム	［希硫酸を用いて中和］
カリウム、ナトリウム	［灯油または流動パラフィンの入った容器］
黄燐(おうりん)	［水を満たした空容器に回収］

▶▶ 液体

過酸化水素、ホルマリン、メタノール	［水で希釈して洗い流す］
アンモニア水、液化アンモニア	［濡れむしろ］［遠くから多量の水をかけて洗い流す］
塩酸、ブロム水素酸、硝酸、硫酸など	［消石灰、ソーダ灰等で中和する］
弗(ふっ)化水素酸	［消石灰等の水溶液で処理する］［発生するガスは霧状の水をかけて吸収させる］
水酸化ナトリウム水溶液など	［多量の水をかけて洗い流す］［更に中和］
水銀	［そのまま回収する］
キシレン、酢酸エチル、トルエン、メチルエチルケトン	［液の表面を泡で覆う］

二硫(りゅう)化炭素	[水で覆う] [水封(すいふう)後密栓]
液化塩素、臭(しゅう)素	[むしろ、シート] [消石灰に吸収]
クロロホルム、四塩化炭素	[多量の水を用いて洗い流す] [中性洗剤]
クロルピクリン	[専門家の指示により処理]

▶▶ 気体

エチレンオキシド	[ボンベ] [水にガスを吸収させる]
ジボラン、水素化砒(ひ)素、セレン化水素、燐(りん)化水素	[アルカリと酸化剤の混合溶液]

▶▶ その他（気体だが運搬時は液化）

シアン化水素	[水酸化ナトリウム水溶液] [酸化剤]
ホスゲン	[重炭酸ナトリウムなどで注意深く中和する]
クロルメチル、ブロムメチル	[蒸発させる]

✓Check!!

一見覚えることが多く難しく思えますが、その毒物劇物の**常温での状態**からある程度絞り込むことができます。
また、**廃棄方法**（255P参照）**と共通**する部分が多く、あわせて押さえることで、より理解度が深まります。

8 除外される上限濃度

- 「毒物及び劇物指定令」により、毒物及び劇物に指定されていても含有量が上限濃度以下の場合は、除外されるものが存在します。
- 「以下」とはその数を含む下の範囲をいいます。

	毒物劇物名	除外濃度
毒	アジ化ナトリウム	0.1%以下
劇	ベタナフトール	1％以下
劇	ホルムアルデヒド	
劇	イソキサチオン	2％以下
劇	クレゾール	5％以下
毒	酸化第二水銀 ※	
劇	水酸化カリウム	
劇	水酸化ナトリウム	
劇	ダイアジノン	
劇	フェノール	
劇	過酸化水素	6％以下
劇	アクリル酸	10%以下
劇	アンモニア（アンモニア水）	

	毒物劇物名	除外濃度
劇	塩化水素（塩酸）	10%以下
劇	蓚（しゅう）酸	
劇	硝（しょう）酸	
劇	トリフルオロメタンスルホン酸	
劇	硫（りゅう）酸	
劇	過酸化尿素	17%以下
劇	メタクリル酸	25%以下
劇	ヒドラジン（一水和物）	30%以下
劇	アセトニトリル	40%以下
劇	メチルアミン	
劇	ジメチルアミン	50%以下
劇	クロム酸鉛	70%以下
劇	ギ酸	90%以下

※酸化第二水銀の含有量が上限濃度以下の製剤は、劇物となる。

● 練習問題 ●

【1】次の製剤のうち、劇物に該当するものには○を、該当しないものには×を選びなさい。［九州R4/R3］

☐ A．アンモニアを10%含有する製剤
☐ B．水酸化ナトリウムを10%含有する製剤
☐ C．過酸化水素を８％含有する製剤
☐ D．ホルムアルデヒドを１％含有する製剤

【２】次の製剤のうち、劇物に該当するものには○を、該当しないものには×を選びなさい。［群馬R4］

☐ A．アンモニア８％を含有する製剤
☐ B．フェノール８％を含有する製剤
☐ C．アクリル酸８％を含有する製剤

【３】次の製剤のうち、劇物に該当するものには○を、該当しないものには×を選びなさい。［奈良R3］

☐ A．沃化メチル10%を含有する製剤
☐ B．メタクリル酸10%を含有する製剤
☐ C．硝酸10%を含有する製剤

【４】次の物質を含有する製剤について、劇物として取り扱いを受けなくなる濃度をそれぞれ選びなさい。なお、同じ番号を何度選んでもよい。［香川R4］

☐ A．ジメチル－４－メチルメルカプト－３－メチルフェニルチオホスフェイト（別名：MPP、フェンチオン）
☐ B．ジメチルアミン
☐ C．ベタナフトール
☐ D．ホルムアルデヒド

１．１％以下　２．２％以下　３．５％以下
４．10%以下　５．50%以下

【５】硫酸を含有する製剤について、劇物の指定から除外される上限の濃度として、正しいものはどれか。［東北R4］

１．５％　２．８％　３．10%　４．20%以下

▶▶ 正解 ……………………………………

※詳しい内容は「１．毒物劇物の性状」（184P）を参照。

【１】A…×　B…○　C…○　D…×
【２】A…×　B…○　C…×
【３】A…○　B…×　C…×
〔解説〕A．沃化メチルには除外上限濃度がないため、含有濃度にかかわらず劇物となる。
【４】A…２　B…５　C…１　D…１
【５】３

【付録】化学用語の主な意味一覧

※毒物・劇物の名称は、この一覧より化合物の構成原子・分子を推測することができます。

▶ギリシャ語の数詞

モノ〔mono-〕：「1、単独の、単一の、一つの」意の連結形。
ジ〔di-〕：「2、二つの、二重の、2倍の」、「2原子の、2分子の、2基の」意の連結形。
トリ〔tri-〕：「3、三つ、三重、3倍」の意の連結形。
テトラ〔tetra-〕：「4」の意の連結形。
ペンタ〔penta-〕：「5」の意の連結形。
ヘキサ〔hexa-〕：「6」の意の連結形。
ヘプタ〔hepta-〕：「7」の意の連結形。
オクタ〔octa-〕：「8」の意の連結形。
ノナ〔nona-〕：「9」の意の連結形。
デカ〔deca-〕：「10」の意の連結形。

▶ア行

アクリロ〔acrylo-〕：「アクリル acryl」の意の連結形。
アジ化物：アジド基$-N_3$をもつ化合物の総称。
アセト〔aceto-〕：「アセチル（CH_3CO）を含んだ」意の連結形。
アミノ〔amino-〕：「アミン amine」の意の連結形。
イソ〔iso-〕：「等しい、同じ」の意の連結形。
エピ〔epi-〕：置換基の位置を表す接頭語。
オキシ〔oxy-〕：「酸素」の意の連結形。
オキシド〔oxide〕：「酸化物」の意。
オキソ〔oxo-〕：「酸素を含む」の意の連結形。

▶カ行

クロリド〔chloride〕：「塩化物」の意。
クロル：「クロロ」と同意。
クロロ〔chloro-〕：「塩素を含んだ」の意の連結形。
クロロヒドリン〔chlorohydrin〕：塩素とヒドロキシ基をもつ有機化合物の一つ。
ケイ酸：ケイ素・酸素・水素の化合物の総称。
ゲルマン〔germane〕：ゲルマニウムと水素の化合物。

▶サ行

シアノ〔cyano-〕：「シアン化物」「シアン基$-CN$」の意の連結形。
シラン〔silane〕：水素化ケイ素の総称。モノシランSiH_4など。
シリカ〔silica〕：二酸化ケイ素SiO_2、もしくは二酸化ケイ素によって構成される物質の総称。

▶タ行

チオ〔thio-〕：「硫黄を含んでいる」意の連結形。

チオール〔thiol〕：メルカプト基－SHをもつ有機化合物の総称。

▶ナ行

ニトリル〔nitrile〕：一般式R－C≡Nで表される構造をもつ有機化合物の総称。

▶ハ行

ヒドロキシル基：「ヒドロキシ基」と同意。

フルオール〔fluor-〕：母音の前にくるときに使用される「フルオロ」と同意。

フルオロ〔fluoro-〕：「フッ素性の、フッ化の」意の連結形。

ブロミド〔bromide〕：「臭化物」の意。写真現像時の材料として臭化銀を用いたブロマイド紙は、「bromide paper」と表記される。

ブロム〔bromine〕（ブロム 独〔brom〕）：「臭素」の意。

ベタ〔beta〕：β、二番目。

ベンゾ〔benzo-〕：「ベンゼン」「ベンゼン環」の意の連結形。

ベンゾール 独〔benzol〕：「ベンゼン」と同意。

ホスフェイト〔phosphate〕：「リン酸塩」の意。

ホスホネイト〔phosphonate〕：「有機リン酸の塩」の意。

ホスホリル〔phosphoryl〕：ホスホリル基 P=O をもつ化合物。

ボラン〔borane〕：ホウ素の水素化物である、水素化ホウ素（boronhydride）の総称。

ホルム〔form-〕：ホルミル〔formo-〕の異形で、「ホルミル基－CHO」の意の連結形。

▶官能基の種類（主な官能基は163 P参照）

アリル基：$CH_2=CHCH_2-$

イソプロピル基：$-CH(CH_3)_2$

カルバモイル基（カルバミル基）：$-CONH_2$

シアン基：－C≡N

ナフチル基：$C_{10}H_7-$

ブチル基：C_4H_9-

メルカプト基：－SH

索　引

あ

い

う

え

● お ●

● か ●

● き ●

● し ●

● す ●

● せ ●

な

に

ね

の

は

ひ

● め ●

● も ●

● ゆ ●

● よ ●

● り ●

● ろ ●

MEMO

◆ **写真協力** ◆

・国際衛生株式会社　・大丸合成薬品株式会社　・東邦福島株式会社
・富士フイルム和光純薬株式会社　・扶桑薬品工業株式会社

P82　：From Wikimedia Commons/File:Kanazawa Gold Factory.jpg（C）Eckhard Pecher 05:38, 25 November 2006(UTC) License-CC BY-SA 2.5

P178：From Wikimedia Commons/File:Phenol (carbolic acid)04.jpg（C）Bartłomiej Bulicz 09:28, 28 July 2018(UTC) License-CC BY-SA 3.0

本書の内容に訂正がある場合は、弊社ホームページに掲載いたします。
URL　https://kouronpub.com/book_correction.html
HPトップ ＞ 書籍サポート ＞ 訂正 ＞ 毒物劇物取扱者試験参考書

本書の内容でご不明な箇所がありましたら、必要事項を明記の上、下記のいずれかの方法でお問い合わせください。なお、電話でのお問い合わせは受け付けておりません。

必要事項（順不同）	・お客様の氏名とふりがな　・該当ページ数　・問い合わせ内容 ・書籍タイトル（地域・年度・版）　・FAX番号（FAXでお問い合わせの場合のみ）	
問い合わせ方法	①FAX	03-3837-5740
	②メール	inquiry@kouronpub.com 右の二次元コードからもご利用いただけます
	③問合せフォーム	HPトップ ＞ MENU ＞ お問い合わせ 右の二次元コードからもご利用いただけます

※ご回答までにお時間がかかる場合がございます。また、必要事項に記載漏れがある場合はお答えができかねる場合がございます。あらかじめご了承ください。

※キャリアメールをご使用の場合は、必ず事前に受信設定をご確認ください。返信メールが届かない設定になっている可能性があります。

※お問い合わせは本書の内容に限りますが、内容を大きく超えるご質問、個人指導にあたるようなご質問にはお答えできません。また、試験の詳細や実施時期等については、各都道府県まで直接お問い合わせください。

毒物劇物取扱者 短期合格テキスト
第4版

■発行所　株式会社　公論出版
〒110-0005 東京都台東区上野 3-1-8
TEL（販売）03-3837-5745　（編集）03-3837-5731

■定　価　２，０９０円　送料３００円（共に税込）

■発行日　令和５年６月７日